家庭按摩治百病

赵萌◎编著

天津出版传媒集团
天津科学技术出版社

图书在版编目(CIP)数据

家庭按摩治百病 / 赵萌编著. - - 天津：天津科学技术出版社，2017.8（2020.9 重印）

ISBN 978-7-5576-2657-0

Ⅰ. ①家…　Ⅱ. ①赵…　Ⅲ. ①按摩疗法（中医）-基本知识　Ⅳ. ①R244.1

中国版本图书馆 CIP 数据核字（2017）第 093591 号

家庭按摩治百病
JIATING ANMO ZHIBAIBING
责任编辑：王朝闻
出　版：天津出版传媒集团 / 天津科学技术出版社
地　址：天津市西康路 35 号
邮　编：300051
电　话：（022）23332390
网　址：www.tjkjcbs.com.cn
发　行：新华书店经销
印　刷：唐山富达印务有限公司

开本 670×960　1/16　印张 16　字数 300 000
2020 年 9 月第 1 版第 2 次印刷
定价：58.00 元

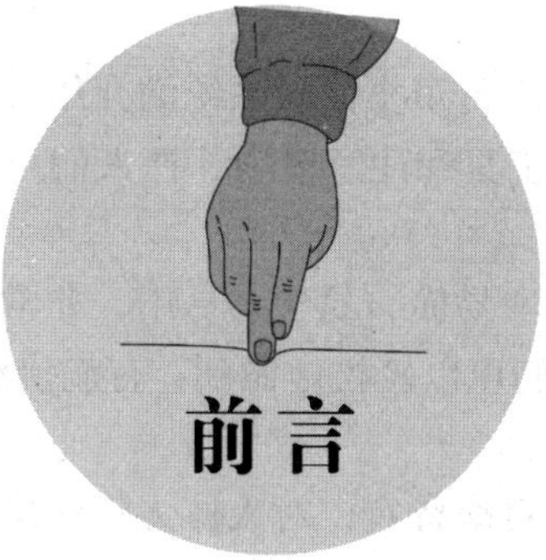

前言

按摩养生可以说是中华传统养生医学中的极为重要的一部分，它在人们的生活实践中不断发展、日臻完善。保健按摩是中医传统治疗方法之一，它以中医的脏腑、经络学说为理论基础，经过数千年的实践探索，并结合西医的解剖和病理诊断，是一种用手法作用于人体体表的特定部位以调节机体生理、病理状况，达到理疗目的的方法。按摩讲究辨证施治，通过推、拿、揉、压、搓、叩、抖、运、捏等手法，刺激人体的反射区，来达到舒筋、健体、防治疾病、延年益寿的养生目的。一些按摩法直接作用于病症部位，也可以起到积极的治疗作用。

现代医学已经证明：按摩手法作用于皮肤肌肉，可使皮肤里丰富的毛细血管网扩张，促进循环，改善营养，增强汗腺、皮脂腺的功能，促进肌肉的血液循环，加速代谢产物的排除，提高其工作能力及耐力，增强肌腱和韧带的弹性，消除关节挛缩，增强关节的活动性。按摩还可刺激感觉神经末梢，产生神经系统的反射作用，调整全身机能，振奋精神，增强体质。

其实，人体天生就具有治愈疾病的力量，只是很久以来都被人们忽略掉了。中医认为，只要运用人体经络知识，对体表的特定部位进行刺激按摩，就能有效缓解许多病痛。

对于工作繁忙、压力巨大的现代人而言，按摩保健尤其适用，在工作闲暇或日常生活中均可进行，不受时间、地点限制，也无须他人帮忙，且治疗范围广，无论是白领常见的焦虑、头痛、颈椎病，还是老年人常犯的老寒腿、耳聋眼花、骨质疏松，均有对症的按摩妙方。对于各种常见慢性病，不用出门，通过按摩保健，都可以得到有效控制。因为按摩是最直接有效的利用经络穴位保健的方法，并且操作简单、一学就会、材料简便、不花分文，没有任何毒副作用，所以是纯天然的绿色疗法，是现代家庭非常偏爱的健康法。

本书对按摩保健进行了全面而系统的介绍，从按摩的保健原理、基本手法，到按摩的常用工具和注意事项，让人们可以对按摩有基础的了解和认识。

书中的按摩保健法易懂、易学、易用，非常适宜人们在工作闲暇或日常生活中使用，使人们可以轻松地做到：有病治病，无病防病；自我保健，延年益寿。

按摩疗效独特，百病皆宜，对人体无任何副作用，很适合人们自我保健的需求。按摩保健既能对已发疾病进行治疗，也可以对未发疾病进行预防，起到一定的保健作用。按摩穴位及反射区可促进身体气血的运行，有利于排毒；还可以改善皮肤吸收营养的能力和肌肉张力，使身体不紧绷，筋骨不易受伤，有助于身体放松。朋友们，还等什么，为了我们的身体健康，赶快一起来学习这本书吧！

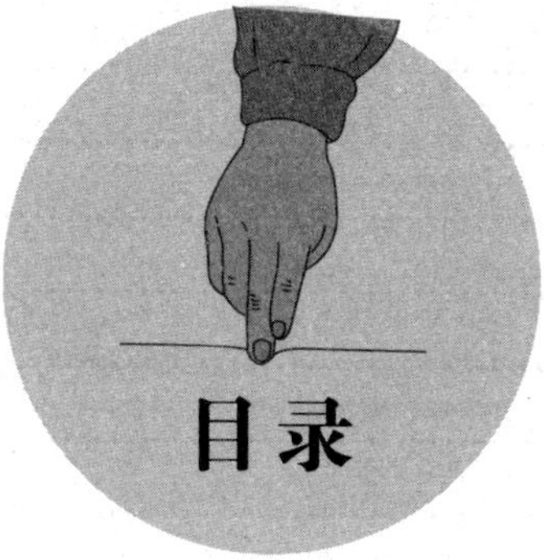

目录

第一章
按摩的保健原理

中医自然疗法治病原理

当提到中医治病的时候，可能有人会感到非常神秘，一些西医看不了的疑难杂症，似乎到了中医手里的时候，只是通过捏捏按按，再加上几服汤药，便很容易地就被解决掉了。于是有人便会发出这样的疑问：“为什么中医自然疗法能够治病？中医自然疗法又是怎样治病的呢？”

在回答这些问题之前，我们先来看一看，疾病到底是怎样产生的。

1. 我们的病是如何产生的

当我们刚出生时，绝大多数人是健康的，但随着时间的推移，人体慢慢长成，疾病也随之而来。《黄帝内经》说：“经脉者，所以能决生死，处百病，调虚实，不可不通。”但是，要做到处百病、调虚实，就要了解疾病发生的原因，做到有的放矢。

在医学知识还不发达的古代，有的把疾病的原因归结为鬼神作祟，当然这是不科学的。《黄帝内经》是中国现存最早的医学典籍，书中系统归纳了人得病的原因。书中说道：“夫邪之生也，或生于阴，或生于阳，其生于阳者得之风雨寒暑；其生于阴者，得之饮食居处，阴阳喜怒。”其意思就是说人得病的原因有两条：一种是得之于阴，一种是得之于阳。

得于阴者，就是指饮食居处和阴阳喜怒，属于阴病。得于阴的疾病则主要与饮食、起居、喜怒等的过度、不正常有关。阳指的是风雨寒暑，也就是指自然气候也造成人的疾病。《黄帝内经》认为人要顺其自然，所谓的自然就是指春生、夏长、秋收、冬藏，如果违背了这些规律，人就容易生病。

《黄帝内经》说：“饮食要法地道（阴），居处要法天道（阳）。”

法地道就是按节气去走，也就是说人吃东西要按节气规律去吃，吃应季食品，这样才是最合理的养生之道。例如现在冬天我们也可以吃到美味的西瓜，但是西瓜性寒，按节气规律应该在夏季食用来中和暑热，平衡阴阳，而在冬季食用就会寒上加寒，对人体造成一定程度的伤害，这不是传统中医提倡的养生之道。

法天道就是说人的起居要遵循天地的规律。天亮了就起床，让人体自身的阳气和天地的阳气一起生发，天黑了就睡觉，使阳气藏起来，用阴气来养阳气。如果总是生活没有规律，人体自身的阴阳和谐状态就会被打乱，时间长了，身体就会出现很多问题。

此外，人的情绪会造成人的一些疾病，情绪变化太大也会造成疾病，例如喜怒哀乐。人体阴阳之间的交互作用叫作“气”，情绪的波动最容易影响到“气”的变化。中医讲：怒则气上，惊则气乱，思则气结，过喜则伤心，过恐则伤肾，过怒则伤肝。因此，大的情绪波动会造成人体气机的紊乱，最后造成五脏六腑的损伤，以至于产生严重的疾病。

通过上面的介绍，我们了解了人体产生疾病的原因，也理解和掌握了“气”这个调节阴阳的关键。那么接下来，便可以研究一下中医到底是怎样治病的。

2. 中医是怎样治病的

中医学是以中国古代“天人合一，天人同媾”的思想为核心的，从中医的观点来看，人是精、气、神的合体，或者可以说，人是由阴阳以及阴阳之间的交互作用而成的。中医在其整个理念中是要求一个人在他的生、长、壮、老、死的全过程中，健康愉快地活着。

既然提到了阴阳，便不能不说一说它们的特性。阴的特性是幽暗、沉静、向下且又收敛的，是有形质的，能够看得见摸得着，如“地”；阳的特性是光明、活泼、向上且又生发的，是无形质的，看不见也摸不着，如“天”。从人体的角度来看，在人身上，阴指的是一切我们看得见摸得着的部分，如皮、肉、筋、骨、五脏六腑等；而阳指的是那些看不见摸不着的部分，如精神活动、思维等。

老子在《道德经》中讲道：“道生一，一生二，二生三，三生万物，万物负阴而抱阳，冲气以为和。”这句话从人体的角度解释就是说：道生人，人身中有阴阳，阴阳之间若不进行交互作用则无法生生不息，故阴阳互动，即在交换的过程中产生的一种现象。由于这个现象一直在变动，变幻莫测，所以勉强给这个现象起一个名字叫“气”。“二生三”，意思是阴和阳就借着交互作用而变化万千，化生万物；“三生万物”，意思是人体是有形质的，属于阴，而人体要想发挥作用“动”起来，就必须靠阳的推动。

从上面的解释来看，阴阳以及阴阳之间的交互作用就构成了“人”这个生命体，并且在这二者的协调作用下和谐存在，所以“冲气以为和”就指的是人这个整体。

既然人是由阴阳，以及阴阳之间的交互作用“气”组成的，在这三者的关系里，气是介于阴和阳之间，作为相互转换的现象。由于阳是看不见摸不着的，我们可以把它换作“神”；而阴是看得见摸得着的，可以代换成“精”，那么，人就是由精、气、神三者组成的。

所谓“精——气——神”，也就是“阴——阴阳相互作用——阳”。为了把握人体的整体状况，最好最方便的办法就是由“气”入手，因为调整“气”——阴阳交互作用的变化，不但可以影响阴，也可以影响阳，掌握“气”就可以调整人体中的阴阳偏差，进而达到扶正祛邪、治病调身的效果。

从现代中医的治疗方式来看，主流方式主要有三种，即按摩、针灸、用药，而选择的顺序是一按二针三用药，这主要是依照病情的轻重以及病情的发展。在疾病初起阶段，如果病情很轻，还在浅表，那么用按摩是最合适的。如果病情比较重一点，在半表半里，那么就要选择针灸治疗。如果病情已经深入人体内了，仅凭手和针已经没有办法治疗了，或者说治疗效果比较慢，那就只能靠吃药。而这一种治疗方式大部分是物理作用，单纯被物理作用引起的改变是最快的，而且是最没有副作用的。

那么，中医所采用的按摩或者针灸这样的物理方式是怎样作用于人体的呢？

在我们的身体内都有各种不同的振动，其来源是各种脏器的活动，如心脏的搏动，肠胃的蠕动等。由于人体的构造很特别，如果单纯从物理的流体力学角度来说，我们心脏最好的位置应该是在头顶，但是心脏并没有长在头顶，而是在胸口，并且还偏居一边，在血液被心脏挤出来后，还要因为主动脉而转弯。这主要是为了形成振动，我们可以称之为“主动振动”。

既然有了“主动振动”，那么就应该有“被动振动”。我们身体的被动振动是由主动脉扩散出来，影响身体其他部分而形成其他振动的，被动振动加上主动振动就是中医所谓的脉象。振动就可以调整脏腑，是物理作用，按在不同的位置上就会有不同的效果，人体的这些特殊位置就是我们一般称为经络、穴道的地方，穴就是一个点，道则是连接穴与穴之间的通道，也就是俗称的经络。

走近人体与按摩

中医认为，人是一个动态平衡的整体，同时，中医还认同“世界大宇宙，人体小宇宙”这种观点，强调普遍联系性。根据中医的观点来看，人的健康状况是由内部和外部因素共同作用形成的，是这两种因素作用的结果。这种观点引出了很多的关联理论。这种关联是用古代的抽象认知，比如说阴阳五行、易经八卦等进行描述的，所以缺乏精致的量化。

西医的主要研究方向则是微观、局部深化，但对于整体关联，却缺乏系统性的认知。西医的这种研究方向和方式所导致的最终结果便是，西医体系无法建立起一个宏观上的人体系统模型，这也就导致了“头痛医头，脚痛医脚”。这也就是西医在治疗病人的胆结石时主张把病人的胆囊割除，而病人的结石随后长到了肝管里，西医却不能把肝脏也割除掉的深层次原因。高血压也是如此，稍有流体力学知识背景的人都知道，只有流阻过大，心脏的出口压力才会飙升。因此，造成高血压的真正原因，一是血管问题(令流阻升高)，二是血液问题（使血液黏稠度增大），而不是心脏问题。不想方设法使血管通畅，却给病人开降压药，是很难对症起作用的。针对高血压的发病原因，中医在实践上，认为应该从这两个根源着手。血液黏稠问题的关键是血脂高，针对这个问题可以从饮食结构上下功夫，早上吃玉米粥，午饭和晚饭减少肉食，还可以少量喝点红酒。同时中医有“肝主疏泻”的说法，认为只有加强肝脏功能，才能保证对脂肪的代谢能力，是防止高血压的根本。由于人的衰老必然带来肝脏功能的衰退，所以，中老年朋友还是要从改善食物结构上下功夫，譬如说可以“吃素”。

中医诊病是建立在一个完整的理论体系与人体系统模型上面的。其理论体系是脏腑理论；其人体系统模型是气血模型。简单地讲，中医认为病，也就是真正的病因，源于人体内部的五脏六腑，而症，也就是症状，浮现于四肢五官。症是不用治的，把病治好了，症也自然就消失掉了。

中医同西医二者的区别也大多在此，面对病症的时候，西医讲究用药，而中医却讲实，强调的是调养。按摩是中国最古老的医疗方法，它以中医的脏腑、经络学说为理论基础，通过手法作用于人体体表特定部位以调节机体生理、病理状况，真正地通过调养，从根本上实现了防病治病的目的，是我国源远流长的中医学中一项宝贵的财富。

既然按摩具有如此神奇的功效，那么想必大家都会感到很好奇，按摩到底是怎样产生的？在古时候，人们是怎样对按摩加以利用的呢，接下来，便让我们一起来了解一下。

1. 按摩的由来

按摩可以说是人类在与大自然和疾病斗争的过程中产生的。最初出现按摩是因为人们在疼痛时，出于本能，不由自主地用手去按摩疼痛部位，久而久之，发现经常按按揉揉可使病痛得到缓解，甚至消失。通过不断的实践和相互传播之后，就从无意识按摩转变成有意识按摩，从自我按摩转变成互相按摩，从而产生了最初的按摩术。

2. 按摩的发展简史

有关按摩的最早文字记载是甲骨卜辞《乙》，该辞记载了按摩具有治疗腹部疼痛的功效。此外，通过甲骨卜辞，我们还知道在商朝武丁时代就已经有了宫廷按摩师。

秦汉时期，我国出现了一部有关推拿按摩的专著《黄帝岐伯按摩》十卷。

东汉张仲景著述的《金匮要略》记载了用按摩治疗自缢未死者的方法，是世界最早记载的人工呼吸法和心脏按压起搏术。东汉的千金膏药方则是包括药物组成、功效、用途、炮制方法、使用手法的膏药方，可以用来做按摩的介质，祛病效果很好。东汉名医华佗也常用按摩治疗头晕及病后康复。

魏晋隋唐时期，按摩的发展较为迅速，不仅设有按摩专科，有了按摩专科医生，而且按摩手法也不断丰富。这个时期，自我按摩作为按摩的一个内容十分盛行。这一时期我国医学随着对外文化交流传入日本、朝鲜等周边国家。宋元时期，按摩运用的范围更加广泛。同时，这一时期的人们也比较重视推拿手法的分析研究，《圣济总录·卷四·治法》中记载："可按可摩、时兼而用，通谓之按摩，按之弗摩，摩之弗按，按止以手，摩或兼以药，日按日摩。适所用也。”《儒门事亲》还提出了导引按摩具有解表发汗的作用，这都表明了人们对按摩治疗作用的认识有了进一步发展。

按摩经过我国各个朝代的发展和延伸，时至今日已经发展得很完善了。其主要功能已由最初的缓解疼痛发展到现在的治病救人，其操作手法已由最初的一两种简单手法发展到现在的多种手法，其按摩手段也已由最初的简单按摩发展到现在的膏摩、药摩等。

尤其进入21世纪后，我国的按摩术更是快速发展，临床按摩医生也大批产生，各大医院的按摩科更是受到重视。与此同时，按摩术的应用范围也进一步扩大并创造出很多新的按摩疗法。随着按摩术的推广，其已不单纯是专业医生所掌握的技能，而是大多数普通人都可以操作的技能，成为大众防病治病、保健养生的手段。

3. 古代按摩发展的成果

传统中医理论认为，人有“四根”，就是耳根、鼻根、乳根、脚跟，其中脚跟是固跟的根本，“人老脚先衰，木枯根先竭”，“寒从脚下起”等，这些论述说明了脚对人体的重要作用。而在我国民间，流传着许多观脚诊病的古老方法。这些无疑奠定了脚部按摩疗法的基础，在此基础上，逐渐形成了脚部按摩治病法，值得一提的是，《医宗金鉴》把摸、接、端、提、推、拿、按、摩列为伤科八法，对手法按摩治疗伤科疾病进行了总结。

带你了解按摩疗法

在对按摩疗法进行具体实践之前，我们先要对按摩疗法进行一次系统的了解，其中包括按摩疗法的理论基础、按摩疗法的优势、按摩疗法的作用等内容，只有全面地认识了按摩，心中才能够有数，应用的时候才可以做到驾轻就熟。

1. 按摩疗法的4个理论基础

作为中医学的一个重要分支，按摩也是有着一定的理论基础的，也正是在这些理论基础的指导下，人们得以通过按摩进行保健和治病。

（1）阴阳学说是按摩原理的第一个根基

按摩是受着阴阳学说的指导的。按摩可以防病治病的道理在于人体内所具有的一个自控自调的生理系统。按摩就是通过这个系统来治病的。中医认为，大自然是由对立统一的阴阳两种物质构成的一个大整体，人体是生活在这个大整体中的小整体，它也是由对立统一的阴阳两种物质所构成的。机体的某一局部发生疾病，不仅是与人体这个小整体相关，而且还与自然界这个大整体有关。在同样的气候下，由于个体差异不同，抵抗力则会有强有弱，因此，有的个体会发生疾病，有的则不会发生。这又是中医理论的无限多样性的观点，是中医对人体生理、病理认识的根本出发点。

《素问·阴阳应象大论》中说："阴阳者，天地之道也。"把这句话翻成现代话，就是：阴阳对立统一是大自然规律，是认识万物的总纲或出发点，是发生一切变化的根本原因，是生理、病理的基本原因。拿人体来说，上为阳，下为阴；外为阳，内为阴；背为阳，腹为阴；腑为阳，脏为阴等。意思是说，阴阳对立统一现象普遍存在，举不胜举。一是阴阳彼此对立（即有区别），互相依存，只有阴阳两方面彼此配合协调才能发展。自然界与人体的正常发展也是如此。二是阴阳两方面任何一方出现偏盛偏衰，造成平衡失调，就是疾病的根源。三是补偏救弊，调和阴阳，使之协调平衡，这是治病的根本大法。看病要"审其阴阳，以别柔刚"，"阳病治阴，阴病治阳"，"热者寒之，寒者热之"等。四是顺着身体的自控自调进行治疗，病就能好，逆此治则不愈。如"从阴阳则生，逆之则死，从之则治"。中医药学的这个基本原理，不仅决定着用药或用针补偏救弊的原则，也决定着不用药、不用针的按摩、气功、导引等治疗的原则。我们说按摩治病的独特之处，在于依靠中医的理论，就是这个道理。

（2）五行学说是按摩原理的补充

在古代的时候，想要将人体五脏六腑之间的错综复杂的生理、病理关系说明白的话，只靠阴阳学说是不够的，所以便需要通过五行学说来进行补充说明。

五行学说是对客观上常见的金、木、水、火、土这五种基本物质之间的生克关系进行取用，进而来阐明人体五脏六腑之间是既存在着正常的、循序的、良性循环发展的生理关系，同时也存在着反常的、逆乱的、不良的有害生长的连锁反应的病理关系。人体中的这正常与反常的两种错综复杂的关系还与大自然的正常、反常发展变化关系的影响具有联系，所以五行同天干地支相配便形成了一种《五运六气》学说。阴阳五行学说是共同构成中医理论的基本体系。

（3）脏象学说与气血精液学说可以对各脏器的生理表现进行认识

脏象学说和气血精液学说，都是以阴阳五行学说为指导，来对人体内各脏器所表现于体外的各种生理、病理现象进行认识，脏象学说对于按摩有着重要的指导作用。不但治内脏病要依据这些学说去认识疾病的程度，在治疗四肢部疾病的时候也需要参考这些理论。如“肺心有病其气留于肘；肝有邪其气留于腋；脾有邪其气舀于髀；肾有邪其气留于两胭”。还有“脾主一身肌肉”，“肺合皮毛”等说，都对按摩者分析疾病的成因有着积极的指导意义。

（4）经络学说是中医的基本理论之一

作为中医的基本理论之一，经络学说的地位仅次于脏象学说。对于针灸和按摩疗法来说，经络学说的指导显得更为重要，也更为密切。

因为经络学说对于生理、病理、诊断和治疗等原理的说明更为具体详细。另外，经络学说的原理与阴阳、五行、脏象、气血精液等学说也是一脉相系、相辅相成的。

《灵枢・本藏》中曾经说道：“经脉者，所以行血气而营阴阳，濡筋骨，利关节者也。”这就是说，除去沟通内外，经络还能够运行气血，给全身各部组织、器官灌注、输布营养物质，保证供应人体各个部分正常生理活动所需要的物质，以保持正常的功能。经络的这种运行转注，维持正常生理功能的作用，叫作“经气”，当经气失常的时候，病邪便会沿着经络的通道侵犯人体。所以说，正常的营养物质通过它可以沿其通路输布、灌注全身；有害的致病因素也可以侵犯这个通路而袭入人体的各个部分。

由此可以看出，经络学说对于按摩疗法具有直接的、重要的、具体的指导作用。掌握了经络学说，才能够对于人体的自控自调能力有所了解，从而灵活地运用按摩疗法进行日常保健。

2. 按摩疗法的 3 大优势

按摩是医生用手于病人身体上面施力，通过手法和施力的不同，来对人体机能的不平衡状态进行调节，使伤病得以痊愈的方法。这种治疗方式主要具有以下几个特点。

（1）简单易操作

按摩疗法不需要任何特殊的设备，只要掌握了各种常用的按摩手法，就可以随时随地进行治疗。并且，按摩疗法并不是什么深不可测的高深学问，只要耐心进行研究，大多数人都可以掌握，并且对其进行应用。

（2）安全有效

一般情况下，按摩疗法不会有药物治疗所产生的各种副作用，在操作时只要掌握手法要领，认真施行，即可起到治病保健的效果，是一种安全可靠、无副作用的治疗方法。当然，按摩疗法并非适用于各种疾病，有时也会发生医疗事故，如马尾神经损伤、骨折等，所以按摩也有一定的适应证。非适应证者，绝对禁止使用。

（3）适应证广泛

目前我国的按摩疗法已经适用于临床各科的某些疾病，主要包括：扭伤，关节脱位，腰肌劳损，肌肉萎缩，偏头痛，三叉神经痛，肋间神经痛，股神经痛，坐骨神经痛，腰背神经痛，四肢关节痛（包括肩、肘、腕、膝、踝关节疼痛），颜面神经麻痹，颜面肌肉痉挛，腓肠肌痉挛，因风湿而引起的如肩、背、腰、膝等部的肌肉疼痛，以及急性或慢性风湿性关节炎、关节滑囊肿痛和关节强直等症。其他如神经性呕吐，消化不良症，习惯性便秘，胃下垂，慢性胃炎，失眠，遗精，以及妇女痛经与神经官能症等，都可考虑使用或配合使用按摩手法。

3. 按摩疗法的保健作用要了解

按摩具有悠久的历史，我国出土的汉代马王堆医书《五十二病方》就已经记载了按摩治病的方法，经过历代名医不断的创造和总结，按摩已经发展成为一门具有独特治疗体系的临床学科，在理论和实践上都得到了广泛的应用。

一般而言，按摩是以中医理论为基础，根据中医经络学说，运用按摩手法，或者借助于一定的按摩工具在人体的特定部位（穴位、反射区、疼痛部位等）进行的疾病治疗方法。中医学理论认为，按摩之所以能治疗疾病，是因为按摩通过手法的作用，能够起到调整阴阳、疏通经络、补虚泻实、调和营卫、理筋整复、活血化瘀的作用。下面详细介绍一下这几种功效。

（1）调整阴阳

对人体而言，阴阳平衡是健康的保证，而阴阳失衡是产生疾病的根本原因，无论是内伤或外感，其病理变化都是阴阳变化，即阴阳的偏盛或偏衰。按摩是根据不同的证候，选取不同的按摩部位和按摩手法，通过经络气血来使身体的阴阳重新达到平衡，如腹胀积食，在腹部和背部以及相应的经穴上进行按摩，可以调整胃肠功能，使其恢复正常；而胃肠蠕动亢进也可通过按摩调整，使其恢复正常。按摩调整身体的阴阳同身体的状态有关，阴虚则补阴，阳虚则补阳，使身体恢复平衡。

（2）疏通经络

经络是气血运行的通道，经络不通则产生疾病，可以表现出身体局部的不同症状，如身体不同部位的疼痛感、麻木感。经络不通还可引起肌肉紧张、痉挛，长期的紧张可引起肌肉实质性的改变，如纤维化、瘢痕化。按摩能够疏通经络，调节肌肉神经，消除肌肉组织的紧张和痉挛，从而达到治病的目的。

（3）补虚泻实

虚证的一般表现是人体内脏功能低下，实证的一般表现是内脏功能亢进。按摩通过一定的手法作用于体表，使人体气血、津液、脏腑起到相应的变化，虚证补虚，实证泻实。较小的力度刺激可以活跃人体的生理功能，较强的刺激则可以抑制生理功能的亢奋。比如同样是胃病，对于虚证胃病，在治疗时，可以在胸部和腹部的脾腧、胃腧、气海、中脘穴上进行小力度的较长时间的按摩；对于胃肠功能亢进者，如胃肠痉挛，则要在相应的穴位上进行较强力的短时间的点按等刺激，通过不同的手法实现补虚泻实。

（4）调和营卫

经络是气血运行的主要通道，遍及全身。中医学认为，体表同内脏通过经络相连，脏腑功能失调或者病理变化可以通过经络反映于体表，进而反映相应脏器的病理变化，比如小腿上的胆囊穴压痛往往反映人体胆囊有炎症或有结石存在，而按压胆囊穴就能起到治疗胆囊疾病的作用。按摩体表的经络和穴位可以调整内脏的功能，消除疾病。

（5）理筋整复

按摩对于骨伤、筋伤的整复有直接的疗效，局部软组织、韧带、肌肉、肌腱拉伤均可用一定手法进行整复，关节脱臼、骨质增生等产生的痛感也可通过适当的手法进行整复，矫正解剖位置异常，疏通筋络，通顺关节，治疗疾病。

（6）活血化瘀

如果身体内有瘀血停滞，会引起脏腑或肌体的病理改变，按摩能够促进局部的血液循环，改善血液的流速，降低血液的流动阻力，改善心脏的功能，增强心脏功能，促进微循环的建立，活血化瘀，祛除疾病。

总之，按摩是中医的瑰宝，是我国古代医家经过不断探索总结出来的中医成果，广泛运用于临床治疗，能够治疗多种疾病，具有明显的疗效。

4. 按摩对人体不同部位的作用

现在人类已经步入信息社会，我们的身体就像电脑一样，而疾病就是破坏电脑的病毒，让我们的系统变慢总出错，重装后虽然能好些，然后维持正常的时间越来越短。

穴位按摩对身体十分有好处，并且操作简单，好多人在腰酸背痛时自己敲几下，当时就能觉得很舒服，这种按摩虽然没有循经循穴，但仍然有着暂时活血化瘀的作用。因此，在平时的生活中，只要我们有时间，都可以随时按摩。下面介绍一下按摩对身体的作用。

（1）按摩对皮肤的作用

①按摩能够促进血液和淋巴液的循环，使肌肉、皮肤得到充足的养料和水分滋养。

②按摩能够促使皮下毛细血管扩张并使毛细血管数增加，改善皮肤微循环，使皮脂腺与汗腺的分泌通畅，从而改善皮肤呼吸，有助于预防痤疮、痱子等皮肤病。

③按摩通过机械地刺激肌肉组织，可促进肌纤维的运动，增强肌肉的弹性，防止肌肉萎缩和松弛下垂，也可放松过于紧张的面部表情肌，延缓面部皱纹的形成，使衰老的上皮细胞清除脱落，使皮肤充满活力。

（2）按摩对肌肉的作用

按摩可以通过肌肉的牵张反射直接抑制肌痉挛，也可通过消除痛源而间接解除肌肉紧张，所以能够有效地放松肢体，消除骨骼肌的过度紧张和僵硬，保持肌肉组织的正常弹性，防止疲劳的堆积，促进体能的恢复。

（3）按摩对骨骼关节的作用

①人体很多疾病与脊椎的排列轻微紊乱有关。常用的脊柱按压手法，除了对全身的调整作用以外，对脊柱畸形、脊椎的退行性病变也有很好的预防效果。而保健按摩中的一些特殊的脊柱矫正手法（如扳法等）对脊柱后关节紊乱有很好的防治作用。

②按摩中的被动运动性手法，能够适当牵拉韧带，增强韧带的弹性和张力，保持或恢复关节的生理活动度，防止骨质疏松、关节韧带扭伤和关节周围组织粘连。

③按摩可以改善关节周围的血液循环，促进关节润滑液的分泌，加快关节渗出液的吸收，从而消除关节内和关节周围的积液、水肿。

（4）按摩对消化系统的作用

①按摩对腹部柔软体腔有直接作用，对相关经络穴位有间接作用，可以调节胃肠壁平滑肌的张力和收缩力，对胃肠功能减退者可加速胃肠蠕动，保持大便通畅。对于消化功能亢进者，则可抑制其消化活动。

②按摩能够双向调节消化腺的分泌，并改善胃肠壁的血液和淋巴液的循环，从而增强胃肠吸收功能。此外，按摩还能够改善消化系统功能，使进食、消化、吸收、排泄等一系列活动趋于正常。

（5）按摩对呼吸系统的作用

①按摩能够直接刺激胸壁或通过神经反向使呼吸加深。背部按压手法，对胸廓有节律的挤压作用，可在不加重呼吸肌负担的情况下增加呼吸深度和肺活量，提高呼吸效率。

②背部和胸骨部的拍击手法，刺激有关特定穴位，有明显的化痰排痰效果，对慢性支气管炎、哮喘等常见呼吸系统疾病的发病有显著的预防作用。

（6）按摩对循环系统的作用

按摩能够促进受术部位的血液循环，增加局部的氧化代谢。按摩还能消耗并去除血管壁上的脂类物质，恢复血管的弹性，有防止血管硬化形成的作用。按摩对四肢的机械刺激，可减轻心脏的负担，使心率平稳，心肌耗氧量减少，改善心血管功能。

（7）按摩对中枢神经系统的作用

①保健按摩通过对肢体的放松，可进一步降低交感神经的兴奋性，松弛过度紧张的情绪，解除焦虑，缓解忧郁，改善睡眠的质量，使身心都得到积极的休息。

②实验证明，有节律的轻柔手法可使受者脑电图波振幅增大，提示大脑皮质的电活动趋向同步化，有较好的镇静作用。颈部的放松手法和颈椎拔抻手法可明显增加椎基底动脉的血流量，对青年人有益智健脑、增强记忆力的作用，对老年人可预防和改善继发于脑组织缺血的健忘、神经衰弱等一系列症状。

（8）按摩对免疫系统的作用

按摩可使血液中的白细胞总数和血清中的抗体增加，白细胞分类中淋巴细胞的比例升高，白细胞的吞噬能力加强，淋巴液的流动加快，从而增强人体免疫力。

（9）按摩具有止痛作用

保健按摩手法可直接放松软组织，改善血液循环以促进外周致痛物质的分解、稀释和清除，所以有较好的止痛作用。按摩手法的刺激信号可抑制疼痛信号的传递，从而达到镇痛的效果，对旅游、体育锻炼及运动竞赛等造成的疼痛及很多慢性疼痛，都有很好的效果。轻柔的按摩手法能增高人体内啡肽的含量，既能产生镇痛效应，也能使人产生欣快感。

为保健按摩分门别类

保健按摩在我国有悠久的历史，是人类在同疾病与死亡斗争中产生发展起来的一种保健方法，是中华民族的宝贵财富。保健按摩运用灵活，便于操作，适用范围广，不论男女老幼均可采用不同的施术手法，进行保健按摩。

保健按摩是指医者运用按摩手法，在人体的适当部位进行操作所产生的刺激信息通过反射方式对人体的神经、体液调整功能施以影响，从而达到消除疲劳，调节体内内环境，增强体质，健美防衰，延年益寿的目的。常见的保健按摩有减肥按摩、美容按摩、美发按摩、沐浴按摩和全身保健按摩等。下面分别介绍一下这几种保健按摩。

1. 减肥按摩

肥胖症一种常见的症状，多年来，肥胖症一直困扰着人们的生活，也是当今世界上谈论较多的一个热门话题。导致肥胖的原因，多数人认为与家族遗传、运动量少及高脂肪膳食有关。现在，社会上有许多减肥方法，其中按摩减肥作为一种独特的减肥方法，既具有减肥的良好效果，又能疏通经脉、活血行气，对人体没有任何不良影响，已逐渐被人们所认识。按摩不仅可减轻心脏负担，而且有利于增强机体的抗病能力，是肥胖者为早日摆脱痛苦，恢复健美身材而选用的一种好方法。

2. 美容按摩

很久以前人们就开始采用美容按摩术，而科学和实践也证明这是行之有效的美容方法之一。现在，人们对美的追求日益强烈，美容按摩成为人们特别是女性保护皮肤健美、延缓衰老的生活需要。美容按摩是通过按摩手法美化面容，通过按摩，皮肤得到刺激和滋养，既能使粗糙的皮肤恢复光滑柔细，又能延缓面部皱纹的出现，使已经出现的皱纹变浅、变少，及防治面部色斑，延缓老年斑的出现。

3. 美发按摩

头发是女人的美丽标志，当然对于男人也很重要。拥有一头乌黑光泽而富有弹性的头发是许多人的梦想，但是，如果头发缺乏保养，发丝就会变得干枯、分叉、变色、无光泽，甚至造成严重脱发等。众所周知，头发的生长与保养完全依赖头皮中的血液供给营养，因此，人的整体的健康状况决定了头发的好坏。通过美发按摩，可以促进头皮的血液循环，给头发的生长与保养增加更多更好的营养成分。此外，头部经络集中，腧穴密布，与脑、脏腑、气血皆有密切关系，通过按摩，不仅能够疏通气血，调理阴阳，而且可以调节人体内各脏腑的功能，促进人体健康，进而为头发的生长与保养提供了有利条件。

4. 沐浴按摩

现在，工作节奏快，生活压力大，经过一天的工作劳动，人们无论在精神上，还是在身体上，都会感到疲劳，如情绪紧张、头昏脑涨、肌肉酸痛等。如果单纯靠放松休息，不可能很快完全消除疲劳，长此下去会影响身体健康甚至发生疾病。如果此时洗个热水澡，再进行全身或局部的按摩，就能促进全身血液循环，使人体各组织器官得到充分营养，不仅能很快消除疲劳，还能够增加肌力和肌肤弹性、延缓衰老。常见的沐浴按摩有喷射沐浴按摩、气浴按摩、泥浴和沙浴按摩等，沐浴按摩施术手法一般采用由重到轻的揉捏、震颤、抖动、摇晃、推压、叩击等手法，使人们尽快地消除疲劳，得到充分的放松。

5. 全身保健按摩

全身保健按摩能够消除疲劳，缓解紧张，舒经活络，舒身提神。经按摩后，可使人感觉全身轻松，舒适爽快。一般全身保健按摩是45分钟，其适用范围非常广，凡因脑力劳动、体力劳动、运动量过大，旅游或长时间进行电脑操作引起的过度疲劳，由各种因素引起的周身不适，如头痛、头晕、肢体酸痛、颈项强痛，腰背疼痛、落枕、肩周炎、岔气、失眠、腹胀、痛经、消化不良、感冒等都属于保健按摩的范围。全身保健按摩施术顺序：仰卧位，头面部—上肢部—胸部—腹部—下肢部，转俯卧位，头颈部—背部—腰部—下肢部。

经常做保健按摩，有利于打通全身经络，疏通气血，调理脏腑，平衡阴阳，达到防病健身的效果。

人体穴位的治疗作用

穴位是人体脏腑经络之气输注于体表的部位，也是邪气所藏之处。当脏腑有病或者邪气侵犯人体后引起脏腑经络气血功能失调时，均会在相应的穴位发生病理反应，因此，在防治疾病时，穴位是针灸治疗疾病的刺激点与反应点。

穴位治疗疾病的关键就是接受适当的刺激以通其经脉，调其气血，使阴阳归于平衡，脏腑趋于和调，从而达到祛除病邪的目的。针灸治疗的原理，就是通过刺激局部的穴位，发挥经络的调整和传导作用，给脏腑甚至于机体以整体影响。

穴位具有四个治疗作用，即近治作用、远治作用、特殊治疗作用和整体治疗作用，这是运用穴位保健治疗的理论基础。

1. 近治作用——穴位所在，主治所在

穴位的近治作用是指所有的穴位均可治疗其所在部位局部及邻近组织、器官的病症，这是所有穴位主治作用所具有的共同点。如睛明、承泣、攒竹、瞳子髎等穴位均在眼区及其邻近部位，所以它们均可治疗眼病；中脘、梁门等穴位均在胃脘部，所以均可治疗胃脘痛；膝眼、梁丘、阳陵泉等穴位在膝关节及其附近，所以均可治疗膝关节疼痛等。这些都是穴位用于治疗局部体表或邻近内脏疾患的例子。

2. 远治作用——经脉所过，主治所及

远治作用是十四经穴位主治作用的基本规律，在十四经穴位中，尤其是十二经脉在四肢肘以下的穴位，不仅能治局部病症，而且能治本经循行所涉及的远端部位的组织、器官、脏腑的病症，甚至具有治疗全身病患的作用，即“经脉所通，主治所及”。

经穴，顾名思义是经络之穴，这也指明了经穴主治与经络之间的关系。经穴的远治作用与经络的循行分布是紧密相连的，穴位在远治作用中除能治疗本经病变以外，还能治疗相表里的经脉疾患。例如，手少阴心经上肘以下的穴位，一般都能预防和治疗心血管系统、神经系统、大脑等部位的疾病，而手少阴心经所出现的病候，又同该条经脉上的穴位主治功能基本一致。经络的循环有表里相合，交区交会、根结、标本、气衔等多种联系的特性，这种特性也反映在穴位的远治作用上。如取大椎穴退热，遗尿可以取三阴交。

在经络学说中常有“经脉所过，主治所及”的论述，即指出经脉病候与穴位治疗作用的密切关系。根据经络学说的叙述，每条经脉上所分布的穴位，是这条经脉脉气所发的部位。如果这条经脉发生了异常变化，即出现各种病候，就可以通过刺激这条经脉的穴位，调整经脉、脏腑的气血而把疾病治愈。

3. 特殊治疗作用

穴位的特殊治疗作用主要指穴位的相对特异性和双重的良性调整作用两个方面而言。

临床实践证明，有些穴位对某脏腑器官疾病或某病理状态有相对特异的治疗作用。如大椎穴退热，至阴穴矫正胎位，胆囊穴治疗胆绞痛，神门安神，少商穴治咽喉肿痛，太渊穴治无脉症，天枢穴治泻痢、便秘等，均有较好的效果和较高的特异性。

针刺某些穴位，对机体的不同状态，可起着双向的良性调节作用。如百会穴，在清气下陷时可以提升清气，在肝阳上亢时可以平肝潜阳；内关可使心动过缓者加快心跳，心动过速者减缓心率；合谷穴在解表时可以发汗，在固表之时又能止汗等。另外，有些穴位是治疗某种疾病的特效穴位，如曲池穴是改善皮肤病的重要穴位，人迎穴有显著的降压效果，尤其能降低收缩压；三阴交穴是辅助治疗消化系统、生殖系统、泌尿系统、妇科病的重要穴位。穴位的这一治疗特性，使针灸治疗具有广泛的适应性和一定的安全性。

4. 整体治疗作用

对某些穴位进行针灸或者按摩，可对某方面病症起到整体性的调治作用，进而调治全身疾病。例如针灸、按摩合谷、曲池、大椎可治疗外感发热；针灸、按摩足三里、关元、膏肓可增强人体免疫力；心动过速者，针灸、按摩内关穴可减慢心率；心动过缓者，针灸、按摩内关穴可加快心率。

怎样刺激穴位才是对的

穴位按摩以经络腧穴学说为基础，以按摩为主要施治，其手法渗透力强。穴位疗法虽然时间较长，但可以放松肌肉、解除疲劳、调节人体机能，使人恢复健康，还可以预防疾病，那么，在居家生活中，我们如何正确地给自己做穴位按摩呢？

穴位按摩的关键在于抓准穴位。穴位很小，位置不固定，用手指压时，会有痛和特殊的感觉，如果刺激在正确部位，身体状况可以变好。因此找穴位时，一定要用指头用力压，当感觉麻痛时，可在上面做下记号，再压一次是否感觉相似，以确认位置。有些地方一压便非常痛，可以压轻一点儿。

找准穴位后，可以学一些居家简便的刺激穴位方法，例如指压、牙签按穴、灸、温灸。可用牙签按穴或拍打穴位，需要强刺激时，可以用尖头部分；需要温和的刺激时，则用圆头的部分，也可以将 5~10 根牙签绑起来，固定于圆形橡皮擦上，再用它来拍打。一般情况下，刺激穴位的次数与时间都不尽相同，但按压时持续用力时间以 3~5 秒为好。同一穴位按压 3~5 秒，放松 3~5 秒，循环进行 5~10 次为好。按压次数太多或者时间太长，经络会受到压迫，反而不利于穴位的畅通。

当然，按摩的时间和次数并不是固定的，我们也可以根据自己的身体状况来减少或者增加时间和次数。身体疲劳时候，可以少按一点，按得不过瘾时，可多按几下，但切忌操之过急，应以“痛快感”为准。最好的按摩穴位的时间是早上起床后或者晚上睡觉前，但没时间的人也可利用空闲时间随时做，比如乘车时、看电视时等，总之按摩可以随时随地进行。

穴位按摩的方法有很多，适合普通人使用的穴位按摩法就是按揉法，这种方法最简单，就是将手指放在穴位上，依顺时针方向按揉。按压穴位时，呼吸非常重要。吸气的时候肌肉紧绷，呼气时则松弛，因此在吸气的时候按压穴位会造成肌肉痛楚感。按压穴位的时候，首先要缓慢地吐气再按压，并在缓慢吐气的时候放松力度。同时要注意，指甲不要过长，以免按压穴位时伤到皮肤或把指甲折断。

了解人体中的反射区

我们在讲穴位按摩的同时，不能不提反射区按摩。所谓反射区，指的便是我们身体上的各个组织器官在手部、脚部和耳朵部位相对应的解剖位置。比如说，脚上有心肾的反射区，这个反射区在进行足疗的时候便经常会被用到，高明的足疗师便可以通过对脚部进行按摩而检验出被按者心肾的好坏以及患有什么心肾部位的病症。

1. 反映人体状况的三面镜子

人体的反射区主要分布在手部、脚部和耳朵部位。在这三个反射区相对应的位置上，有关五脏六腑方面的病变都会有所反映。哪个脏器发生病变刺激它在反射区上的区域时就会有疼痛感。一般来说，疼痛得越厉害，说明病情越严重，这种现象就叫作压痛反映。另外，有些病变的反射区除了有疼痛的现象之外，还有沙粒感、索条状、块状物等现象。同时，哪个脏器发生病变，对其反射区进行相应的按摩刺激时就会通过经络的传递，使其通过皮肤直达经脉从而直达病所，这样就会调动和激发人体的免疫力，从而调节脏腑的生理功能，达到治疗的效果。

（1）手上的反射区

和脚一样，手上也分布着丰富的神经和血管系统，手上分布着二十多个人体重要的经穴及更多的经外奇穴、刺激点等，而按摩这些地方能治疗多种疾病。人体上的每一个脏器在手上均有反射区域，脏腑的病变也能通过这些反射区体现出来。

通过对这些反射区的刺激，能有效地调节脏腑器官的功能，从而达到治病、养生的目的。

（2）脚上的反射区

人的双脚与人的全身健康是有着紧密的联系的，它由52块骨骼、66个关节、40块肌肉、200多条韧带组成。脚被医学界称为“人体的第二心脏”，我国自古有“人老足先衰”之说。

现代医学经过研究发现：在人的双脚上，分布着许许多多的毛细血管和淋巴管神经末梢，密密麻麻得如同网一般星罗棋布，脚的健康与否和人体的五脏六腑及大脑组织息息相关。

按摩脚上的反射区是我国传统医学治病的一个重要方法，通过按摩反射区，刺激神经，调节机体平衡，促进各组织器官的原动力，达到调节各个器官的生理功能，加速血液循环及新陈代谢，促进分泌功能，从而达到治病保健的作用。

（3）耳朵上的反射区

根据中医学的观点来看，耳郭就是人体的一个缩影，“耳者，宗脉之所聚也”，人体的十二经脉都和耳朵相通，人体哪一个脏腑或组织器官发生病变都可以通过经络反映在耳朵的相应位置上。

中医认为，如果想要疏通经络，刺激神经的兴奋度的话，便可以经常做耳朵的按摩保健操，这样人体的血液循环便可以得到促进，新陈代谢功能也可以加速，从而实现强身健体的目的。

2. 反射区反映器官状况的原理

身体上的反射区为什么可以将各脏腑器官的状况反映出来呢？总结起来主要有以下两点。

（1）生物全息

根据生物全息诊疗法的观点，人体有 8 个部位分布着反映全身状况的全息穴位群，分别在头部、躯干部、上臂、前臂、手部、大腿部、小腿部和足部，它们分别反映了头、颈、上肢、心、肺、肝、胃、十二指肠、肾、腰、下腹、腿、足等区域的生理状况。这些全息穴位群反映人体各部位的生理、病理信息，也就是说，生物体的每一个局部，甚至小到一个细胞分子，都隐藏着整体生命最初形态的基本特征。生物体的每一个组成部分，实际上都是一个缩小了的整体。

这些反射区的病理变化以压痛反应或者组织变异为主，能够准确反映出其相关脏腑器官的疾病。反射区按摩就是根据这些区域的精确位置来诊治疾病以及进行保健的。

（2）脏腑和经络

中医上的脏象学说中的“脏”是指藏于人体内的脏腑，“象”指的则是表现于外的生理、病理现象。脏象学说就是通过对人体生理、病理现象的观察，研究人体各脏腑的生理机能、病理变化及其相互关系的学说。人是一个有机统一的整体，人体由具有不同功能的脏腑器官组成，这些脏腑器官相互联系、相互协调，共同维系着人体整体的生命活动。当某一局部发生病变时，就会影响到其他部分，使人的整体机能失调。

经络“内属于腑脏，外络于肢节”，周布全身，沟通着人体的表里内外，其作用是行气血、通阴阳、抗御外邪、保护机体。人体中最主要的经络是十二正经和奇经八脉，这些经络都通往特定的脏器，或是有着特定的功能。

由于反射区通过经络系统与人体各脏腑器官有着多种复杂的联系，从而构成了反射区与全身的统一性和整体性，脏腑功能的失调和病理变化必然会反映到反射区来。通过对这些病灶反应区域按压就会引起疼痛反应，或感到有组织变异的情况，这就为疾病的诊断提供了依据。确定病因后，对反射区进行刺激按摩，从而疏通循环于全身的经络，使气血得以流畅，相对应的脏器也会得到调养，人体功能也就得以恢复正常。

当某一脏腑器官发生病变时，其对应的反射区为什么会出现对压痛敏感等异常的现象？对反射区施行刺激按摩就可以调节有关器官的机能，起到治疗和保健养生的作用，这样做的依据又是什么？结合传统医学和现代研究的观点，我们可以总结出以下的几个方面。

①阴阳平衡

中医提倡“正气存内，邪不可干”，“恬淡虚无，真气从之”，“阴平阳秘，精神乃至”的预防疾病的主张，中医把“调和气血”“平衡阴阳”“扶正祛邪”作为保持健康、预防和治疗疾病的主要原则，而不是用“对抗”和“杀死”的方法来作为防治疾病的手段。

中医认为，人体各部分由既对立又统一的阴阳二气构成。疾病的发生和发展是由于阴阳两个对立面的平衡关系遭到破坏。《素问·阴阳应象大论》中说：“阴盛则阳病，阳盛则阴病；阳盛则热，阴盛则寒。”这说明疾病的发生是由于阴阳平衡失调所致。身体的反射区与机体各脏腑器官有着密切的内在联系，对反射区进行刺激按摩就可以起到调节作用，使机体达到新的阴阳平衡，从而消除疾病，恢复健康。

②血液循环

人体内的各个组织器官只有时刻不停地进行新陈代谢才能维持机体的正常生理功能。例如，通过呼吸系统交换气体，通过消化系统吸收营养物质，通过排泄系统将代谢的废物排出体外等。机体要完成上述功能都要依靠血液循环系统的正常运转，如果有某些代谢产物沉积在“循环通道”中，妨碍了血液循环的速度和流量，就会影响人体组织器官的正常生理功能。

人的双足位于人体的最低位置，距离心脏最远，血液流经此处的速度最慢，加上地球引力，血液中未被利用的矿物质以及各种代谢产物就会沉积到脚底，日积月累就会影响相应脏器的生理功能。而对足部反射区进行反复刺激按摩后，就可以使毛细血管扩张、通透性增强，血流加快、血流量增多，促进血液和淋巴液的回流，改善血液循环功能，又能通过末梢神经影响中枢神经，反射性地调节全身循环功能，促进新陈代谢。

③神经反射

神经反射的定义是人以及其他高级动物的机体在中枢神经系统的参与下，对内环境和外环境的变化做出有规律性的适应性反应。美国医学博士威廉·菲兹杰拉德的反射学理论认为，如同地球仪上的区域被经纬线划分出若干区域一样，人体也可以被划分出体表与内脏器官密切联系的 10 条反射带，这些反射带的末端均与 10 个足趾和 10 个手指相连接。这些反射区反映相关脏器的病变，同时，当反射区受到伤害时，也会影响到相关脏器的生理功能。

反射区按摩的作用很重要的一部分是通过神经的反射机能，调节人体一系列的综合反应来完成的。当反射区受到按摩刺激后，可引起人体内大量的神经末梢兴奋，并传递至神经中枢，同时阻断其他病理冲动传入神经中枢，将病理的恶性循环变成良性循环，从而起到防病治病和保健强身的作用。

平时多按反射区，百病可自医

前面提到了这么多有关反射区治病的内容，可能有人会问，一个小小的反射区，是怎样治病的呢？打个比方，一个小小的优盘体积并不大，但是却能够装载着很多的信息。一块硬盘可以容纳更庞大的内容，甚至一个图书馆中的所有书籍都能被它储存下来。随着科学进步人们就会发现人体才是世界上最复杂的事物，身体上的反射区虽然面积不大，但是却隐藏着很多的人体信息。通过一定的方法，我们就可以判断疾病，治疗疾病了。

1. 反射区是怎样反映疾病的

作为一个有机的整体，人体内的脏器发生病变的话，是可以从体表的各个方面反映出来的。机体的每一个组织器官在全息胚上都有特定的信息反映区，每个全息胚都好像一个投影仪，能够把整个机体的缩影投射出来，可以非常详细地反映机体的各种信息。反射区就是全息胚上所有可以产生反射效应的区域。如果身体发生了疾病，在不同的反射区就会出现不同的改变，从而反映出人体的疾病情况。而反射疗法就是运用手指与手法的技巧对特定的反射区施加变化的压力，引起机体产生生理变化，修复体内不健康的状态。换句话说，有效刺激不同的反射区，通过反射原理，就能够将体内的阻滞不通清除掉，进而调节机能的平衡，让身体恢复到健康水平。多做手法还能起到强身健体，增强身体免疫力和抗病能力的作用。

例如，在脚上反射区对应子宫的位置，如果摸着感觉酸痛，甚至有疙瘩、条索状的东西，那么可以肯定地说这个人的子宫出现了状况。然后运用反射疗法揉一揉、按一按、推一推，经过这样的处理把酸痛给揉掉了，把疙瘩给捻开了，状况就被化解掉了，身体也就恢复通畅。身体畅通了，病也就好了。

如果身体上的疾病在医院得到确诊，那么说明它已经存在了很长一段时间，换句话说，这个时候基本上已经错过了治疗的最佳时期。正所谓“上医治未病”，这是早在我国古代就提出的医治疾病的最高境界，这当然是最健康的医学模式。反射疗法真正能做到不存病、治未病。也就是说当身体还处在亚健康的时候，疾病还处于萌芽状态的时候，反射区这些福地便会发出某种信号，告诉你身体是缺水了、缺肥了还是该锄草了。了解清楚后，运用全息疗法把病痛一一化解掉，体内的脏腑调顺了，风调雨顺没杂草，土好、水好、肥足了，自然是身体健康不生病。这样就可以把将要出现的疾病消灭于无形之中。

比如上面曾经提到的，子宫反射区有压痛反应了，赶紧揉揉子宫反射区；胃不舒服了，那就去揉一揉胃的反射区；两三天没有大便了，赶紧刮一刮小肠和大肠反射区，完全避免了等到子宫癌、胃下垂、胃癌、肠癌的时候才去找医生。学会了反射疗法，手到身体哪个部位，哪里就没有疾病，全身也就健康无忧。

由此可以看出，全息反射疗法是一种最简单、最自然、最有效的祛病养生方法。人的反射区就是一个投影仪，五脏六腑以及其他的组织器官都会被反映出来。当身体发生问题时，相对应的反射区就以痛感反映出来，这就是显现在外表的影像。直接点按痛处，一直到痛感消失，也就是说修复了不正常的影像，体内的脏腑恢复到从前的样子，机能也就健康平衡了，疾病当然被彻底铲除了。

如果身体健康，也要做到防患未然。没事儿的时候，经常在反射区上做做保健，激活它们兴奋度，也就等于是在给这些福地松土、浇水、施肥了。

足、手、耳、小腿、脊柱、头等，这些身体的相对独立部分存在着很多反射区，它们就相当于身体的仙药田。治病、防病、养生以及保健，平时只要稍作耕耘，便可以防患于未然。

另外，随着生活水平的日益提高，爱美的人士越来越多，尤其是女士们对于美容保健的要求也随之提高，保健全息按摩当仁不让地在祛病防病的同时，也会让你的容貌更加美丽漂亮起来。全息按摩更是一种绿色的保健美容方法，运用身体天然形成的大药，美丽健康必然得到双重修炼。

反射区之所以可以治病，就是因为它能够非常准确地告诉你，身体到底是什么地方存在着疾病。自我判断什么部位不舒服，什么位置有疼痛的感觉，通常会出现一些误差。即使是医生在诊断，也会很大限度上依赖患者的描述，会出现偏差。然而，反射区不会出现误差，你按在什么部位的反射区出现疼痛或酸胀，就代表着你身体的那些部位出了问题，非常直接迅速。例如按摩耳的反射区出现酸疼，可能就是经常的耳鸣，听力受到影响；而胃和十二指肠的反射区出现疼痛，那必然表示在饭前或饭后胃部会疼痛难受。

不要怀疑反射区为什么会这么准确，因为我们身体的反射区就好像每个人随身携带的听诊器，只要你的身体出现了毛病，听诊器必然会出现不一样的声音，告诉你准确的位置。

2. 常揉反射区让你健康长寿

现实生活当中，很多人都是在得了病之后才开始关注自己的身体的，没病时就会觉得身体只不过是为自己奉献的苦劳力，从来都没有关心安抚过，直到生了病，才急急忙忙去关照，打针吃药，这些都是亡羊补牢，不仅花钱，也不能让身体恢复到不生病前的状态。因此，我们要定时关心身体状况。

看到这里，可能有些人就要问了，我该怎样去关心呢？我天天吃降压药，肝、肾都不舒服；我经常抽烟，肺不太好，总不能让我剖开肚子去摸摸我的肝、我的肺吧？

当然不用，在这里，向大家推荐一种反射区疗法，这个方法可以让大家轻轻松松防病治病。

一切动植物都是由全息胚组成的，它包含着生物整体的全部信息。以大蒜为例，种一瓣蒜到土里，收获的时候就会变成一头蒜；同样，把土豆的一个芽眼种下去能长出一个完整的土豆。事实上，全息胚就相当于那一瓣蒜，或者土豆的芽眼。

我们的身上具有非常多的全息胚，比如足底、耳朵、脊柱、手部和腹部等，这些全息胚上都有完整的五脏六腑的反射区，每一个全息胚就相当于一个缩小的人体，里面处处都有健康的慧根。这些全息胚就是使人体健康的种子，平时只要你好好对其进行浇灌，它就能结出健康的硕果。

第二章
按摩的基本手法

自我按摩手法的要求

使用自己的手或者是肢体的其他部位，通过各种不同的特定技巧和技能在自己的体表进行操作，以达到有病治病、无病健体的目的的手法便是自我按摩手法。用手指、手掌、腕部、肘部和肢体其他部位直接在患者体表操作便是自我按摩手法的形式。

自我按摩手法有很多种基本手法，这些手法是由于操作的形式，刺激的强度、力量，时间的长短以及活动肢体方式的不同而逐渐形成的。

“熟练”的自我按摩手法技术应该符合持久、有力、均匀、柔和几个基本要求。

“持久”指的是手法能持续运用一定时间，保持动作和力量的连贯性。

“有力”指的是手法必须具备一定的力量，这种力量不是固定不变的，而是根据治疗对象、病症虚实、施治部位和手法性质而定。

“均匀”指的是手法动作的节奏性和用力的平稳性，动作不能时快时慢，用力不能时轻时重。

“柔和”指的是手法动作要稳柔灵活，力量要缓和。这样可以使按摩手法轻而不浮，重而不滞。这里所说的柔和指的是不能用滞劲蛮力或突发暴力，而并不是指软弱无力。

在了解了这些按摩手法的要求之后，还要将这些要求熟记于心，这样在操作的时候便能够随时对自己进行指导，做到心中有数，避免出现一些技巧方面的错误；另外，平时多加练习，也是帮助你尽快掌握自我按摩手法的有效方法。

按摩时的注意事项

判断自我按摩手法运用得是否恰当，要与治疗对象、治疗部位、病症虚实等联系起来进行衡量。因为人分为男女老少，他们的形体也分为高矮胖瘦，所患的病症也有久暂虚实之分，根据这些特点，在通过自我按摩进行治疗的时候，力量的轻重和掌握治疗的重点等，都是因为人、病、患病的部位的不同而灵活运用的。一般说来，年轻人在通过自我按摩进行治疗的时候，按摩力度要比老人的手法重些；治疗虚症的手法要轻些，治疗实证的手法则要重些。下面便就手法的选择以及手法操作时间的长短等问题做一下简要的介绍。

首先是手法的选择。

按摩时对于按摩手法的选用，就好比根据处方用药，首先要做的是注意辨证，然后再考虑用什么手法、用哪些手法。手法的接触面有大小、刺激有强弱，如治疗范围广、部位较深，或者肌肉较丰满的则可选择接触面大而深刻有力的手法，如滚掌按法等；反之，治疗范围小、部位较浅，或者肌肉较薄弱的部位，应该选用柔和而又深透作用强的手法，如一指禅推法、揉法等。筋腱部的治疗可选用拿法、弹拨法、拇指揉法等；穴位或压痛点上可选择点、按、掐法等；对有关节功能障碍者则需用摇法、扳法、脊柱旋转复位等。

其次便是操作时间的长短。

在临床应用按摩治疗的时候，操作时间掌握得恰当与否，会对治疗效果产生一定的影响，时间过长或过短都会影响疗效，但时间的长短很难做明确的限定。根据临床治疗情况，一般可以从两个方面考虑。

一是根据所治疾病所在的位置。如在经脉关节，操作时间较短，一般在10~20分钟；如在脏腑气血，则操作时间较长，一般在15~30分钟，或者更长些。

二是同选用的按摩手法的类型有关，一般说如果使用推、滚、揉、摩等轻柔缓和的手法的时候，操作的时间会比较长一些；而使用如按、压、点、掐、扳等压力较大、刺激性较强的手法时，操作时间太长反而会引发出不良反应，甚至还会产生不良后果。所以，在临床治疗的时候，操作时间要根据治疗部位的大小以及多少而进行灵活掌握。

不同自我按摩手法的要求

在使用按摩手法对肢体进行按摩的时候，这些按摩手法大体上分为软组织放松类手法和关节整复类手法两种。不同类手法的性质和要求自然也是完全不同的。

1. 软组织放松类手法的基本要求

软组织放松类手法的基本要求是：持久、有力、均匀、柔和、深透。

“持久”是指按手法的要求作用一段时间。持久的力的作用才会使被按摩局部组织产生物理、化学变化，才会通过神经、内分泌、免疫系统达到对全身的整体调节。

“有力”是指手法要有一定的力度，达到一定的层次。在用力时应根据患者的体质、病情选择适当的力量，力量可大可小，大时力量可达肌肉、骨骼；小时仅达皮肤和皮下。

“均匀”是指手法的力量、速度及操作幅度要均匀，变化要有节律性。在操作时力量不可时轻时重，速度不可时快时慢，幅度不可时大时小。在改变力量、速度、幅度时要逐渐地、均匀地进行。

“柔和”是指手法要轻柔缓和，不使用蛮力、暴力。手法有力但应逐渐、缓和地施力，多用身体重力，做到刚柔相济。

“深透”是指每个手法应用完之后，应均能使该部位浅层组织和深层组织得到充分放松。

2. 关节整复类手法的基本要求

关节整复类手法的基本要求是：稳、准、巧、快。

“稳”指的是平稳自然，按部就班，严格按照手法的操作步骤进行操作。

“准”指的是在应用一种整复类手法的时候，应该具有明确的手法应用指征；施术时定位要准确，使手法产生的力恰好作用于需要整复的关节。

“巧”指的是按摩动作要符合生理要求，充分运用生物力学原理，在适当的患部，找好双手施力的作用点、方向以及大小，利用肢体自身重量，因势利导。

“快”指的是在最后发力的时候应该疾发疾收，避免手法幅度过大而造成局部的关节损伤。

按摩的练习方法

如果患者想要成为一个成功的自我按摩者的话，首先要做到的是熟练掌握每个手法的操作、动作要领、作用以及作用层次、手法的特点以及手法的注意事项。其次还应该细心地进行揣摩练习，可以在自己身上进行练习，也可以在同伴的身上进行练习，细心体会按摩的力道，以达到由生到熟，由熟到巧，即“一旦临证，机触于外，巧寓于内，手随心转，法从手出”的境界。

患者通过练习按摩功法便可以体会到力的运用，按摩手法的力道也会得到明显的提高。如通过太极拳的练习，可以对沉肩、垂肘等姿势的基本要求进行掌握，同时还可以清楚地感受到左右腿的虚实变化，以腰用力，上下相随，便能够逐渐熟悉刚柔相济的力道。

其实想要提高按摩手法的质量的话，还有一条捷径可走。那便是向富有经验的按摩师求教，如果可能的话，还可以在按摩师身上进行练习，请求其给予手法指导，这样做可以随时纠正自己的手法错误，从而收到事半功倍的效果。

只要有毅力，有恒心，按照上面所说的方法坚持下去，那么，掌握自我按摩的方法其实是一件非常容易的事情，只要平时对其多加运用，便可以很快地熟练起来，到了那个时候，在进行自我按摩操作的时候，就可以做到真正的游刃有余，令自己真正成为自己的按摩保健师了。

自我按摩的十四种常用手法

按摩手法是指施术者进行操作的动作，可以用手指、手掌、肘部以及身体的其他部位作用于受术者的体表，通过施以一定的力度，对患者疾病进行治疗的手段。

按摩手法的种类很多，如按法、摩法、推法、拿法、捏法、掐法、揉法、拍法等。在实际应用中常常把两种或多种手法结合起来形成各种复合手法，如按法常与揉法、压法等结合，组成“按揉法”“按压法”等复合手法。其他复合手法还有捏拿法、捏揉法、搓摩法、推挤法、拔伸法、弹拨法、勾点法、梳理法、推擦法、捻揉法、指甲推法、拇指按压法、曲食指点法、一指禅推法等。虽然按摩手法繁多复杂，但都有其共同的要求，即持久、有力、均匀、柔和。为了方便学习和使用，现列举以下几种常用的基本手法。

（一）按法

指用手指、掌根或肘部按压体表或穴位，逐渐用力深压的一种手法，主要有指按法、掌按法、肘按法三种。

〔**操作**〕

（1）指按法：用拇指端或指腹垂直向下按压穴位（图 1）。

（2）掌按法：用手掌向下按压体表的方法，可用单掌或双掌按，也可用双掌重叠按压（图 2）。

掌根按法：用掌根着力，向下按患者体表的方法（图 3）。

（3）肘按法：肘关节屈曲，以肘关节尺骨鹰嘴突起部着力于施术部位用力按压（图 4）。

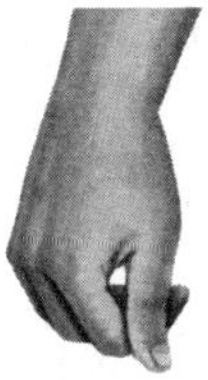

图 1

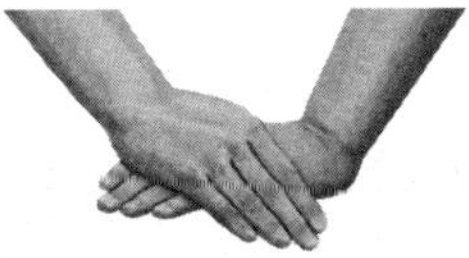

图 2

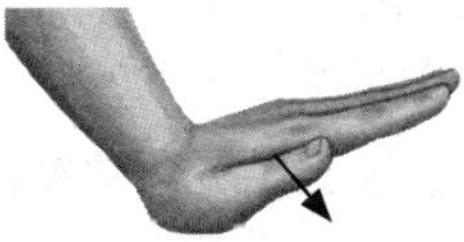

图 3

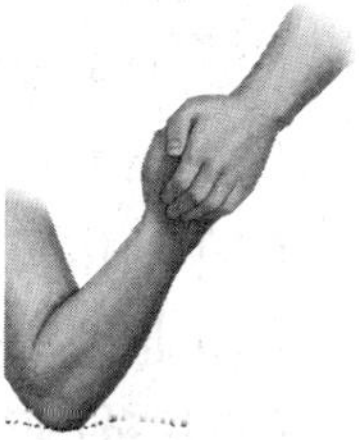

图 4

〔**要领**〕

（1）着力部位要紧贴体表，不可移动。

（2）用力要由轻而重，再到轻，可配合重心的移位。

（3）忌用暴力。

〔**适用范围**〕

按法是一种刺激较强的手法。指按法适用于全身各部分的穴位，掌按法常用于背腰、下肢、臀部等部位。按法具有放松肌肉、矫正畸形、安心宁神、镇静止痛等作用。

（二）摩法

用手指或手掌在体表部位做有节律的直线往返或环形移动的手法。

〔操作〕

（1）指摩法：用食指、中指、无名指相并，指面附着于体表，做节律性环旋运动（图 5）。

（2）掌摩法：用手掌面附着于体表，连同前臂做节律性的环旋或往返运动（图 6）。

（3）四指摩法：以食指、中指、无名指、小指指腹协同作用，以腕关节的活动带动进行环转抚摩的方法（图 7）。

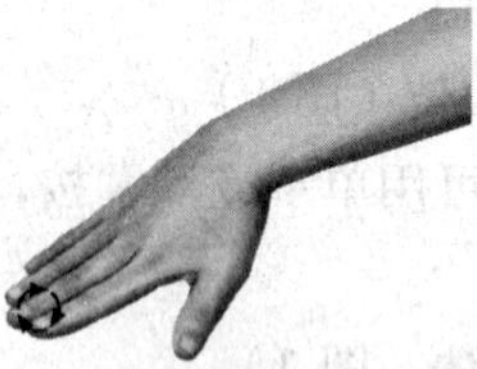

图 5

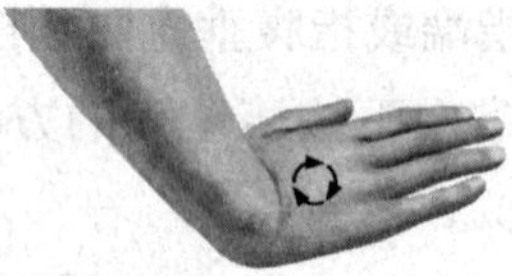

图 6

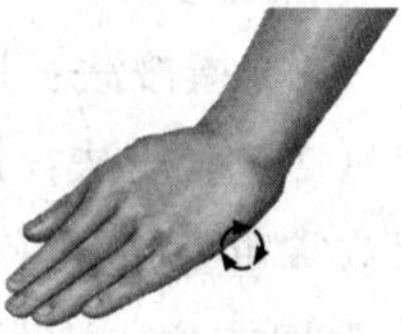

图 7

〔要领〕

（1）肘关节自然屈曲、腕部放松。

（2）指掌自然伸直。

（3）动作缓和而协调。

（4）指摩法每分钟 120 次，掌摩法每分钟 80 次。

〔适用范围〕

摩法轻柔缓和，常用于胸腹、肋部操作，具有行气和血、理气和中、祛瘀消肿、清腑排浊、健脾和胃等作用。

（三）推法

用手或拳在体表做直线缓慢运动。

〔操作〕

（1）拇指直推法：用拇指指腹在颈项、手、足等部位做推动或双指重叠加力（图 8）。

（2）全掌直推法：用全掌着力于背、腰或四肢处做推动，力量深透，单方向直推（图 9）。

（3）掌根反推法：用掌根作用于背、腰、臀及下肢部，着力深透，单方向直推
（图 10）。

（4）拳推法：用四指指间关节作用于脊柱两侧做推法（图 11）。

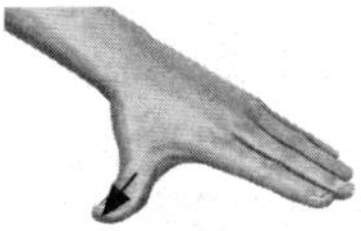
图 8

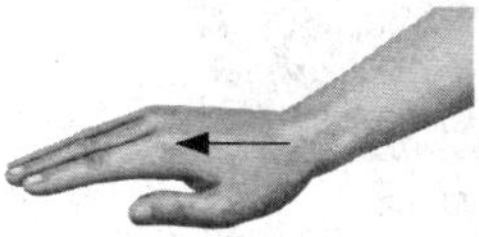
图 9

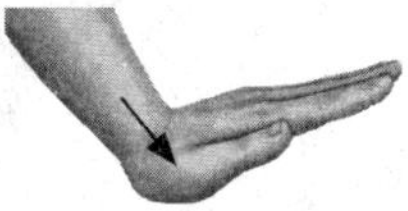
图 10

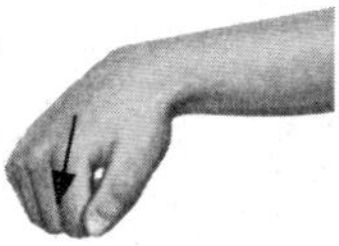
图 11

〔要领〕

（1）紧贴体表，带动皮下肌肉组织。

（2）单方向直线缓慢运动。

（3）局部涂抹按摩油。

〔适用范围〕

推法可在人体各部位使用。具有疏通经络、行气活血、消积导滞、解痉镇痛等作用。

（四）拿法

手指呈钳形，提拿局部肌肉或肌筋的方法。

〔操作〕

（1）二指拿法：用拇、食指提拿穴位（图 12）。

（2）三指或四指拿法：用拇、食、中指或拇、食、中、无名指提拿颈项部或上肢及腕、踝关节（图 13）。

（3）五指拿法：用拇与其余四指提拿肩、腋、四肢等部位（图 14）。

（4）掌拿法：掌心紧贴应拿部位，进行较缓慢拿揉动作。掌心与局部贴紧，四指与掌根和拇指合力对拿，着力面要轻重适宜（图 15）。

（5）抖动拿法：用指拿法或掌拿法提起肌肉，进行较快均匀抖动的方法，指腹与掌根着力，均匀地前后抖动 3 ~ 8 次，然后慢慢松开，反复数次，动作和缓连续，勿要掐皮肤（图 16）。

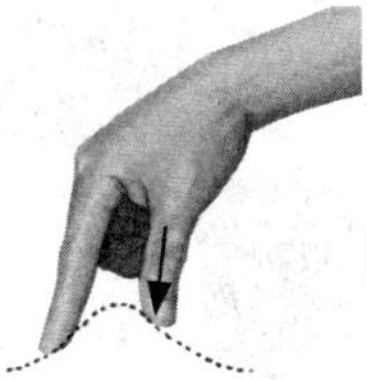
图 12

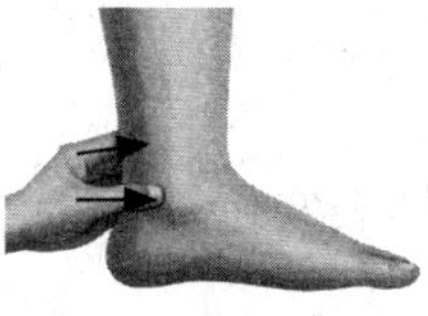
图 13

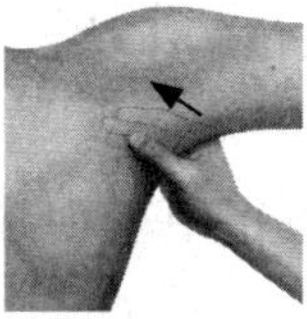
图 14

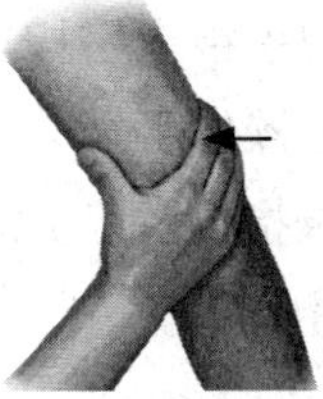
图 15

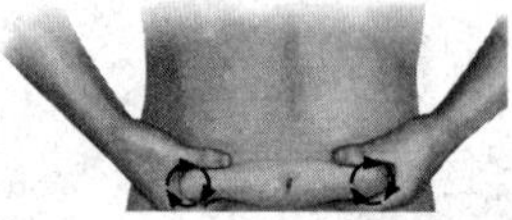
图 16

〔要领〕

（1）腕关节要放松，摆动灵活。

（2）手指之间相对用力，力量由轻而重。

（3）动作缓和有连贯性。

（4）频率为每分钟 60 ~ 80 次。

〔适用范围〕

拿法刺激较强，多用于较厚的肌肉筋腱，具有通经活络、行气开窍、祛风散寒、解痉止痛等作用。

（五）捏法

指用指腹相对用力挤捏肌肤的手法。

〔操作〕

用拇指与食指或拇指与其余四指相对用力，着重捏挤施术部位（图 17）。

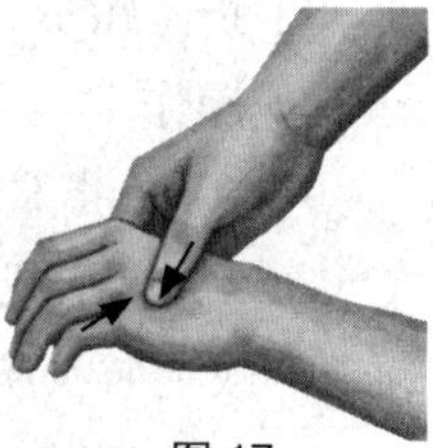
图 17

〔要领〕

（1）相对用力，由轻而重。

（2）腕关节放松，手法灵活，不可用蛮力。

〔适用范围〕

捏法常用于头颈、项背、背腰和四肢，具有舒筋通络、行气活血、调理脾胃、消积化痰等作用。

（六）掐法

用手指指甲按压穴位的手法。

〔操作〕

拇指微屈，以拇指指甲着力于体表穴位进行按压（图 18）。

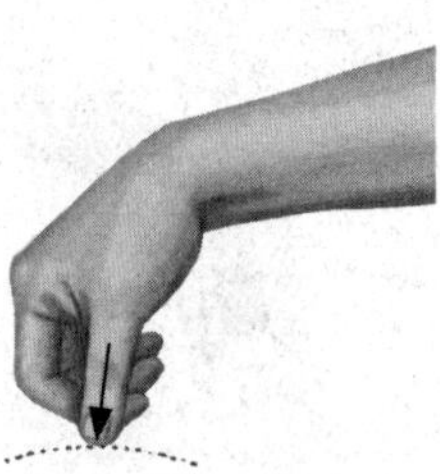
图 18

〔要领〕

（1）操作时垂直用力按压，不能抠动，以免掐破皮肤。

（2）掐后常继以揉法，以缓和刺激。

（3）不宜做反复长时间的应用。

〔适用范围〕

掐法常用于人中等感觉较敏锐的穴位。具有开窍醒脑、回阳救逆、疏通经络、运行气血等作用。

（七）揉法

用手指、手掌或鱼际部（手掌的两侧呈鱼腹状隆起处，外侧者叫大鱼际，内侧者叫小鱼际）在体表穴位处做轻柔缓和的揉动的手法。

〔操作〕

（1）指揉法：用拇指指腹或食、中指指腹揉动体表的穴位（图 19）。

（2）大鱼际揉法：用手掌大鱼际在体表的腰、腹、四肢等处揉动（图 20）。

（3）掌根揉法：用手掌掌根在体表的腰、腹、四肢等处揉动（图 21）。

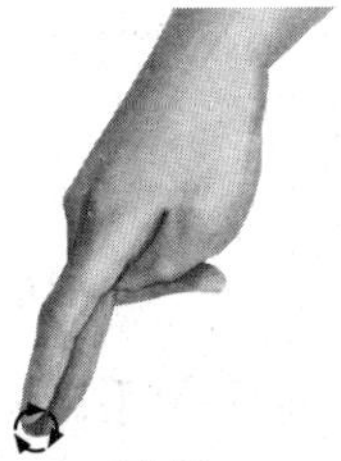

图 19

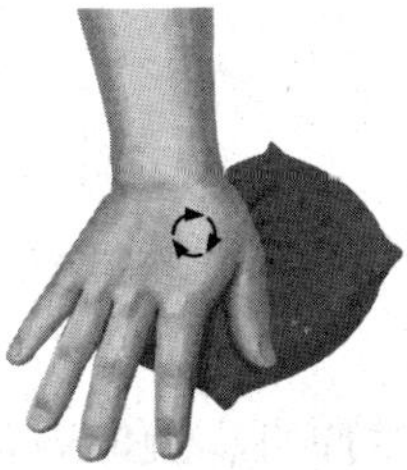

图 20

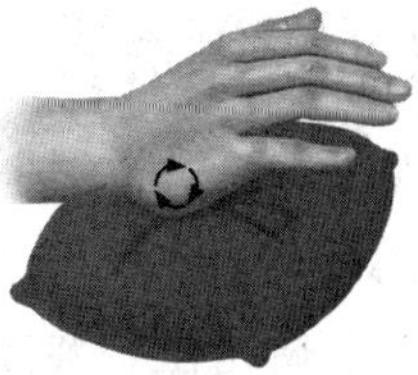

图 21

〔要领〕

（1）紧贴体表，带动皮下肌肉组织。

（2）腕部放松，以肘部为支点，前臂做主动摆动，带动腕部做轻柔缓和的摆动。

（3）频率为每分钟 120 ～ 160 次。

〔适用范围〕

揉法轻柔缓和，刺激量小，适用于全身各部位。具有消积导滞、活血化瘀、舒筋活络、缓解痉挛、消肿止痛、祛风散寒等作用。

（八）拍法

用手指或手掌平稳而有节奏地拍打体表的手法。

〔操作〕

（1）指拍法：用食指、中指、无名指、小指四指的指腹并拢，拍打体表穴位或部位（图22）。

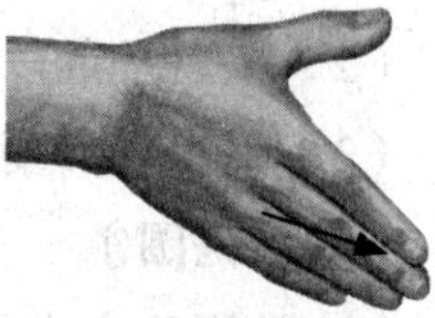

图 22

（2）虚掌拍法：用虚掌拍打体表的部位（图23）。

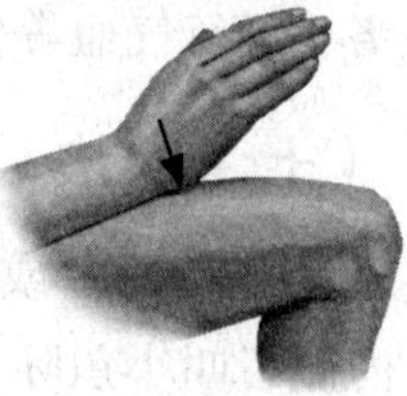

图 23

〔要领〕

（1）腕关节放松，摆动灵活。

（2）动作连续而有节奏，不可忽快忽慢。

（3）指掌同时用力，避免抽拖的动作。

〔适用范围〕

拍法主要作用于背部、肩部、腰臀及下肢部位。具有舒筋活络、行气活血、解除痉挛等作用。

（九）击法

用手的某一部位轻轻叩击体表部位的手法，又叫叩法。

〔操作〕

（1）侧击法：将手指自然伸直，腕略背屈，着重用单手或双手的小鱼际部位击打体表（图24）。

（2）掌击法：手指自然分开，腕伸直，用掌根部击打体表（图25）。

（3）拳击法：手握拳，腕伸直，击打体表（图26）。

（4）指尖击法：用指端轻轻击打体表，如雨点下落（图27）。

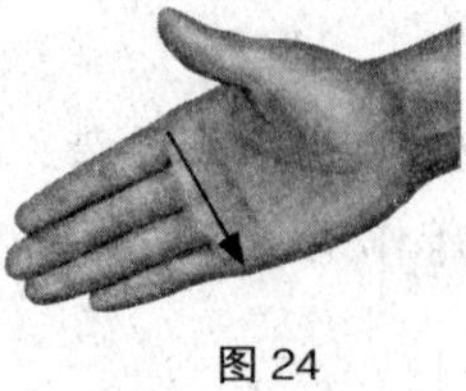

图 24

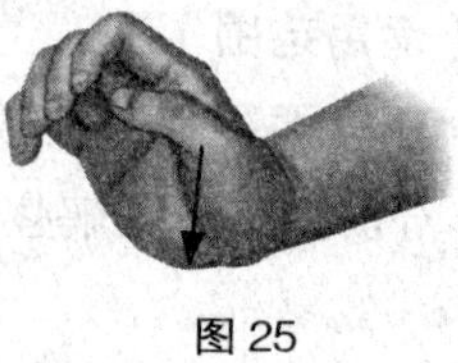

图 25

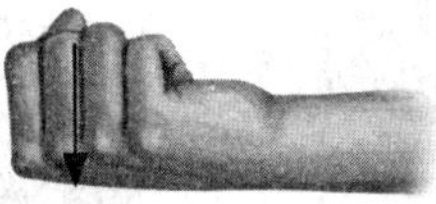

图 26

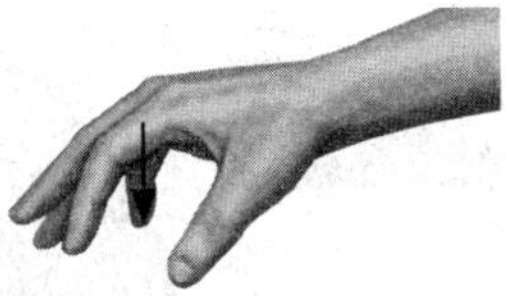

图 27

〔要领〕

（1）腕关节放松，摆动灵活。

（2）垂直用力，快速而短暂，有节律性。

（3）不能有抽拖动作。

（4）忌用暴力。

（5）手法熟练时，可发出清脆的响声。

〔适用范围〕

侧击法多用于背腰、下肢，掌击法多用于腰臀、下肢，拳击法多用于背腰部，指尖击法多用于头部。击法具有舒筋通络、调和气血、提神解疲等作用。

（十）点法

用指端或指间关节等突起部位，固定于体表某个部位或穴位上点压的方法。

〔操作〕

（1）拇指点法：用拇指端点按在施术部位的穴位上，拇指指端着力，点按时拇指与施术部位呈 80° 角（图 28）。

（2）屈食指点法：用食指关节背侧面突起处点穴的方法。拇指指间关节屈曲。用指间关节背侧面顶食指近端指间关节掌面。握拳伸腕，用食指近端指间关节背面突起处点治疗穴位（图 29）。

（3）握拳点法：握拳屈拇指，用拇指关节背面突起处点压的方法。握拳，用拇指指关节掌面抵食指指关节指面，用拇指指关节背侧突起处点压（图 30）。

（4）三指点法：用三指点体表某部位的方法。即食、中、无名指指端并拢，用指端点压在经络上，定而不移（图 31）。

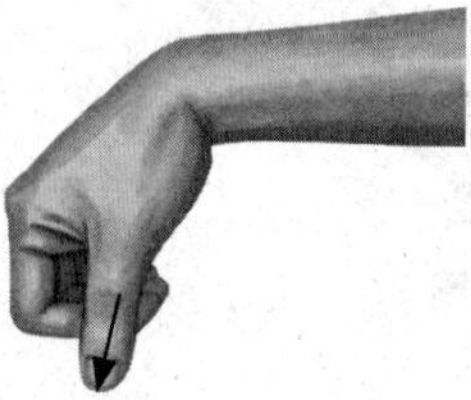
图 28

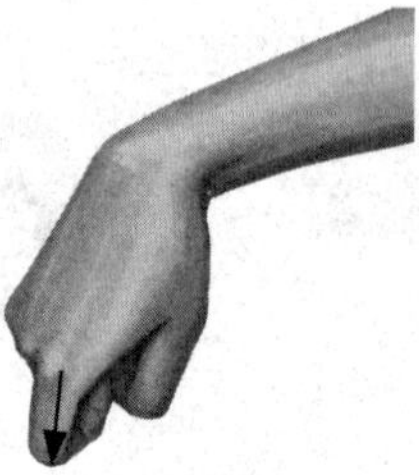
图 29

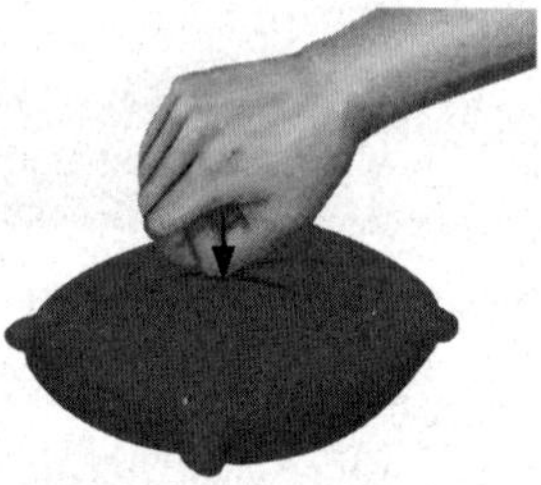
图 30

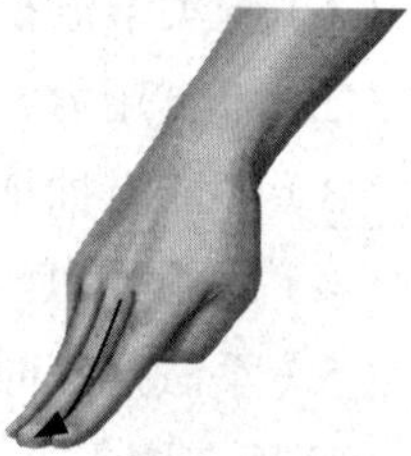
图 31

〔要领〕

（1）垂直用力，逐渐加重。

（2）操作时间宜短，点到而止。

（3）忌用暴力。

〔适用范围〕

点法作用面积小，刺激量大，可用于全身穴位。具有疏通经络、调理脏腑、活血止痛等作用。

（十一）擦法

用手掌的大鱼际、小鱼际或掌根等部位附着在一定皮肤表面，做直线来回摩擦的手法。

〔操作〕

（1）大鱼际擦法：手指并拢微屈成虚掌，用大鱼际及掌根部紧贴皮肤做直线往返摩擦，连续反复操作，以透热为度。用于四肢、腰骶（图32）。

（2）小鱼际擦法：手掌伸直，用小鱼际的尺侧部紧贴皮肤，做直线往返，反复操作，以透热为度。用于腰骶、四肢、脊柱两侧（图33）。

（3）掌擦法：手掌自然伸直，紧贴于皮肤，做直线往返，反复操作，以皮肤透热为度。用于胸腹部、四肢部、肩背部（图34）。

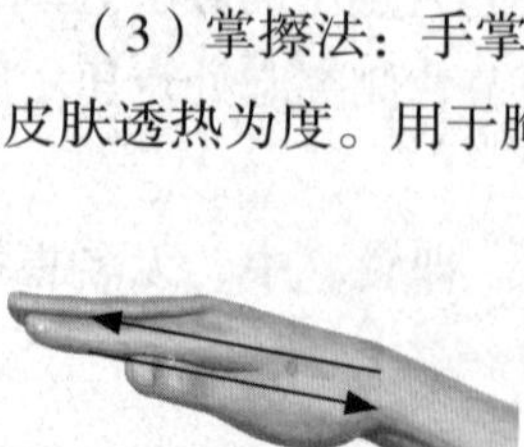
图 32

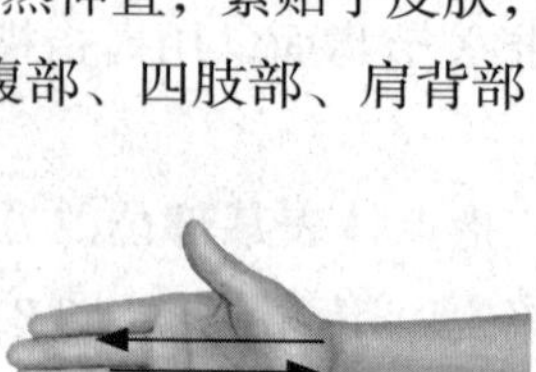
图 33

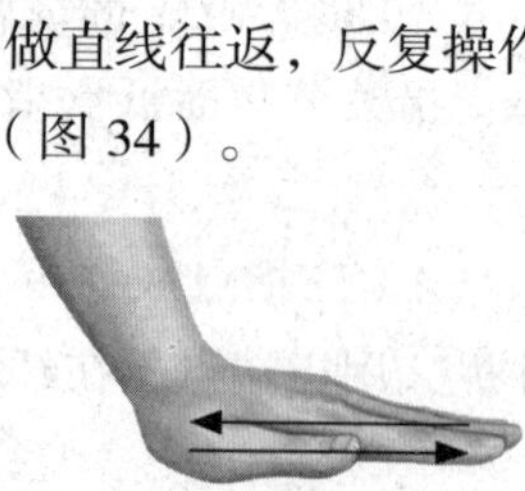
图 34

〔要领〕

（1）腕关节伸直，使前臂与手接近相平。

（2）紧贴体表。

（3）推动幅度要大。

（4）涂抹按摩油。

（5）频率为每分钟 100 ～ 120 次。

〔适用范围〕

擦法是一种柔和温热的刺激，可用于身体各部。具有行气活血、温通经络、健脾和胃、消肿止痛等作用。

（十二）搓法

指用双手掌面夹住施术部位，相对用力做快速搓揉，同时上下往返移动的手法。

〔操作〕

以在手臂施用搓法为例，用两手掌面夹住手臂，用力做相反方向的快速搓揉动作，同时上下往返移动（图 35）。

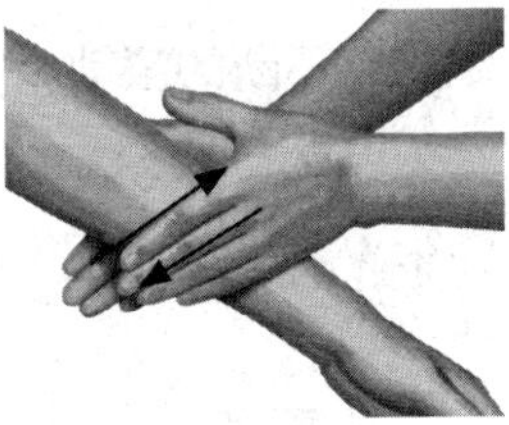

图 35

〔要领〕

（1）用力要均匀，方向相反。

（2）搓揉动作要快，但在足部的移动要慢。

（3）搓揉动作灵活而连贯。

〔适用范围〕

搓法常用于背腰及四肢，以四肢最常用。具有通经活络、调和气血、放松肌肉、解除疲劳等作用。

（十三）摇法

指一手握住或按住患者某一关节近端的肢体，另一手握住关节远端的肢体，以被摇关节为轴，使肢体被动旋转活动的手法。

〔操作〕

摇法主要有摇指、摇腕、摇肩、摇腰、摇踝等几种。如摇指法，即用一手握住另一手的手指做顺、逆时针环绕摇动的方法（图 36）。

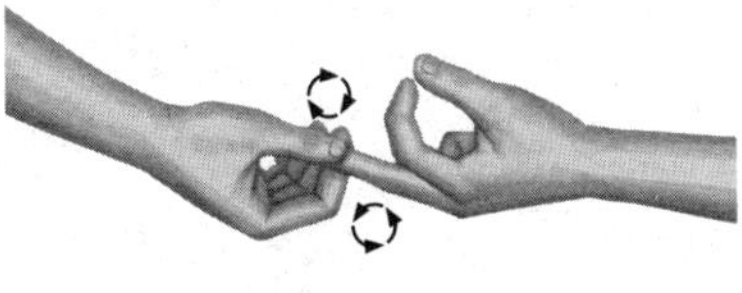

图 36

〔要领〕

（1）幅度要由小到大，速度要由慢到快。

（2）要控制在各关节生理功能许可的范围之内进行，忌用力过猛。

〔适用范围〕

摇法适用于颈、项、肩、腰和四肢关节。具有滑利关节、松解粘连、解除痉挛、整复错位等作用。

（十四）滚法

以第五掌指关节背侧贴于施术部位，通过腕关节的屈伸运动和前臂的旋转运动，使小鱼际和手背在施术部位上做连续不断的滚动。

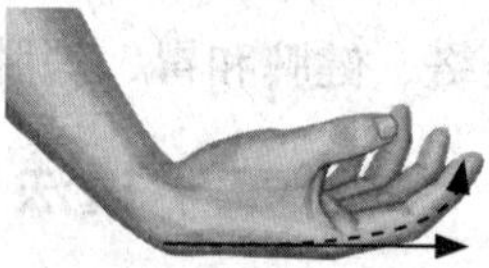

图 37

〔操作〕

（1）大滚法：以小鱼际和手背在施术部位上做连续不断的滚动（图 37）。

（2）小滚法：以小指、无名指、中指及小指的第 1 节指背在施术部位上做连续不断的滚动（图 38）。

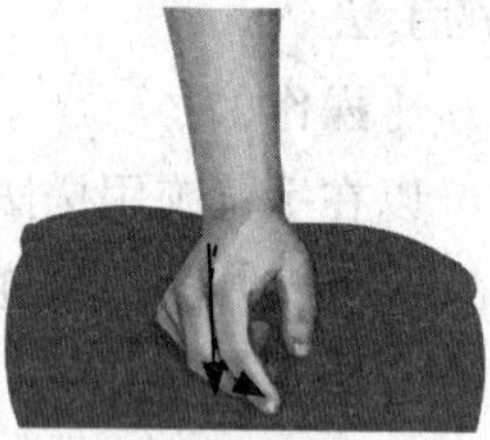

图 38

〔要领〕

（1）肩关节放松，腕关节放松，手指自然弯曲。

（2）腕关节屈伸幅度在 120° 左右，掌背的 1/2 面积接触治疗部位。

（3）前滚和回滚时着力轻重之比为 3：1。

（4）要在治疗部位上滚动，不要拖动或空转。

〔适用范围〕

滚法压力较大，接触面较广，适用于肩背、腰臀、四肢等处。具有疏通经络、活血止痛、解除痉挛、放松肌肉、滑利关节等作用。

第三章
按摩的常用工具及姿势

自我按摩常用的介质

自我按摩也称“保健按摩”，指应用各种按摩手法在自己身体的一定部位上进行按摩，以放松肌肉或防治疾病，如预防近视的“眼保健操”。按摩时，为了减少对皮肤的摩擦损害，或者为了借助某些药物的辅助作用，可在按摩部位的皮肤上涂些按摩介质，如液体、膏剂或洒些粉末等，也称按摩递质。

按摩时应用介质在我国有悠久的历史，早在《内经》时代就有“按止以手，摩或兼以药”的说法，《圣济总录》说：“若疗伤寒以白膏摩体，手当千遍，药力乃行，则摩之用药，又不可不知也。”以药物为介质在人体体表的一定部位或穴位施以手法，药物助手法以提高治疗疾病效果的一种按摩方法称为膏摩。由于介质按摩对皮肤的刺激性较小，而且毒副作用较小，所以，在小儿按摩中应用尤为广泛。

目前，按摩临床中运用的介质种类颇多，如冬青膏、葱姜汁、薄荷水等，下面介绍一下常见介质的种类与作用。

（1）滑石粉：即医用滑石粉，是临床上最常用的一种介质，能够润滑皮肤，一般在夏季常用，适用于各种病症，在小儿按摩中运用最多。

（2）红花油：由水杨酸甲酯、红花、薄荷脑配制而成，有消肿止痛等作用，常用于急性或慢性软组织损伤。

（3）冬青膏：由水杨酸甲酯、薄荷脑、凡士林和少许麝香配制而成，具有温经散寒和润滑作用，常用于软组织损伤及治疗小儿虚寒性腹泻。

（4）葱姜汁：由葱白和生姜捣碎取汁使用，也可将葱白和生姜切片，浸泡于75%乙醇中使用，能加强温热散寒作用，常用于冬春季及小儿虚寒证。

（5）爽身粉：即市售爽身粉，质量较好的爽身粉可代替滑石粉应用，有润滑皮肤、吸水的作用。

（6）薄荷水：取5%的薄荷脑5克，浸入75%乙醇100毫升内配制而成，具有温经散寒、清凉解表、清利头目和润滑作用，常用于治疗小儿虚寒性腹泻以及软组织损伤，用于擦法、按揉法可加强透热效果。

（7）白酒：即食用白酒，有活血祛风、散寒除湿、通经活络的作用，适用于成人按摩，对发热病人尚有降温作用，一般用于急性扭挫伤。

（8）麻油：即食用麻油。运用擦法时涂上少许麻油，可加强手法透热的效果，提高疗效，常用于刮痧疗法中。

（9）木香水：取少许木香，用开水浸泡后放凉去渣后使用，有行气、活血、止痛作用。常用于急性扭挫伤及肝气郁结所致的两肋疼痛等症。

（10）传导油：由玉树油、甘油、松节油、酒精、蒸馏水等量配制而成。用时摇匀，有消肿止痛，祛风散寒的作用，适用于软组织慢性劳损和痹症。

（11）蛋清：将鸡蛋穿一小孔，取蛋清使用，有清凉去热、祛积消食作用。适用于小儿外感发热、消化不良等症。

（12）凉水：即食用洁净凉水。有清凉肌肤和退热作用，一般用于外感热证。

按摩的时候要根据中医学理论进行辨证，根据证型的不同选择不同的介质。但总的来说可分为两大类，即辨寒热和辨虚实。寒证一般用有温热散寒作用的介质，如葱姜水、冬青膏等；热证用具有清凉退热作用的介质，如凉水、医用乙醇等；虚证用具有滋补作用的介质，如药酒、冬青膏等；实证用具有清、泻作用的介质，如蛋清、红花油、传导油等。其他证型可用一些中性介质，如滑石粉、爽身粉等，取其润滑皮肤的作用。

其次，还要根据病情的不同，选择不同的介质。软组织损伤，如关节扭伤、腱鞘炎等选用活血化瘀、消肿止痛、透热性强的介质，如红花油、传导油、冬青膏等；小儿肌性斜颈选用润滑性能较强的滑石粉、爽身粉等；小儿发热选用清热性能较强的凉水、酒精等。

介质的使用也要区分年龄，一般而言，成年人不论水剂、油剂、粉剂均可应用，老年人常用的介质有油剂和酒剂，儿童常用的介质主要选择滑石粉、爽身粉、凉水、酒精、薄荷水、葱姜汁、蛋清等。

自制家用简易按摩工具

按摩穴位能够防病治病，深受普通百姓的喜爱，但是，由于按摩器材价格昂贵，往往让人们望而却步。其实，在平时生活中，我们身边有很多随手可得的按摩器，方便省事，且效果不错。下面介绍几种生活中的“按摩器”。

1. 核桃

核桃是手掌、脚底的“按摩器”，闲暇的时候，可以手握一个或两个核桃按摩手掌，也可以坐凳子上，光脚踩 4~5 个核桃按摩脚底，先脚趾、后脚掌、再脚跟，前后左右滚揉核桃，踩揉核桃的强度与轻重缓急，以自己可耐受的感觉为度，时间不限。

手掌上有很多人体器官的反射区，单单一只手就有 70 多个病理反射区和治疗穴位。手握核桃，通过挤压、摩擦，充分调动所有手部骨骼、关节，就可以刺激按摩手部穴位相关的病理反射点。

同样，双脚附着人体器官、组织结构的全面信息，刺激足部的穴位，每一区域都会通过经络反射传导至五脏六腑上，从而打通人体经络、调理器官组织功能，和谐气血，养生而延缓衰老。这样的按摩可使内脏不断受到良性刺激，逐渐强化其功能，还可增强末梢血管的舒缩能力，对常常感到手脚冰凉、麻木者或老人都非常适宜。

2. 米粒

人体许多器官都在耳朵上有反应点，我们称之为耳穴。通过刺激相应的位置就可以治疗相应的疾病。米粒可用作耳朵按摩。按摩时，用米粒对耳朵上的穴位按压 2~3 分钟，再用胶布贴敷固定。次日上班前重复按摩后取下即可。时常感到眼睛酸困不适的人，可用一小片胶布将米粒贴在耳垂中央的“眼”穴，每日三餐饭前半小时以拇指按压 10 次，每贴 5 日休息一天，再更换新的，有健脑、聪耳、明目、补肾等保健作用，20 天后效果明显。

3. 木梳

头是手三阳经和足三阳经会聚的部位，同时也是人体其他经脉、几十个穴位和十余个特定刺激区集合的地方，有“诸阳之会”的美称。用木梳梳理头发，可以疏通气血、醒目怡神。如头痛、偏头痛、三叉神经痛或神经衰弱的人，清晨用木梳背由前额经头顶至后颈、自中间向两边轻轻叩打头皮 3~5 分钟，继而用梳齿以适当的力度、同样的顺序反复梳头，每次 5~10 分钟，对病症有缓解作用。

4. 擀面杖

中医里有一种穴位叫“阿是穴”，这类穴位一般都随病而定，多位于病变的附近，也可在与其距离较远的部位，没有固定的位置，穴位的具体位置就是疼痛点。点、压“阿是穴”是最简单、快捷的止痛方法。

擀面杖可用作酸痛点的按摩，按摩时，手持一根小擀面杖的一端，用另一端对着不舒服的地方进行点、按、压，然后对着局部肌肉轻轻叩击。使用时，力度应适中，否则旧痛未除，新痛又起。劳累了一天，用擀面杖这样一点、一压，酸痛会慢慢缓解。

5. 圆珠笔

足三里穴是强壮身心的大穴，传统中医认为，按摩足三里有调节机体免疫力、增强抗病能力、调理脾胃、补中益气、通经活络、疏风化湿、扶正祛邪的作用。足三里穴位于外膝眼下四横指、胫骨边缘，腿屈曲时，膝关节外侧有一块高出皮肤的小骨头，从这里直下四横指就是足三里穴。圆珠笔可以用作点按足三里穴，每天抽空用圆珠笔笔杆的钝头按压足三里穴 2~3 分钟，能够起到强身健体、延缓衰老的作用。

6. 牙签

牙签可以用来刺激穴位，使用单个牙签，或者是将牙签绑成一束，都可以进行穴位按摩，增强按摩效果。在刺激不同部位的时候，可以将牙签尖的和圆的部分分开使用。

7. 冰块

当因扭伤或者擦伤而导致发热，或是出现了严重的肩膀疼痛时，比较适合进行冷敷，这时候，可以使用冰袋对患处进行贴敷。

8. 夹子、软毛刷

使用夹子将疼痛的部位夹住，可达到同捏法一样的治疗效果；用软毛刷沿着经络的循行线进行梳理或刷擦，可以取得同摩法或者擦法相同的效果。不过在使用夹子和软毛刷进行按摩的时候，一定要注意把握力度的大小，不要划伤皮肤。

9. 电吹风

电吹风所吹出的温风能够代替热敷的效果或是艾灸的效果。在吹的时候要对准穴位或者是不适的地方，而且一定要注意将吹风机同皮肤保持 15 厘米左右的距离，当皮肤感觉到灼热的时候要将吹风机移开，待灼热感消失之后再继续进行，以免烫伤皮肤，还要记得一定要沿着经脉吹。

增强刺激的按摩工具

在使用按摩工具进行按摩的时候，除去一些常用的工具之外，有时候还需要采用一些特殊的工具，这种类型的工具能够增强刺激，令按摩事半功倍。

1. 颈部按摩器

把颈部按摩器的球状部位抵住疼痛部位，双手握住按摩器的两头进行按摩。

2. 腰部按摩器

将按摩器的凸起端抵住疼痛部位，双手握住按摩器两边进行按摩。

3. 按摩滚轮

通过滚轮，可以进行揉法、击打法按摩。

4. 击打棒

用击打棒对身体进行击打，可以消除肌肉的酸痛和疲劳。由于击打棒比较温和，因此不必担心使用击打棒会对身体造成伤害。

手部按摩的辅助工具

手部具有丰富的经络穴位，在人体的十二经脉当中，有六条经络直达手指端，通过经络的表里络属、循行交接，人体气血在经络中循环无端，这就使手部通过“内属于脏腑，外络与肢节”的经络系统同人体的四肢百骸以及脏腑器官有机地连为了一体。不仅通过手部的皮肤纹理、色泽、形态可以辨病，指压按摩手部的穴位同样也可以使疾病得以康复。

手部按摩是一种自然疗法，主要是通过对手部穴位进行按摩以达到治病、防病的目的。手部的生理特点决定在对手部进行按摩的时候，可以使用一些特定的工具来进行。这样，轻轻松松便可以对手部穴位进行刺激，起到防病、治病的作用了。

1. 按摩戒指

将手指穿过戒指圈，以此来按压手指穴位。

2. 网球、高尔夫球

用手掌夹住网球，来回在掌心做运动，可以达到刺激穴位的目的。除此之外，网球还可以被用来按摩脊椎骨两侧的穴位。在仰卧的时候，将网球放到背部穴道的位置，借助网球的弹性和身体的重量，可以令穴位获得充分的刺激。如果想要加大力度，也可以使用高尔夫球。

脚部按摩的辅助工具

人体的各个器官在足部都具有相应的反射区，足部共有60多个穴位，因此足又被称为人体的“第二心脏”。有目的地刺激足部的相应反射区能够调节神经反射、改善血液循环、调节内分泌，改善人体各个部位器官组织的运转，增强免疫功能，提高人体对疾病的抵抗力和自我康复能力，具有防病治病、养生保健的功效。

一些专为足部打造的按摩工具，能够有效地辅助足部按摩的进行，完成人手无法完成的细致按摩。

1. 夹趾器

用脚趾夹住按摩器进行穴位按摩。

2. 脚底按摩器

将按摩器放在脚下，脚踩在上面，其凸起的部分可以对脚底进行按摩。

3. 按摩踏板

脚踩在踏板上面用力的时候，可以利用其高低不平的凸起来刺激穴位。

科学使用按摩椅

作为新兴保健用品的按摩椅，对消除人体疲劳有一定的作用。人们一天的劳累工作后，来几下力道适当的揉捏，就会神清气爽。因此，很多人都开始购买按摩椅。一感到累了，往按摩椅上一坐就是一个多小时，其实这是不科学的。

人工按摩能够疏通经络，使气血循环，保持机体的阴阳平衡，所以按摩后可感到肌肉放松、关节灵活，使人精神振奋、消除疲劳，对保证身体健康有重要作用。对正常人来说，人工按摩能增强人体的自然抗病能力，取得保健效果。但按摩椅的机械按摩与人工按摩是不同的，按摩椅的原理是利用机械的滚动力作用和机械力挤压来进行按摩，它虽有几个触点，但不能选穴、点穴和进行类似人工的动作，只是模仿人“揉”“捏”的动作。因此，它只能消除疲劳、减轻不适，起到放松作用，不会有治疗作用，而且它的力道不易控制，力道小时，作用不大，力道大时则会使肌肉疼痛。人工按摩可以达到治病的效果，但机械按摩只可以起到放松效果。

当然，有一部分人并不适合使用按摩椅，如心脏病、高血压患者及骨质疏松患者。因为按摩可使人体的血液循环速度加快，容易导致心脏病和高血压患者发病；而骨质疏松者则由于缺钙等原因，易导致骨质变脆，按摩力道大了，特别容易引发骨折，因此不要刻意追求更大按摩力度。再就是局部皮肤破损、溃疡、出血及结核、肿瘤患者也不适合使用按摩椅。另外，在过饥、过饱、酗酒或过度疲劳状态下的人也不适合使用按摩椅。

在购买按摩椅的时候要选择一个与自己体型相称的按摩椅。如果太大或太小就不能使按摩椅按摩到相应的身体部位。因为按摩椅主要是用来放松和保健的，所以选购时应考虑它的功能是否全面，注意其按摩身体部位的调整，速度调节、强度调节功能，背椅、腿托自动升降调节，腿托伸缩功能，坐姿、腿姿和按摩体位调整，按摩宽窄度的调整等。

此外，在使用按摩椅的时候还要注意以下事项。

（1）使用按摩椅的时候，身心要放松，按摩时除思想应集中外，尤其要心平气和，全身不要紧张。

（2）使用按摩椅之前，要调整椅子按摩的力度，因为用力过小起不到应有的刺激作用，过大易产生疲劳，且损伤皮肤，按摩力量和次数要由少到多，由轻渐重。

（3）要掌握好按摩的时间，每次以 20 分钟为宜，最好早晚各一次，如清晨起床后和临睡前。按摩时间不宜过长。

自我按摩的常用姿势

在进行自我按摩的时候，一定要注意根据不同部位的穴位而采用不同的姿势，这样才能够令自我按摩变得方便、简单、易行。像坐在椅子上或者是床上、跪坐在地板上、仰卧在床上等都是一些比较常见的自我按摩姿势。

一般情况下，在进行头面部、颈部、胸腹部和上下肢的穴位按摩时比较容易进行，只要根据具体需要用双手的手指指腹或者是指尖对相应的穴位进行按摩即可。但是在进行腰背部按摩的时候，操作难度便会变得较大，所以便需要采取一定的特殊姿势才能令按摩得以进行。

常见的腰背部自我按摩姿势如下。

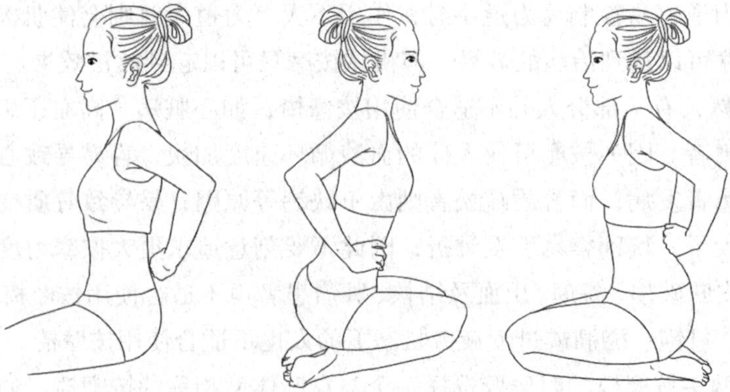

自我按摩的常用姿势

（1）仰卧在床上或者是坐在有椅背的椅子上，将双手握成拳，用拳头突出的关节对准腰背部的穴位，利用自身的体重向下或者是向后施加压力（图 1）。

（2）跪坐在床上或者是地板上，双手叉腰，拇指在后，其余的四指在前，用拇指的指腹对腰部穴位进行按摩（图 2）。

（3）取跪坐位，头颈尽量向后仰，将双手握成拳状，用拳头上突出的关节来对腰背部的穴位进行按压（图 3）。

除去采用以上这些特殊的姿势之外，对于那些不太方便操作的穴位进行按摩时，还可以利用一些小道具来协助进行，像电吹风、按摩棒等，都可以助你一臂之力。

第四章 按摩的注意事项

按摩要遵循的准则

按摩可调理身体，防治疾病，但在按摩的时候，要注意一些事项，只有正确按摩，才能起到健身养身的效果。下面介绍一下按摩应注意的事项。

1. 取穴准确

这种按摩方法主要是通过刺激经穴来达到治病的目的，所以，准确选择穴位便显得较为重要。在进行按摩的时候可以参考穴位图，进行仔细而又准确的取穴。

2. 用力恰当

在进行按摩的时候，用力要适宜，如果用力过小的话，便不能够起到应有的刺激作用。如果用力过大的话，则会容易疲劳，并且还容易擦伤皮肤。正确的做法是保证用力恰当，只要被按摩的部位出现酸、麻、胀的感觉就可以了。

3. 自由选择

按摩的频率可以根据病人的身体情况和生活习惯自由选择采用，按摩的次数不必拘于书中的规定，可以进行灵活的掌握。

4. 时间适当，早晚尤佳

按摩具有简便、有效的特点，如能选择适当的时间，将会收到更好的效果。按摩一般均宜安排在早晚进行，效果尤佳。一是因为历代养生家认为，早晨是阳气生发之时，此时实施自我按摩可以外引阳气，振奋精神。晚上按摩则有利于消除疲劳，促进睡眠，提高睡眠的质量。二是一般白天要工作。

5. 因人而异，适度进行

在按摩的时候，要按照轻、缓为补的总原则，并根据自身的体质等情况，确定按摩的手法、力度和持续时间。如对年老体弱、久病体质较差者，按摩时手法要轻，同时用增加按摩次数和延长按摩时间的方法以达到预期的效果。对于身材高大、肥胖者，手法则要重，用适当加重手法的办法，以防力度过小收不到效果。

6. 集中注意力，调匀呼吸

集中注意力、调匀呼吸是按摩必须注意做到的关键点。在按摩时，只有在注意力集中、呼吸均匀的情况下才能细心体会到机体在实行了按摩后的反应、变化，从而及时调整按摩手法、力度、频率等，以收到预期的效果。不可边按摩边聊天说笑，也不可按按停停，或随意中断治疗，去干别的事，而要精力集中，连续完成预定的全部程序，以确保按摩补益的效果。

7. 使用介质，防止损伤

对一般人而言，按摩时，一般由于手法较轻，不会引起局部皮肤损伤。但对于皮肤干燥的人、老年人和皮肤娇嫩的婴幼儿，则要使用麻油、按摩膏等介质，以防损伤局部皮肤。

8. 避风保暖

按摩要注意选择温暖无风的舒适环境，夏天按摩，不可将电扇、空调的风直对身体；如果在冬天按摩，更要注意先将双手搓热再进行按摩。

9. 辨证施补

按摩的方法很多，但目的都是为了调整阴阳，调和气血及调补脏腑的功能。在进行按摩的时候，要辨证施补，分清阴虚还是阳虚，气在还是血虚，要辨清病在哪个脏腑。肾虚者则采用益肾固本的方法，脾胃虚弱则采用健脾和胃之法。

此外，在不同的季节按摩也要有所侧重。春天的按摩要采用疏肝利胆、养血柔肝之法；秋天的按摩则要用补益肺气、滋阴润燥之法。在辨证施补时，要把各方面的因素综合起来考虑，有选择性地进行。

时间较紧，而早晚，尤其是晚上时间相对宽裕，有利于集中精力静下心来实施按摩。

10. 循序渐进，坚持不懈

在按摩的时候，开始可以少选一些穴位，按摩次数也是要由少到多的，不要一下子过猛。

无论是运动养生，还是饮食养生，持之以恒是非常重要的。按摩也是如此，需要循序渐进，持之以恒。如果三天打鱼，两天晒网，是不可能收到好的效果的。例如摩腹，如果从来没有做过按摩的人，一开始要认真地摩一两百遍还是很累的。因此，开始时用力可小一些，摩的次数少一些，以后再逐渐增加。另外，按摩一段时间后，效果可能不明显，或开始效果明显，以后并不十分明显，因此有的人就丧失信心，这是不可取的。其实按摩与饮食养生等其他补益方法一样，有的能立竿见影，有的则需要相当长的时间。按摩健身则更需长期坚持，持之以恒，有的甚至要终生坚持，才能达到健康长寿的目的。

要注意穴位的选择与按压

按压穴位疗法非常适宜作为家庭疗法，但大多数人并不知道寻找穴位的诀窍，自然因找穴位困难。为了便于掌握经穴位置，正确取穴，可按照下列的几个标准和某些穴位的特点取穴。

一般而言，正确的经穴很少在骨上或血管中，而多在骨的上下左右两旁，或两骨相接的关节部位罅陷中，或骨肌的中间，或两肌的中间。在骨旁侧部位的经穴（腹部无骨除外），取穴正确时，用左手拇指甲掐之，必有酸麻如触电般的感觉，如不感觉酸麻胀，当用指甲偏左右上下试掐之，感到酸麻胀处才是正穴（神经衰弱者除外）。按上酸麻胀感处，按压正确了，必然感觉酸麻胀沉如触电般通上达下，如果没有这种感觉，只觉麻痛（也有数分钟后才有感觉到酸麻等反应的），应当加深或偏左偏右试之。按压对了正确经穴，效果很快就会出现，有的是缓慢见效，有的压后较长时间才能见效，有的虽未有见效反应，但也有治疗效果。

找准穴位以后，还要掌握好按压的方向、力度与时间，这样才能对穴位产生有效的刺激，达到治疗的目的。

按压穴位时，无论身体处于何种姿势，按压的方向都是垂直于人体中心，垂直于皮肤表面的，不要在皮肤表面斜向推按。施力时，要垂直于皮肤增加按压力，按压的力度以人体能承受，并且不感觉有严重不适感为宜。

对于妇女、幼儿、体弱者及年老久病的人，用力要小。身体健壮者、肥胖者，人体肌肉丰厚处按压的力度要大，反之，力度要小。一般来说，每个穴位每次按压5~10秒钟就可达到治疗的目的，但实际治疗中要根据实际情况掌握，还可采用持续式按压或间歇式按压法。

使用持续式按压时，每穴要按压30~60秒钟，操作时力度逐渐加大，抵患部深处，要求动作平稳和缓。间歇式按压多用于患处和身体浅表处的穴位，每次每穴按压2~3秒钟，间歇2~3秒钟，共用时20~30秒钟。

按压治疗的次数要根据具体病情来决定，对于急症，每次5分钟即可驱除病症，可以每天治疗一次，连续几天按压经穴治疗以巩固疗效；对于久病体虚的人及患慢性病的人，可以每天治疗一次，每天治疗时间在10~20分钟之间，手法要采用轻手法，用力宜轻；对于软组织损伤，可以每天治疗一次，每次治疗几分钟。当然，还要考虑身体的感觉，如采用重手法则要考虑时间间隔，使身体有一个恢复过程。

按摩时必须要做到的事情

在养生知识日益普及的今天，穴位按摩早已经融入人们的生活当中。使用经络穴位，是一项技术活，也可以说是一把双刃剑，如果找对了穴位，再加上适当的手法，便可以益寿延年，如果在一窍不通或是一知半解的情况下胡乱摆弄，则往往会弄巧成拙。所以，当进行按摩之前，一定要了解一些经穴治疗的注意事项。

首先，要学会如何找准穴位。

在进行按摩的时候，找穴位最重要的，就是找对地方。在这里，我们介绍一些任何人都能够使用的最简单的穴位的诀窍。

1. 找反应

身体有异常，穴位上便会出现各种反应，这些反应如下。

压痛：用手一压，会有痛感。

硬结：用手指触摸，有硬结。

感觉敏感：稍微一刺激，皮肤便会很痒。

色素沉淀：出现黑痣、斑点。

温度变化：和周围皮肤有温度差，比如发凉或者发烫。

在找穴位之前，先压压、捏捏皮肤看看，如果有以上反应，那就说明找对地方了。

2. 记分寸

大拇指的指间宽度是一寸，把四指并拢，第二关节的宽度就是三寸。比如，足三里这个穴位，找的时候只要从外膝眼处往下四横指，然后再往外一横拇指就找到了。

3. 要学会利用身边的器物

可以把五六支牙签用橡皮条绑好，以尖端部分连续扎刺等方式刺激穴位。刺激过强时，则用圆头部分，这种方法可以出现和针灸疗法相同的效果。

以手指按压的时候，想省劲一些的话，可以用圆珠笔替代，方法是用圆珠笔头压住穴道，此法压住穴位部分的面积广，刺激较缓和。

脊椎骨的两侧有许多重要的穴位，可惜的是，自己无法好好地刺激它们。如果有软式棒球，即可轻易地达成目的。仰卧、将球放在背部穴位的位置，借助身体的重量和软式棒球适度的弹性，使穴道获得充分的刺激。

再次，在使用穴位时还有一些事项需要注意。

（1）刺激穴位要在呼气时。呼气时刺激经络和穴位，可以令力道传达得更快更佳，效果也更好。

（2）最好不要吸烟。香烟中含有 40~200 种致癌物质，如果在穴位治疗前抽烟的话，尼古丁一旦进入体内，就会造成交感神经紧张，血管收缩，血液循环不畅通，会影响按摩的疗效。

一些不能忘记的按摩细节

在进行按摩的时候是有一些注意事项需要注意的。

（1）在进行按摩之前，先要用温水将手部洗净。这样才能够保证在进行按摩的时候，双手是清洁的，以免过凉刺激，令疼痛加剧。还要注意保持室内空气的新鲜，温度也要合适，以防止受凉感冒。按摩之前指甲也要修剪光滑，保持适中的长短，边缘修理整齐，不要戴戒指，防止在操作时损伤皮肤而引起疼痛。

（2）舒适的体位也是非常重要的。进行按摩的时间和力度要视个人的具体情况而定，因此舒适的体位显得尤其重要。通常以坐位、卧位最为多用。也可以边做治疗，边听音乐，来舒缓紧张的情绪，减轻疲劳感，这样会取得更好的疗效。

（3）在按压穴位的时候，按压手法操作要熟练，力度要适中，先轻后重，由浅入深，严禁使用暴力或者蛮劲损伤皮肤筋骨，手法应该协调柔和，切忌生硬粗暴，手法不熟练的时候用力要宁轻勿重。

（4）在治疗前要明确诊断，按摩一定要在明确诊断的基础上进行，禁止不明病情，不分穴位，不分手法即对经穴进行按压。

（5）根据自身病情、体质、年龄、性别的不同，按压的强度也要有所不同。老人、小孩、体质虚弱的患者在按摩时用力要相对较轻；身体健壮、肌肉结实的患者在按摩时用力可以稍大。对肌肉丰厚处的穴位按压力度可稍大，但要注意自身的感觉，以自己能够承受为限度。

（6）在进行按压穴位治疗之后，如果局部留有痛感的话，便可以对疼痛的部位进行几下轻揉，疼痛即可消失。

（7）除去对颈部周围施行按压的时间不要超过 3 秒钟，在按压身体其他部位的时候，每一按压点施压的持续时间应该是 5~7 秒。

用身体的尺子定位穴位

可能很多人都会有这样的困惑：穴位的位置都是固定的，但是为什么我就取不准呢？下面就告诉大家定位的方法。其实很简单，这个尺子就在我们自己的身上，随身携带，随处可用。

首先我们要了解自己身上的一些标志，包括固定的和活动的。

固定的标志就是身上各部位由骨节和肌肉所形成的突起、凹陷、五官轮廓、发际、指甲、乳头、肚脐等。通过这些固定的标志便可以确定一些穴位。如在头部以五官、眉和发际为标志，两眉之间取印堂；背部以脊椎棘突和肋骨等为标志，第七颈椎和第一胸椎之间取大椎；胸腹部以乳头、胸骨剑突和脐孔等为标志，剑突与脐连线中点取中脘，两乳头之间是膻中；四肢以关节，骨踝为标志，阳陵泉在腓骨小头前下方，昆仑在外踝后凹陷处等。

活动的标志是指由于活动而在关节、肌肉、皮肤出现的凹陷、空隙、皱纹等。也就是要想找到这些位置可能需要特殊的活动姿势。比如说听宫这个穴位取穴时就需要张口，这样耳屏前就会出现凹陷，也就是听宫的位置。

再者就是以身体突起的骨节为标志。

不同骨节之间的距离都是固定的，不管男女老少，高矮胖瘦，对于同一个人来说，都可以用这个为标准来量自己的尺寸。这也就是中医常说的“骨度分寸”。常用的骨度分寸如下。

头部：前发际至后发际 12 厘米；如前后发际不明，从眉心量至大椎穴为 18 厘米；眉心至前发际 3 厘米；大椎至后发际 3 厘米；前额两发角之间为 9 厘米；耳后两乳突之间为 9 厘米。

胸腹部：两乳头之间 8 寸；胸骨上窝至胸剑联合中点 9 寸；胸剑联合至脐中 8 寸；脐中至趾骨联合上缘 5 寸；腋窝顶点至第 11 肋游离端为 12 厘米。

背腰部：两肩胛内缘之间为 6 厘米；两肩峰缘之间为 16 厘米。

上肢部：腋前纹头至肘横纹 9 厘米；肘横纹至腕横纹 12 厘米。

下肢部：耻骨联合上缘至股骨内上髁上缘 18 厘米；胫骨内侧髁下缘至内踝尖 13 厘米；股骨大转子至腘横纹 19 厘米；臀横纹至腘横纹为 14 厘米；腘横纹至外踝尖 16 厘米。

还有一个方法就是用自己的手做尺子来量自身的尺寸，这叫“手指同身寸”。

我国古人很早就有“布手知尺，布指知寸”的说法。常用的有以下三种。

中指同身寸：将中指弯曲，指尖触及拇指，以中指节侧面两横纹尽处为 1 寸。

拇指同身寸：是以拇指指关节的横度作为 1 寸。

横指同身寸：又名“一夫法”，是将食指、中指、无名指和小指并拢，以中指中节横纹处为准，四指的宽度为 3 寸。

拇指、中指屈曲成环形，中指第二指节两端纹头之间为 1 寸。

大拇指指间关节宽度，为 1 寸。

食指到小拇指，四指距离，为 3 寸。

最后还有一种取穴方法，那就是简便取穴法。

比如说立正姿势，双手下垂，这时中指指端所指的位置就是风市穴。这种方法很适合初学者。不过，并不是所有的穴位都有简便的取穴方法，而且这种方法只是一种辅助的方法。

虽说每个人的高矮胖瘦各不同，但自己的身体，只有自己最了解，所以这些方法都是用自己的身体为标准来量身体取穴位。同时，还有一点要提醒大家注意，那就是这些方法在应用的时候要灵活使用，还要互相结合，否则可能会长短失度。比如说条口穴在外踝尖上 8 寸，这时我们如果用手指一寸一寸地量，很容易出现偏差，但是换一个角度想想，外踝尖和腘横纹之间是 16 寸，我们只要找到中点就可以了，这样问题就简单了。

按摩时的取穴有讲究

当人体生理功能正常的时候，穴位是人体气血的流注之所；当人体生理功能失调的时候，穴位又成了邪气聚集之地。所以说，当人生病的时候，可以通过对穴位进行按摩来将邪气祛除，从而使人体的经脉通畅、气血顺畅、脏腑平和、阴阳平衡。

对于特定的穴位进行按摩在治疗与这个穴位临近的病症的同时，也可以对远部的疾病起到治疗作用，既可以治疗局部病症，同时也可以改善全身的机体功能。

中医的治病之道是以阴阳、脏腑、经络和气血等学说为依据的，“经脉所通，主治所及”，所以按摩时要遵循“循经取穴”的原则，这基本上可以分为临近部取穴、远部取穴和随证取穴三种原则。

1. 临近部取穴

所谓临近部取穴，指的就是在病痛部位的周围取穴，人体上有着许多和人的病症相对应的穴位，如眼睛的疾病则可以按摩眼睛周围的睛明穴、球后穴、攒竹穴，胃病则可以按摩胃周围的中脘穴，鼻子上的病症可以按摩鼻子周围的迎香穴、巨髎穴，面部神经麻痹可以按摩面部颊车穴、地仓穴等。

2. 远部取穴

所谓远部取穴，指的就是按摩离病痛部位较远的穴位，还有一些穴位，不光能治它周围的病，而且能治疗此穴所在静脉上的远部部位疾病。例如，手掌上的合谷穴不但能治疗手部病症，而且能治疗头、颈等部位的疾病；咳嗽为肺系疾病，可以按摩、手太阴肺经上的尺泽穴、鱼际穴、太渊穴和足太阴脾经上的太白穴；胃脘疼痛属胃部的病症，但可以按摩足阳明胃经上的足三里穴和足太阴脾经上的公孙穴；面部疾病可以按摩手上的合谷穴；

目赤肿痛可按摩脚上的行间穴；久痢脱肛可按摩头顶的百会穴；急性腰扭伤可按摩鼻子下的水沟穴等。

3. 随证取穴

所谓随证取穴也可以被称为对证取穴，指的是根据身体的症状或者是病因病机而取穴，这时候的取穴是根据经络理论和穴位的主治功能来进行的。如通过按摩来治疗发热、失眠、多梦、自汗、盗汗、虚脱、抽风和昏迷等病症的时候，有时是非常难以选取穴位的，这就需要对病症进行辨证分析，看看病症能够归属于哪些脏腑和经脉，然后再根据一定的选穴原则进行选穴治疗。比如说由于心肾不交而造成的失眠可以选用神门穴和太溪穴；身体发热可以选用大椎穴和曲池穴；痰多的患者可以选用丰隆穴。还有一些穴位是具有双向调节作用的，比如说天枢穴既可以改善腹泻，又能够改善便秘；内关穴既可以缓和心率过快，同时也可以缓解心率过快的症状；另外，足三里穴和关元穴等则可以被按摩来增强身体的免疫力。

按摩时的配穴讲方法

选取两个或者两个以上，具有相同或者是相近的主治功能，同时还具有协同作用的穴位进行配伍应用的方法被称为配穴。在进行按摩的时候，穴位配伍得是否得当，将会直接影响到对疾病的治疗效果。

在进行配穴的过程当中，一般都会将主穴和配穴进行区分，穴位之间的配合也尽量做到少而精，这都是穴位按摩中要注意的。在穴位的搭配中常用的原则有本经原则、同名原则、表里原则、上下原则、前后原则、左右原则，以下便对这些原则进行简单的介绍。

1. 本经原则

将两个或者是几个位于同一个经脉之上的穴位挑选出来，共同进行按摩的方法便是本经配穴的原则，这种按摩的方法很适合某脏腑或经脉发生了病变但未涉及其他脏腑的情况。例如有肺部疾病时就可以采用位于同一条经脉上的中府穴和尺泽穴、太渊穴一起按摩。

2. 同名原则

同名配穴原则中所说的“同名”指的是如手阳明经和足阳明经这样的

经脉名称相同的经络。在中医理论中，同名经有“同气相通”之说，所以它们也适合配合在一起用来治病。

比如说，当牙痛的时候就可以采用将手阳明经上的合谷穴和足阳明经上的内庭穴一起按摩方法进行治疗；头痛时则可以采用手太阳经上的后溪穴和足太阳经上的昆仑穴一起按摩等。

3. 表里原则

表里配穴按摩的原则就相当于是中医里面所讲究的阴阳，即某个脏腑有病变时采用其表里经上的穴位一起进行按摩。例如，因为肝经与胆经相表里，肝上发生病变的时候，可以把肝经上的太冲穴和胆经上的昆仑穴一起选出进行按摩。

4. 上下原则

以腰部为分界线，将上半身和下半身的穴位相结合进行按摩的方法被称为上下配穴原则，这个原则也可以解释为将腰部以上或者是上肢部位的穴位与腰部以下或者是下肢部位的穴位配合起来进行应用的方法。上下配穴法在临床上应用广泛，例如胃病就采用胳膊上的内关穴和小腿上的足三里穴；牙痛则采用胳膊上的合谷穴和脚上的内庭穴；脱肛则采用头上的百会穴和臀上的长强穴等。

5. 前后原则

将胸腹和背腰上的穴位配合按摩的原则被称为是前后配穴原则，又被称为“腹背阴阳配穴法”。在治疗脏腑类的病症时，大多采用这种方法进行选穴。比如，若是胃痛则可取胸腹上的中脘穴、梁门穴和腰背上的胃腧穴和胃仓穴；再如，哮喘病患者可以用胸腹上的天突穴和膻中穴配合腰背上的肺腧穴和定喘穴一起按摩。

6. 左右原则

以身体左右两侧的穴位相结合来按摩治疗的原则便是左右配穴的原则。比如说，在胃痛的时候，可以选取身体两侧的胃腧穴以及足三里穴共同进行按摩；心脏不舒服的时候可以把两侧的心腧穴和内关穴共同选出来，一起进行按摩。还有一种情况，如果左边的脸出现了面瘫，就可以取左侧的颊车穴和地仓穴，同右侧的合谷穴相配合来进行治疗；如果左侧头痛则可以选取左边的头维穴和曲鬓穴，同右侧的阳陵泉穴相配合，共同按摩进行治疗。

取穴时的常见问题释疑

在按摩之前进行取穴的时候，可能大家心里都会有一些疑问，只有将这些问题弄清楚了，才能够顺利地找到穴位，令按摩得以顺利进行。

首先，穴位的位置是否就像图上所画的那样，就是一个小点。

对于大多数不了解中医和按摩的人来说，他们可能会觉得人体的穴位只是一个很小的点，而且位置必须要跟图谱上的分毫不差，其实这种观点是不对的。事实上，你可以把穴位想象成一个很小的区域，而不是一个点，这样你就不觉得找穴位很困难了。按摩的时候只要对这个小区域施力，就会取得治疗和保健的效果。当然，如果你能找到穴位的准确位置，对治疗的效果就更有保障了。

其次，如何知道自己找对了穴位。

当你在按压穴位的时候，如果能够感觉到紧张、酸胀、麻木和疼痛，再加上感到疼痛得到缓解或者疲劳得以消除，就说明你的穴位找对了。这种感觉在中医上称为“得气”，是按压到穴位时才会有的特殊感觉。

再次，每个人身上的穴位位置是否都相同。

我们每个人的体形以及体格都不是完全一样的，所以每个人的穴位的具体位置也不是完全一样的。仔细看看穴位图谱就会知道，穴位是以人体正中线来划分的，是左右对称的。所以除了正中央的穴位外，其他穴位都是左右各有一个。即便是这样，同一个人的人体左右两侧的穴位也并不完全对称。比如说，如果一个人的身体的左半侧出现了病症的话，那么这个人身体左边的穴位在按压的刺激下便能够呈现出疼痛的反应，但是与此同时右边的穴位却没有任何反应。所以，在寻找穴位的时候一定要切记：不仅每个人身上的穴位位置是不一样的，即便是同一个人的身体左右两侧的穴位也并不是完全对称的。

顺时针按，还是逆时针按

按摩是中医治疗疾病的一种方法，也是很多人缓解身体疲劳的方法，经常见到人们动不动就揉两下。那么按摩究竟是要顺时针还是逆时针呢？

其实，穴位按摩方向不同，效果也不同。中医按摩穴位的原则是实证时应该顺时针按摩，是为了泻；虚证时应该逆时针方向按摩，是为补。

腹部按摩的保健养生原理是调整人体阴阳气血、改善脏腑功能。《黄帝内经》说："背为阳，腹为阴。"腹为五脏六腑所居之处，又是阳中之阴，有脾、胃、肝、胆、肾、膀胱、大肠、小肠等分布，又有足太阴、足厥阴、足少阴、任脉等经脉循环。腹部被喻为"五脏六腑之宫城，阴阳气血之发源"。腹部按摩可使胃肠及腹部肌肉强健，促进血液及淋巴液循环，使胃肠蠕动加强，消化液增多，淤积之处消失，人体得以健康、益寿，达到养生保健的目的。足三里穴是按摩腹部经常使用的一个穴位。当胃肠不舒服时，需要按摩足三里穴，但是要区分实证和虚证。

当实证时，患者表现为舌苔发黄、舌苔较厚、口臭便秘等，此时按摩右侧足三里穴时，要从左侧开始，顺时针按摩。按摩腹部能够治疗便秘就是这个道理，这是因为顺时针按摩是顺着结肠位置的走向，通过按摩刺激增加结肠蠕动，使粪便到达直肠部，刺激肠壁神经感受细胞传入大脑，产生便意。需要注意的是，不要在过分饥饿或饱餐的情况下进行，体弱者可采用平直仰卧位进行按摩。

当虚证时，患者表现为舌苔淡、舌苔较薄、容易腹泻，那么就要采取逆时针按摩。逆时针按摩是逆着结肠方向，这样是为了补，阻止腹泻。

按摩时需要注意以下三点。

（1）按摩时以中指和无名指在皮肤上轻轻画圈，轻到再轻就无法触摸的程度，手指移动要有韵律感，切忌过分摩擦表皮。

（2）按摩方向应沿肌肉生长方向，轻缓地、有韵律地进行，皱纹同肌肉走向是呈直角的，手与皱纹呈直角运动，也就是顺着肌肉的走向。如果皱纹是纵向的，就横着按摩；如果皱纹是横向的，就竖着按摩。

（3）按摩的时间不宜过长，一般在 5 分钟左右即可。在毛孔张开时按摩效果最好，所以最好在洗澡或洁面后按摩。此外，用热毛巾敷一下也可以收到同样的效果。

按摩不可以随便用力

在通过按摩进行防病、治病的时候，首先要做的工作便是选穴，在选好穴位之后就要开始进行按摩了，不过对不同的穴位进行按摩的时候，力度也是各不相同的，大体上要遵循以下这几个原则。

1. 先轻后重

在对身体进行按摩的时候，一定要注意先轻后重，这样便能够让身体有一个适应的过程。人的承受能力是不同的，用这种方法来测试身体的忍耐力能很好地确定按摩力度的极限。

2. 宜慢不宜快

按摩穴位时，要注意保持一个柔和的速度，力度要均匀，太快就会显得生硬粗暴甚至还会产生不良反应。

3. 胖人用力要略重

胖人的脂肪层较厚，所以对于外来的压力会有一定的缓冲力，胖人在进行按摩的时候，只有用力略重才能够起到治疗的效果。

4. 不要对穴位用力太大，以免造成不良影响

开始按摩穴位的时候，注意用力要轻，然后再逐步加大力量。按摩不同的身体部位的时候，要使用不同的力度，如腰部、臀部、腿部力度可大；胸前、腹部力度适中；脑部的穴位要略微轻柔，但也不能太轻；肾部不能拍打、击打。另外，年轻人力度可加大，老人、小孩力度要减小。总之，以按摩时有适度的酸胀、麻木、舒适感为宜。

5. 按揉头部穴位时力量要分外轻

位于人的头部的肌肉都很薄弱，感觉也比较敏感，所以在对头部进行按摩的时候，注意用力一定要轻，但是太轻，以至于没有感觉的话也是起不到治疗的效果的。而按摩那些肌肉丰厚的臀部、四肢部位时，则要进行深按、重按。

出现以下情况，不要随便按

内、外、妇、儿、骨伤科中的多种疾病均可通过按摩来进行治疗，所以说按摩的应用十分广泛。这一古老医术的疗效或是保健作用有时会胜于

药物，所以它正在日益地成为一种简便易行的保健方法。不过，在进行按摩的时候还是有一些事项是要引起大家注意的，缺乏专业知识的按摩不仅无益于健身，反而还会对健康造成损害。那么，通过按摩来健身时究竟应该注意些什么呢？它有什么禁忌证吗？到目前为止，医学界公认为具有以下几种情况时是不适合进行按摩的。

首先，要严禁在空腹、饱食、醉酒的时候进行按摩。

因为人体在饱食醉酒后，血流会加快，胃的蠕动也会增强，此时按摩易引起呕吐、胸闷等不良反应；空腹状态进行按摩，又会造成胃空磨，会损害胃黏膜从而诱发胃病。

其次，不要在长有痈疖、肿瘤的部位进行按摩。

一般情况下，在这些部位都会有相应的毛细血管同病变组织相连，体表按摩会导致毛细血管扩张，令病变扩散而加重病情。

再次，在骨折、关节脱位早期要严禁按摩。

骨骼关节受损之后，会由于肌张力的作用，而非常容易造成骨骼断端和关节头的位移，如果过早进行按摩的话，便会加剧这种位移，从而造成错位，同样的道理，在肌腱、韧带完全断裂的急性期内也不宜进行按摩。

最后，皮肤病、传染病患者在疾病的传染期内也不能进行按摩，以免造成疾病的传播。淋巴管炎、血友病人如果进行了按摩的话，便会容易加剧病情或者是引发皮下出血。

另外，怀孕3个月以上的妇女也不要对腹部、腰部、髋部进行按摩。

以下反应，是按摩见效的表现

在按摩后，人体除得到相应的治疗保健作用外，还会出现一些特殊反应，疲劳和兴奋可能会反复交替出现，快者一次，慢者要好几次，这种现象与个人的体质和性格有关。个性强、固执、常喝酒、习惯吃西药的患者反应较慢。临床经验证实，这些反应大都属正常的良性反应，常见的按摩后的正常反应有以下几种。

（1）身体感觉非常轻松，充满活力，睡眠质量高，体力增强，这是最佳的按摩反应。

（2）按摩后人很兴奋，睡不着，但精神还好。这是因为按摩使新陈代谢功能加强，一些衰老细胞代谢燃烧所产生多余的能源，使人振奋而睡得少。

（3）感觉疲倦，很想睡觉，多梦，好像生了重病。此反应表示机体的生理功能正在进行自我调整，处于“保护性抑制”状态中，这是正常反应。

（4）胃口大开、食欲增加，这是新陈代谢增强，身体需要更多能源、营养素，来修补损伤康复中的细胞组织，但注意不可过量进食，以免给消化系统增添负担。

（5）想找人沟通，舒解心结，这是最好的现象，因为许多病都是压力、心结所引起，能排出心中的毒素，恢复的速度会比较快。

（6）身体某些部位有发凉、冒寒气的感觉，这是身体在往外排寒气。

（7）鼻黏膜、眼、气管等的分泌物增多，蓄脓者带有臭味，这是净化作用的现象。

（8）由于人体循环的改善，排尿量增加，尿的颜色会加重，可能出现黄、棕色，个别人甚至会出现绿色，而且气味加重，尿质变得浑浊，如果将尿液放置后将出现明显的沉淀物，这些都是毒素、代谢废物排出的良好现象。

（9）大便次数增多，呈黑色，甚至有恶臭、便稀或者易放屁等现象，这是机体在进行自我保护，将垃圾排除，过段时间就没事了，颜色正常。患有子宫颈糜烂的妇女，按摩后白带会大量分泌，如果掺杂红、绿、黑等颜色分泌物，应该找妇产科医生做进一步检查。秽物的排出具有正面效果，不必担心。

（10）脚部的痛觉更加敏感，这也是自我警报系统慢慢恢复正常的好现象，说明机体功能在自行调整，也可以说是按摩的一种效果。继续按摩五六次后，痛感就会逐渐减轻。

（11）轻微发烧，这是体内免疫系统和细菌作战产生的毒素，刺激脑神经所引起的反应，表示免疫系统已恢复作用，一两天后即可恢复正常。尤其是淋巴反射区，如若刺激过度，便会引起发烧，甚至会导致脸水肿，按摩时要注意力度的把握。

（12）有的人按摩后会旧病复发，这是把以前还没完全康复，或被药物控制、潜伏着的疾病逼出来，是正在复原中的现象，而不是副作用，不必恐慌。

按摩后，如果出现上述反应，应该了解原因后再继续按摩，以免引起疑虑、恐慌或不信任感，慢慢症状就会好转或消失。一般不需要特殊处理，多喝开水，增加营养，并坚持按摩治疗。

找对方法，处理异常反应

按摩手法在作为常用治疗手段，对很多疾病有着良好的效果。按摩简便、安全、舒适，易被人接受。但如果对按摩方法、部位等不加以注意，在按压经穴，进行按摩治疗的过程中，有时候会出现不良反应，如晕厥，疼痛加重等，也会受到不应有的痛苦。因此，在按摩前一定要做好一切准备工作，然后根据需要制订正确的按摩方案，认真细致地操作。一旦发生异常情况，要及时采取相应的措施进行处理。

常见的按摩的异常反应有以下几种。

1. 晕厥

在按摩的过程中，有的人由于精神紧张或体质特别虚弱或过度劳累、饥饿，或手法过重过强，可能会突然出现头晕目胀，心慌气短，胸闷泛呕，严重者四肢厥冷，出冷汗，甚至晕倒等现象。这时候，应该立即停止按摩，患者取头稍低位，轻者静卧片刻或服温开水或糖水后即可恢复，重者可配合掐人中、老龙、十宣或送医院就诊。

为了防止昏厥的发生，体质虚弱的患者和神经衰弱的患者，在进行自我按摩治疗时应该采用轻柔的手法，精神紧张的患者应该在按摩之前消除思想顾虑，饥饿的患者应该先进食或喝些糖水再进行自我按摩治疗。

2. 皮肤破损

有的人在接受按摩的过程中，局部出现皮肤发红、疼痛、破裂等现象。这时应该立即停止手法治疗，同时做好皮肤的消毒和保护，防止感染的发生。

3. 皮下出血

由于按摩手法过重，或时间过长，或本身有血小板减少症，或老年性毛细血管脆性增加，在按摩部位可出现皮下出血。这种现象如果在局部出现，一般不必处理，若局部青紫严重者，待出血停止后可用缓摩法消肿散瘀。

4. 疼痛加重

对腰痛、腿痛、背痛等症状，如果按压手法过重，或第一次按压，有可能疼痛反而加重，一般情况下，痛感会在一两天后消失，原来的病症也有可能一起消失。当然，手法应轻柔和缓，以自己感觉不是非常痛苦为宜，特别是腰的肾脏解剖部位，切忌用蛮力进行按压。

5. 岔气与肌肉损伤

体位不舒适，按压用力过猛，患者肌肉紧张也都可能造成肌肉损伤或者是岔气，当出现岔气时，要请人配合自己的呼吸对上肢进行牵拉，或者是推压后背以减轻痛感。对于肌肉皮肤损伤，可用红花油轻涂血瘀处一两次即可。

6. 疲乏

有的人在按摩治疗后会产生疲倦，其实这是人疲倦的自我调节，也说明按摩是作为一种外力介入的泻法。做完手法后要多喝水，休息片刻后即可恢复，亦可配合头面部手法操作，如推抹前额，抹眼眶，按揉太阳穴、风池、肩井等。

7. 烫伤

由于湿热敷不当，局部出现水疱而发生局部烫伤。这时应该立即停止湿热敷，轻者涂抹油剂，重者用无菌注射器抽出水疱内的液体（不必剪去表皮）。

8. 骨折

由于手法过重或过于粗暴导致骨折，应该立即停止按摩，按骨折处理原则及时整复固定。

按摩治疗时，用力要先轻后重，不要用蛮力、暴力随意重压猛拍，应按照规范动作的要求，这样才能避免不良反应的出现。

第五章
足部按摩保健法

了解自己的“第二心脏”

对于脚的认知，很多人都仅仅局限于它的外在功能，也就是行走方面，而很少有人去关注脚部对人体整体的健康存在着怎样至关重要的保健作用。人体的脚部因为其重要的养生保健作用而被称为人体的“第二心脏”。那么，为什么脚会是第二个心脏呢？这还得从人体的生理结构功能说起。

心脏就好像是一个永不停歇的水泵，不停地把血液泵入血管，流向全身。血液带着新鲜的氧气和营养物质，从左心室出发，经过大大小小的动脉，流到全身各处的毛细血管中，然后把氧气和营养物质交给组织细胞 。而返回时，又把二氧化碳和身体代谢所产生的废物从身体各处的组织细胞带走，再经过毛细血管、小静脉、大静脉回到右心室，完成在身体内的一次循环。

虽说心脏的功能很强大，可以把血液送往全身各处，但是这个输送的过程要遍及身体各个角落中的毛细血管，所以当血液流回心脏的时候，它的压力已经变得很小了。输出的血液流回到心脏凭借的是静脉周围肌肉的力量。

人的双脚是距离心脏最远的器官，处于身体的最下端，再加上重力的作用，所以血液从心脏流向双脚较为容易，而脚部血液回流到心脏时则相对较难。流下去的血要是没有足够的压力就很难顺畅地流回心脏。当大量血液积聚于下肢静脉的时候，下肢的组织压力就会增加，必须依靠下肢肌肉的力量，也就是通过肌肉的收缩，挤压下肢血管，协助心脏的泵血作用，迫使下肢静脉血液通过静脉瓣流向心脏，完成血液的体循环过程。也就是说，离心脏最远的脚部血液必须凭借脚部肌肉正常的收缩功能，才能使积存废弃物的静脉血经由毛细血管、小静脉、静脉流回心脏。

为了让血液从末梢流回到心脏，肌肉必须发挥其作用。这就说明，离心脏最远的脚部肌肉特别重要。脚同人体的心脏一样，对血液循环起着至关重要的动力作用。说到这儿，大家就应该已经知道把脚叫作“人体的第二心脏”的原因了。

心脏在人的生命当中具有非常重要的作用，这是众所周知的。因此，有的人就会想，那我们应该锻炼锻炼心脏啊，这样心脏功能强大了，不是也可以益寿延年吗？实际上，心脏肌肉的运动并不受人的支配，心脏肌肉在医学上被称为“不随意肌”，从来没有听说过什么人用意念让心脏跳动或者是不跳的，因为这是不可能的。但是每个人都可以操纵自己的第二心脏。所以，要想提高心脏功能，延缓人体衰老，便先要从双脚开始做起。

在人的每只脚上，都有 26 块骨头，33 个关节，20 条大小不同的肌肉，并且还有 114 条坚强的韧带，以及无数灵敏的神经与丰富的血管。这些零件不论哪个出现了问题，都会对人体的健康造成影响。比如说随着人的年龄增长，血管弹性就会下降，到了老的时候，血管硬化，便会影响到血液循环。如果脚上的血管变硬变脆，不再具有弹性的话，就会使脚得不到足够的营养，这样流到脚上的血液也就不能顺利地回到心脏了。

实际上，在很早的时候，西方就已经发现，每天刺激一下双脚就好像刺激了心脏一样，这样也就锻炼了心脏的功能。人的心脏从诞生的那一刻起就没有停歇过，一直在工作，到了一定的年纪，心的功能必然是会出现这样或者那样的问题。所以说锻炼锻炼双脚，把身体的血液循环加快，那么心脏也就慢慢地得到了休整。其实传统的中医很早就认识到了这点，保护好双脚，经常行走，这些方法都是中医养生专家经常强调的重点。

脚对于人体的重要性，还不仅仅如此。在人的脚上，存在着几乎所有体内脏器官的反射区。足底还联结着人体的 10 条经脉，其中包括十二正经的 6 条，即足太阴脾经、足阳明胃经、足太阳膀胱经、足少阴肾经、足厥阴肝经和足少阳胆经，还包括奇经八脉中的阴维脉、阳维脉、阴跷脉、阳跷脉。此外，我们的脚上还有几十个穴位，其中包括涌泉、太冲、太溪、悬钟、照海等对人体很重要的穴位。

许多医生常说：“足底是反映全身的镜子”，这是因为不论是脚上的反射区、经络还是穴位，都可以反映身体的状况，因此现代足疗养生十分盛行。人们也可以通过了解足部经络穴位的保健知识，学习指压等手法，来有效刺激足部反射区，达到呵护这个“第二心脏”，养护全身的目的。

足部是人体的缩影

在古代的时候，中医学就有了头痛医脚的说法。到了如今，在人们因为医学的神奇而感叹的同时，医学研究也发现“人类的衰老是从下肢开始的”，而在下肢当中，运动最频繁、也是最关键的部位便是足部。双足，是人们每天赖以行走的工具。如果将双足底并拢起来的话，就会构成如同屈腿盘坐向前俯伏人形一般的投影，所以足部又被称为是人体的缩影，人的身体中的各个部分在足部均有反射区。

近些年来，国内大部分地区，都开始对反射区治疗法的研究开始重视起来。也就是说不在病变局部进行治疗，而是治疗其在足部的相应的反射区，使其出现好的疗效，这也就是通常所说的反射区疗法。

足部那么小，通过刺激它来调整全身的功能，它能受得住吗?

足部是人类赖以行走、站立、支撑的工具，因此足底具有一定韧性和坚硬度，适量地刺激足底反射区不仅无痛苦，反而会带来更好的治疗效果。

中医的经络学是一门既古老又神奇的学问，通过刺激经络线上的穴位点来预防和治疗疾病，是一种安全、有效、无毒而又没有副作用的疗法，已被世人所接受。中医经络理论认为，人体具有十二经脉和奇经八脉，其中足太阴脾经、足厥阴肝经、足少阴肾经和阴维脉、阴跷脉均起于足部，而足阳明胃经、足少阳胆经、足太阳膀胱经和阳维脉、阳跷脉又都终止于足部，可见足部与经络间的关系十分密切。经络又是与脏腑相通的，故通过按摩足部的穴位，可以疏通经络，运行气血，调节脏腑功能，从而达到防病治病的作用。

足是人体当中距离心脏最远的部位，心脏又在血液循环当中起着血泵的作用，所以说足部是血液循环的末梢，即便是血液本身的压力很大的时候，血液也很难在体内循环到双脚的位置。而全身的脏腑器官在足底都具有相应的反射区，这样当身体的某部位出现了异常改变时，血液循环就会变差，这样的话在足底就会有反应，当按压足底感觉最痛的部位，也便是疾病的反应部位，通过对最痛的部位进行按压，往往可以收到奇效。

足部是健康的晴雨表

中医对足部保养很重视，因为足部是健康的晴雨表，可以反映全身的健康状况。古医书曾记载:“两脚之气血壅滞不行,则周身之气血亦不宜通。”说明人体足部的气血畅通与否,关系到整个机体的健康。

虽然足部在人体的最下面,但是足部除了行走以外还能够坦白地告诉我们人体的健康状况。正常人的足应该是大小适中、柔软度适中、皮肤润泽、肌肉丰满,如果人体的足部明显小于身体的比例,说明这个人的先天状况比较差。当身体健康时,足部进行触摸不会引起疼痛等异常反应,当人体产生病变的时候,足穴除出现压痛外,还可出现皮下结节、小硬块等病理产物。

对足部进行触摸时,压痛是最重要的异常所见,其次是肿胀、抵抗感及触及条索状物等。另外,如发现足部皮肤发凉,应考虑到是否有潜在性的其他疾病。还有少数人的脚在触摸时不会感觉疼痛,而但有异样感觉,这也是病理反应。例如,足掌肌肉过于松软,说明阳气虚衰;过于僵硬,说明气滞血瘀。韧带过于松弛,多见于肾亏损的人;过于僵硬,多见于寒湿阻络的关节病变等。

一般而言,脚掌的病变有8种感觉,即:酸、痛、麻、胀、木、沉、凉、跳,一种或几种感觉甚至可以相兼为病。下面介绍一下这8种感觉反映的疾病情况。

1. 酸

酸:多为外伤疾病。轻伤于肉,重伤于骨。

酸痛:轻者为外伤引起麻木、有凉感;重者瘫痪或骨折。

酸麻:多为外伤引起血质不好,验血时可发现不正常的现象;重者为外伤引起的骨髓炎症。

酸凉:轻者为皮肉外伤引起的风湿症;重者血液循环发生障碍,肌肉萎缩,骨质变形。

酸跳:轻者为外伤引起肌肉痉挛、抽搐;重者为脑病癫痫。

2. 痛

痛:为实,为神经痛、肌肉神经痛、血管性神经痛;重者痛入骨。

3. 麻

麻:多为血质有病变。轻者血液化验不正常,机体发生病变,皮炎、皮肤病者;重者为白血病、血癌。

麻痛：轻者神经炎、肝瘀生热（无名热）；重者高烧、神经痛、血管神经性头痛和三叉神经痛。

麻胀：轻者血质不好引起发烧或红细胞增高，肿物发炎，如疖疮等；重者血质不好造成肝腹水或肾上腺素性腹水，低烧或肾病综合征。

麻木：轻者风湿性肌肉炎、脉管炎；重者有沉重的信号则有可能造成瘫痪。

麻凉：轻者血沉快，风湿风寒；重者血质风寒并发症，造成毛孔萎缩，导致肌肉萎缩、身凉无汗，并有可能转为脊髓空洞症，导致风湿入骨造成骨质坏死。

麻跳：轻者血质不好引起痉挛和疼痛；重者癫痫、昏迷、颤抖。

4. 胀

胀：为膨胀、肿。轻者为用，为气；重者为水肿、食热。

胀凉：轻者为风寒引起水肿；重者引起大小便不能，时冷时热，风湿热。

胀痛：邪热内侵、膨胀水肿，造成神经疼痛。

胀沉：轻者气血瘀滞，形成膨胀；重者胸闷气短、心衰、食水难进、大便秘结、尿短、色红。

胀跳：轻者膨胀引起痉挛痛；重者发烧造成脑部痉挛。

5. 木

木：为虚、为炎症。轻者虚热而生炎症，自主神经功能紊乱；重者交感神经功能失调、盗汗、忽冷忽热。

木胀：轻者水肿，有炎症；重者内脏肿大、有炎症。

木沉：轻者气郁发烧、血滞发热；重者四肢无力。

木凉：轻者风湿热；重者风湿热引起瘫痪。

木跳：轻者痉挛痛；重者神经炎、哮喘、肝区痉挛痛、肋间神经痛。

6. 沉

沉：为气滞血瘀。

痛沉：轻者神经传导组织障碍，造成血瘀；重者剧烈疼痛，形成结石、血管硬化。

痛沉凉：轻者气血瘀滞、虚闷；重者眩晕、昏迷、死亡。

7. 凉

凉：为风寒。轻者风寒入肉；重者风寒入骨。

凉痛：轻者风寒引起肌肉神经痛，重者风寒入骨引起骨神经痛。

凉沉：轻者血滞，气滞；重者肿块、肿瘤引起恶变，转成癌。

凉跳：轻者中风引起痉挛；重者风寒引起神经痉挛、肌肉萎缩、肌张力增强、中风不语、半身不遂及神经炎、瘫痪。

8. 跳

跳：为痉挛。

痛跳：痉挛痛。重者肌张力增强、行动困难、精神分裂症；轻者头痛、头昏、神经官能症、神经性头痛。

如果脚部出现上述症状，说明人体可能存在疾病，这时候应该及时检查，争取治疗时机，以免疾病加重。

按摩足底可以提升免疫力

俗话说得好，“人老脚先衰，养生先养脚”，在医学上，脚有着“人的第二心脏”之称，可见脚对于健康的重要性，所以现在很多足疗、足浴、足部按摩都非常受欢迎，人们感觉累了、压力大了、浑身不舒服又查不出什么毛病的时候，就想着去做做足疗按摩什么的，这样可以令身心得到放松。

古老的中医理论加上现代的全息医学理论已经把我们的脚研究得清清楚楚，人的脚底穴位分布密集，五脏六腑都在脚底有对应的反射区，经常进行足底按摩就能够通经活络，使内脏得到相应的刺激，从而促进人体健康，所以说足底就是我们进行自我保健的理想阵地。

现代人生活节奏快，工作压力大，免疫力却日渐衰退，经常按摩脚底的涌泉穴就能有效地提升免疫力。涌泉穴是足少阴肾经的起点。按摩这个穴位，有滋阴补肾、颐养五脏六腑的作用。能活跃肾经内气，强壮身体，防止早衰，有利于健康长寿。老年人常按摩此穴位，还能防止腿脚麻木、行动无力、脚心凉冷等现象。

除此之外，足底按摩还具有很多方面的保健功效。

1. 缓解贫血、消化不良

以现在的生活水平，出现营养性贫血的可能性已经很小了。但由于特殊的生理结构，在女性每个月不可避免的那几天，她们还是很容易出现贫血症状，而不规律的就餐习惯又常常导致消化不良。经常按摩足底的肝、胆、脾反射区就可以在一定程度上缓解此类症状。

在双足的大趾前端，有通向人体肝、胆和脾的穴位，当你有腹部膨胀、打嗝、吐苦水等消化不良症状时，刺激这些穴位，症状就能够得到缓解。如果你经常头晕、乏力，面色苍白，这就是贫血的表现，除了在饮食上多吃些红枣、猪肝之类的食物以外，刺激小脚趾头部位的反射区也能起到一定的辅助作用。

2. 给你良好的睡眠

现代人都很忙碌，每天加班加点，即使睡眠也是“假寐”，一边躺着一边还在脑子里不停地想着工作的事情，根本就睡不好觉，第二天上班也是无精打采的。而经常按摩靠近脚掌根部 1/3 处的失眠点，就能够令失眠者每天香甜入梦。

3. 对抗电脑病

如今我们的工作都离不开电脑，但是长期坐在电脑跟前就导致了诸如：颈椎病、肩周炎等“电脑病”，经常进行足底按摩就可以有效对抗这些病症。颈肩肌肉反射区在双足拇指指腹根部横纹处，和双足外侧第五趾骨中部（足外侧最突出点的中部）。每天按摩该处穴位 2 次，每次 10~30 分钟，坚持两周，就会收到明显的效果。

自己在家进行足底按摩时，手法要准确，否则便达不到祛病健身的目的。更重要的是要长期坚持，每天两次，每次 30~40 分钟，用力的轻重、缓急要根据个人情况而定。通常要按摩至局部发红、发热为止。身体较弱，或者无法容忍疼痛者，必须减小力度，或者减少按摩时间。对于严重的心脏病及肾病患者，更要缓慢、柔和地进行足部按摩。

在这里要提醒大家的是足底按摩前最好配合热水泡脚，边浸泡边用两脚互搓，或用手在水中搓足，5~15 分钟后用毛巾擦干，再进行按摩，效果会更好。

在这里要提醒女性朋友的是，按摩足底时尤其需要谨慎，如在月经来前进行足底按摩，按摩用力过大的话，就有可能会导致月经紊乱、月经提前甚至出血量过多；还有循环系统疾病，如心脏病、高血压患者本来下肢血液循环就不好，如果按摩时用力过大的话，不但不能起到加速血液循环的作用，还会引起下肢水肿，脚背、脚踝、小腿都可能会肿起来；有消化系统疾病的，如胃炎、肝功能损害患者，按摩手法重了产生不当刺激也会加重病情，骨质疏松患者、体质虚弱的人，按摩时都该用力相对小些。

有的人还根本不适合做足底按摩，如脚气等皮肤病，身体内的毒素、沉积在足底的血管、神经末梢，而按摩起到的活血作用会导致他们血液中的沉积物上升，加重他们的皮肤病。

足部按摩的作用

近些年来，足疗开始逐渐受到人们的欢迎与追捧，几乎街头巷尾到处都开始出现了足疗服务。那么足疗究竟是怎么回事？它到底有什么神奇的功效呢？

其实足疗就是足部反射按摩疗法，是通过对脚上的反射区进行刺激来达到防病治病的作用。那么，足疗到底是怎样发挥防病、治病的作用的呢？接下来就让我们一起来了解一下吧。

1. 促进血液循环

脚在人体的最下端，脚趾又在脚的最末端，所以脚趾就是人体上离心脏最远的部位了。也正是因为脚趾的位置低，距离心脏很远，所以非常容易出现血液循环障碍的问题。这时不仅是脚部很难获得各种新鲜的营养物质，同时代谢产生的各种废物也很难带走。日积月累，这些在脚上沉积下来的废物，就会产生各种毒素，侵犯身体的组织和器官。通过对足部进行按摩刺激，就能够促进足部的血液循环，使气血流通，把代谢产生的废物带走，最终通过肾脏排出体外。曾经有实验证实，按摩脚可以使局部血流增快，皮肤温度升高。脚位于距离心脏最远的位置，双脚的血液循环得到改善，同时也就促进了全身的血液运行，从而使身体处于良好状态。

2. 调节各脏腑器官的功能

由于脚上的反射区，是身体各部分在脚上的投影，所以反射区不仅是疾病的反应点，同时也是治疗的作用点。对足部反射区施加的刺激，通过神经反射作用，便可以调整其所对应的脏腑器官的功能，使处于紊乱失衡状态的脏器功能转为正常，对于没有病变的脏器可以延缓它们的衰老过程。例如，对足部的心脏反射区施加适当的刺激，能够改善心脏的功能，对心动过速、心动过缓或心律不齐患者的心律具有一定的调节作用，这很安全没有副作用，而且操作简单，自己在家就能够动手解决。

3. 修复内分泌功能

人体的内分泌系统和神经系统一起调节着人体的代谢，维持着人体正常的生理功能。正常情况下，内分泌系统分泌的激素处于平衡状态，一旦这个平衡被打破，身体就会出现各种表现。人体的内分泌腺有很多，比如说甲状腺、甲状旁腺、脑垂体、性腺等，它们分泌的激素对身体都有着极其重要的作用。由于这些激素能够通过血液循环到达人体的各个部位，因此可对全身状况产生广泛而又持久的影响。对足部各腺体反射区施加的刺激，能够有效调节各内分泌腺的功能。比如说刺激甲状腺的反射区，不但可以治疗甲状腺功能亢进，也能够治疗甲状腺功能低下。还有女性面部色斑、月经失调等，都可以通过对相应反射区的刺激来治疗。

4. 调整免疫功能

由于免疫系统的存在，人体本来便具备一定的对外防御能力，可以保护人体不生病。如果免疫系统的功能存在着缺陷，或者是由于衰老而降低了自身的抗病能力，就会非常容易生病。相反，如果免疫系统功能太过了，把身体里的正常组织也当成外来的侵入者，那么也会产生疾病。对脚上的脾、淋巴等反射区进行按摩，可以调整我们的免疫功能，使免疫功能不会太强，也不会太弱，从而令身体不容易生病，远离感冒、鼻炎、过敏等问题的困扰。

5. 消除亚健康状态

现代人生活节奏快，工作压力大，经常没有时间来照顾自己的身体，很多人都处于亚健康状态，直到身体这个机器再也运转不下去，才发现问题的严重性。其实解决办法很简单，只要经常进行几十分钟的足疗，就可以使我们轻松地从紧张的生活节奏或是疾病的痛苦煎熬中解脱出来，让身体获得充分的休息和放松。接受足反射按摩之后，人们一般能够具有良好的睡眠和食欲，大小便通畅，心情愉悦，精神焕发，使身体摆脱亚健康状态，从而预防疾病的产生。

6. 美容养颜更年轻

越来越多的女性开始加入到美容的队伍当中，每天都会对自己的容貌进行一些修饰、打扮。“爱美之心人皆有之”，任何一个人都希望自己的容貌姣好，并且把年轻的样子一直保持下去。但是什么方法才是最有效的呢，并不是需要花费很多的钱，实际通过足底的按摩就能轻松实现美容的效果，有很多长时间按摩足底反射区的人的皮肤都非常好，而且通过反射区按摩能够使身体各个部位都运行得更加有效率，当然衰老也就被推延再推延，称为一个永葆青春魅力的佳人的秘密武器就是足部按摩。

足部按摩的神奇疗效已经帮助很多人实现了防病治病、美容健体的梦想，真的是一种非常不错的自我保健方式。

足部按摩的优势

作为一种绿色、天然、安全、有效的疗法，足部自我按摩是其他任何一种疗法都无法比拟的，具有许多独特的优点，具体来讲为以下所列的 7 点。

1. 安全有效

随着科学的进步，我们的生活发生了翻天覆地的变化，就人类健康而言，我们的平均寿命越来越长，但是我们也无法否认各种化学制剂让我们的生活中充满了危险。因此，我们现在总希望找到“绿色食品”“自然疗法”等。足疗其实就是一种自然疗法，长期临床实践证明，足反射法不用打针吃药，有病治病，无病强身，没有任何副作用，也不会给身体带来创伤。足疗之所以在近些年发展如此迅速，其原因就在于此。用足疗治病其效果是肯定的。虽然并不一定都是立竿见影，但是只要坚持下去，往往就能收到成效。有作用不是靠某个人来说的，而是整个人群对这种疗法的认可。因为大家都能体会得到，自己身体的症状减轻或者消失，局部的阳性反应物变小或者消失，甚至连检查化验结果都变好了，这是谁都不能否认的。

2. 作用迅速

在患者足部的反射区或穴位上，经常可以找到相应脏腑病变所产生的毒素沉积而形成的硬块。有研究表明，这种沉积物是由代谢产生的尿酸盐晶体和未被利用的钙等其他物质长期沉积而形成的，它严重地影响着人体的血液循环，从而也影响到了相应脏器的功能，危害着人体的健康。刺激相应穴位或者反射区可以起到促进血液循环的作用，从而通过循环系统把沉积的毒素运输到泌尿系统和消化系统，继而排出到体外，同时也有一部分废物可以通过皮肤汗腺排出体外。人体内的毒素排出后，血液循环功能便会迅速恢复正常，病变的器官也可以得到充分的营养而恢复到常态，人体健康也自然就能够恢复了。

3. 适应证多

足反射法可以预防和治疗上百种疾病，其中既包括急性病，也包括慢性病，甚至许多目前医学上还没有研究清楚、无法诊断的病，通过足反射法都同样可以得到治疗。例如头痛、牙痛、急性腰扭伤、岔气、腹泻等，往往只需按摩一次，就可手到病除。至于许多慢性疑难杂症，如糖尿病、高血压、失眠、前列腺增生等，只要有恒心，坚持按摩，往往也能收到意想不到的效果。

4. 经济实用

谁不想少花钱但是却能治大病呢，现在医疗费用已经变得令人难以承受了，比如说到医院看病，挂号、化验、划价、收费、取药等一系列手续，不但要一次次排长长的队伍，还得跑来跑去，需要花费很多的时间，而且检查费、药费、手术费等也都非常昂贵。医疗费对于家庭和社会来说都是一笔沉重的负担。足疗就完全不一样了，通过足疗治病既不必服用药物，也不需要什么医疗器械，只要一双手就可以防病治病了。因此，学会足反射疗法，可以极大地节约医疗开支，节省许多宝贵时间，还会具有很好的疗效，省时省钱又实用。

5. 简便易学

足反射疗法不需要借助任何药物或者医疗器械，也不讲究诊治场所，就靠人的各种感觉，便可以直接从足部反射区得知各脏腑、组织、器官的病理变化，及时做出判断。进行治疗时用双手或简单的按摩工具，甚至是我们日常生活中的一些器具，如钢笔、筷子、钥匙等都可以进行施术治疗。做足疗不需要专业的医学背景，相对于我们现行的某些常规诊疗方法来说，足反射法应该是更简便、直观、易行，并且易学的。

6. 易于推广

做足疗操作简单，疗效确切，很容易为大众所接受。而且，大家不需要到外面花钱去做，自己在家中每日利用空余时间，按照书上所提供的处方，自我按摩 30 分钟，就可以达到防病治病的目的。在按摩的同时，还可以看书、看电视、谈话、做手工活等。足反射疗法不受空间、时间、人力、物力、财力的限制，而且易学、易掌握、易操作，因此也非常容易得到推广。

7. 早期诊断

早期发现，早期诊断，早期治疗，对人的健康有着重要的意义。很多情况下，通过现代医疗检查手段发现的疾病，往往已经是病已确实形成，甚至可能已经到了中晚期，治疗起来难度很大。然而足反射疗法却能解决这个问题。据报道，当人的机体病变程度达到 10% 的时候，就可以通过按摩而被发觉，而在这个时候，依靠医疗仪器却往往难以检查出来。当能被医疗仪器检测出来时，病变一般已经达到 70% 了，这时病已经形成，要想祛病也就十分困难。脚是我们健康的镜子，只要我们的身体出现问题，足部反射区或穴位就会有反应。通过观察脚的形态与皮肤颜色的变化，触摸皮下的颗粒、包块、条索、硬结，按压时有无疼痛酸胀的感觉，就可以发现问题的所在，并将疾病消灭在萌芽状态。

怎样做足部按摩才有效

足部按摩不需要任何医疗器械，同时也不需要请求他人帮助，完全可以依靠自己的力量，只使用自己的双手对脚进行按摩，便能够取得显著的疗效，而且还不会出现任何的副作用，因此足部自我按摩非常受人们的欢迎。不过，足部按摩能否取得预期的效果，或者是能否令疗效达到最好的程度，也是有着一定的先决条件的。

如果想要保证足部按摩能够收到比较好的效果的话，就要对这些相关的方面加以注意，一般会包括这四点：定位、姿势、力度、坚持。定位的准确和姿势的把握都是足部按摩的基本要求，这需要按摩者熟练地掌握足部反射区和相关的穴位知识。力度的把握则需要一定时间的积累，平时要多进行交流和总结，否则不是力量太大难以忍受，就是力量太小没有什么实际效果。

坚持实际上是最简单的要求，但是也是最难达到的，做任何事情都要能持之以恒，想要做足部的养生保健更要每天都坚持去做。

足部的按摩除了对手法和技巧的掌握以外，还需要注意一些操作上的要求，这样既能保证治疗的效果更加突出，还能避免一些不必要的损伤。虽然脚上的反射区和穴位一般不会出现什么不良的作用，但是对于一种长时间进行的养生保健方法，多加注意还是有好处的。

足部的按摩一般每日按摩 1~3 次，如长期坚持，可每天只按摩 1 次，但最好选择在饭后 1 小时左右进行，每次以 30~40 分钟为宜，早上、中午、睡前均可按摩，严重心脏病、糖尿病、肾脏病患者，按摩时间不得超过 10 分钟，力度也应稍轻，只要有明显感觉即可，痛觉敏感者施力也不宜过重。

除去以上所说的这几点，每个人都还必须根据自身不同的情况，来选择相应的穴位和手法，这是影响足部按摩最重要的地方，切不可胡乱按摩。还有，人身上任何一种疾病都不是说长出来就长出来的，所以说想要祛除疾病，自然也不是一朝一夕就能够做到的事情，所以按摩要有一个持之以恒的坚持过程。不要因为几天没有见到效果就放弃或者松懈下来，一定要坚信，通过足部的按摩可以治疗疾病以及预防疾病。

足部按摩的特殊手法

由于足部既有很多的反射区，还有走行的经络的穴位。所以在对足部进行按摩的时候，是有着一些特殊方法的，这些方法都是经过长时间的总结发现的，有些是适合足部的穴位，而有些是适合足部的反射区。在进行日常保健的时候可以将两者结合起来使用。如果按摩的手段和方法多种多样的话，那么所产生的效果也就各不相同，当然身体就有更多的地方得到梳理和调节了。

1. 单食指扣拳法

单食指扣拳法要领：操作的人一手扶持着要按摩的脚，另一手半握拳，中指，环指（无名指），小指的第 1、2 指间关节屈曲，以食指（食指）中节近

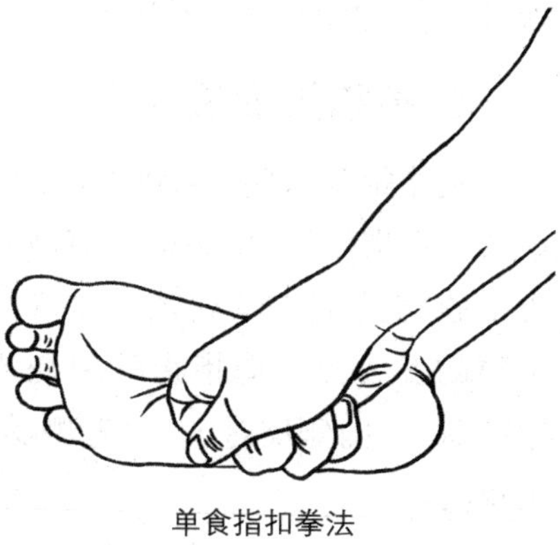

单食指扣拳法

第 1 指间关节（近侧指间关节）背侧为施力点，作定点顶压。此法适用于肾上腺、肾、小脑和脑干、大脑、心、脾、胃、胰、小肠、大肠、生殖腺等足底反射区。小指尽量紧扣掌心，拇指弯曲后放在食指的下方。

2. 双指钳法

双指钳法要领：操作的人环指、小指第 1、2 指关节各屈曲成 90° 紧扣于掌心，中指微屈后插入到被按摩足趾与另一足趾之间作为衬托，食指第 1 指关节屈曲 90° ，第 2 指关节的尺侧面（靠小指侧）放在准备要按摩的反射区上，拇指指腹紧按在食指第 2 指关节的桡侧面上，借拇指指关节的屈伸动作按压食指第 2 指关节刺激反射区。拇指腹按压法发力点：靠拇指指关节的屈伸动作带动食指对反射区发力。中指不发力只起辅助衬托作用。适用范围：颈椎反射区、甲状旁腺反射区。

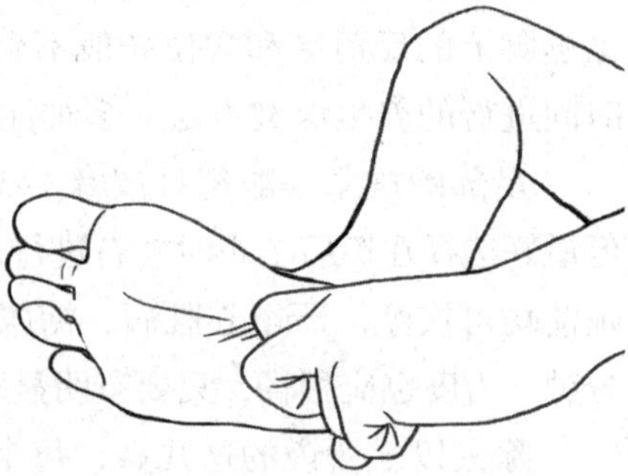
双指钳法

3. 拇指腹按压法

拇指腹按压法要领：拇指腹按压法是指以拇指指腹为着力点进行按压。适用范围：内肋骨、外肋骨、气管、腹股沟等反射区。

4. 单食指钩掌法

单食指钩掌法要领：将中指、环指、小指的第 1、2 指关节屈曲 90° 紧扣于掌心，食指第 1 指关节屈曲至 90° ，第 2 指关节屈曲至 45° ，食指末节指腹指向掌心，拇指指关节微屈，虎口开大，形成与食指对峙，形状像一镰刀状。

5. 拇指推掌法

拇指推掌法要领：将食指，中指，环指，小指的第 1、2 指关节微屈，拇指指腹与其他 4 指对掌，虎口开大。主要的发力点：拇指指腹的桡侧。适用范围：足内侧反射区、足外侧反射区、足背反射区。

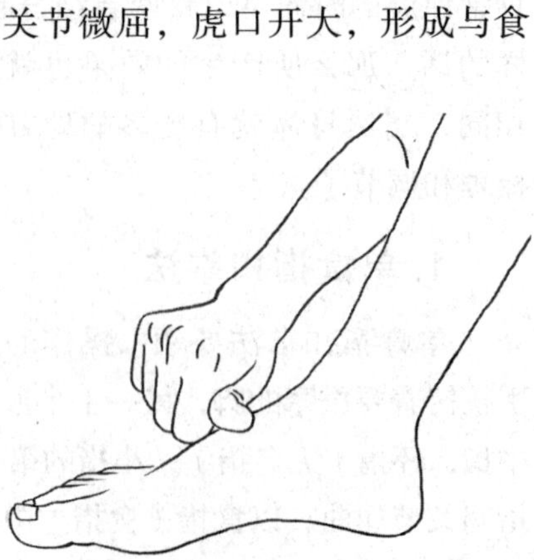
拇指推掌法

6. 双食指刮压法

双食指刮压法要领：双手食指弯曲呈镰刀状，以双手食指桡侧缘（靠近拇指侧）同时施力刮压。适用范围：适用于足背膈反射区。

7. 双拇指指腹推压法

双拇指指腹推压法要领：将双手拇指指腹置于被按摩脚部的相应反射区上，两个食指将双脚固定，其余 6 指握成拳状，同时以双手拇指指腹为施力点进行按压。适用范围：适用于肩胛骨、胸反射区。

8. 双指扣拳法（拇食指扣拳法）

双指扣拳法要领：一手持脚，另一手半握拳，食指、中指弯曲，以食指、中指的第 1 指间关节顶点施力按摩。适用范围：适用于小肠、肘反射区。

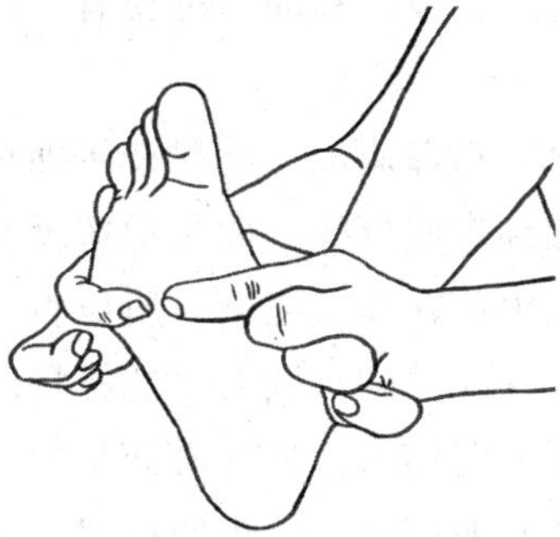

双拇指指腹推压法

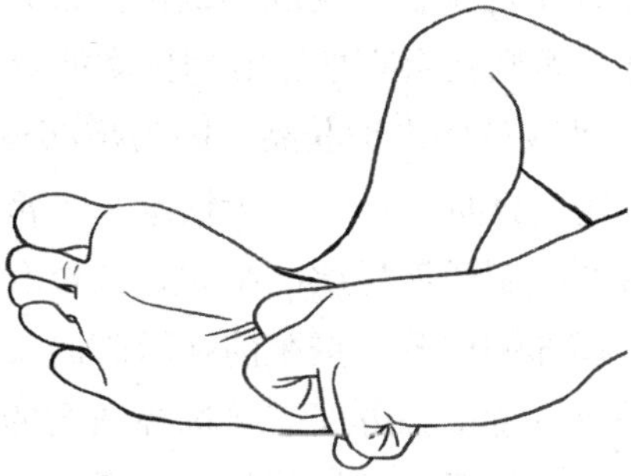

双指扣拳法（拇食指扣拳法）

在进行足部按摩时，手法要根据不同人的身体状况特点而加以灵活运用，按压区位时，要进行适度持续性的刺激，有正常的压痛感是最好的，应该以反射区内压痛最敏感部位为重点，当体内器官发生病变时，双足相应的反射区便会出现针刺感。对于按摩手法的掌握要根据自身的情况，尽量多掌握一些效果好的技巧，这样可以帮助提高足部按摩的效果。

另外，进行足部按摩时应该保持室内清静、整洁、通风，按摩前用温水洗净足部，全身放松。按摩每个穴位和病理反射区前，应测定一下针刺样的反射痛点，以便有的放矢。按摩结束后 30 分钟内应该至少饮一杯温开水，这样有利于气血的运行，从而达到良好的按摩效果。

巧借器具，按摩效果更佳

一般来说足部的按摩是一个非常简单的操作，每个人都可以在家中自我按摩，那么都需要什么器具呢，这里边有哪些会影响按摩的效果呢?

首先需要一条毛巾，虽然毛巾在日常生活当中是一种常用的物品，但是对于足部按摩来说，毛巾却是第一重要的东西。在做足部按摩的时候要将毛巾铺在地面上，因为进行足部自我按摩的时候，必须将双脚释放出来，那么席地而坐当然就是最佳的做法。如果地板上有地毯之类的物品，这个铺在脚下的毛巾就不需要了。而且按摩的过程，一般都会持续一段时间，那么毛巾同时就还具有保温的作用，或者是将毛巾铺在脚下，或者是将其盖在腿上，总之要让双腿和双脚都感觉到舒适才好。所以在对毛巾进行选择的时候要注意，应该尽量选择柔软、舒适的，厚度和面积都要有一定的尺寸，否则就会直接影响到按摩的效果。

其次是要有护肤品，因为足部按摩时需要按摩脚底，同时在脚面也会有按压、揉推，所以一般情况下，都会感觉到皮肤疼痛。而足部按摩真正的目的是刺激深层次的组织，穴位和反射区也都在皮肤之下，所以首先要保护脚部的皮肤。按摩前在双脚的皮肤上涂抹油质的护肤品。选择护肤品时需要注意，一方面需要选择油质的，千万不要搞错；另一方面是要选择一些有品质保证的护肤品，或者是足部按摩专业用品。以免使用时加重对皮肤的刺激与伤害。

另外，足部按摩一般都会需要一个按摩棒，因为长时间用手指去按压穴位或者反射区，特别是按压足底较硬的地方的话，手指会非常容易感到疲劳，短时间内手指和手腕就会发酸，那么必然会影响到按摩的效果，时间长了手腕还会出现劳损。这当然是不应该出现的事情，所以经常按摩足部的人，应该准备一个按摩棒。可以到药店去买一个专门用来进行足部按摩的按摩棒，也可以自己动手制作。按摩棒也可以用塑料棒，木头棒，甚至是石头棒来代替，只要是一头光滑的圆形物体就可以，用起来感觉顺手就没有问题。

另外一个对足部按摩有帮助的就是脚踏的按摩板，这种用具实际上非常容易寻找，市面上就有用木头制成的脚踏板，上边有一些表面并不光滑的、可以滚动的滚轮，这样不停地对其进行踩踏就能够对整个足底产生刺激。不想使用这种踏板的话，便可以自己动手，收集一些大大小小的卵石，经常对其进行踩踏可以收到同样的效果。只要开动脑筋，完全可以做出一个既适合自己又非常实用的按摩器。

通常通过使用这些用具便可以满足足部按摩的基本要求。但是在做按摩的时候最重要的还是自己的双手，因为无论是使用器具也好，还是不用器具也好，都要时刻注意手上的感觉，这才是按摩治疗能够起效用的最关键的地方。所以要结合所用的工具，熟练地掌握好各种按摩的技巧，通过手上的感觉，调整对不同穴位、不同反射区的不一样的力度和方法，这样也就可以适应不同的病症，效果当然也是最佳的。

认准足部自我按摩的常用穴位

人体的经络中有十条都经过脚，双足是人体穴位最多的部位。所以经常按摩双脚，尤其是脚上的穴位，对人体的保健有很好的作用。脚上的穴位有那么多，你只要能找到，并且能准确找到其中最重要的几个就行了，因为这些穴位对机体有着重要的调节作用，我们不能够掉以轻心。那么足部的重点穴位有哪些呢？如何寻找呢？下面详细介绍一下足部按摩常用的穴位。

1. 涌泉穴

涌泉穴位于足前部凹陷处第2、3趾趾缝纹头端与足跟连线的前1/3处，为全身腧穴的最下部，是足少阴肾经的第一个穴位，在人体的脚底，不算脚趾的部分，脚掌的前1/3那里有个凹陷，这就是涌泉穴的位置。你可以看一下脚底，会发现在脚掌前1/3处，有个像“人”字一样的纹路，在这个“人”字的交叉位置的凹陷处就是涌泉。涌泉穴不仅是肾经的起始穴位，同时也是心、肾两条经相交接的地方，因此涌泉穴可以治疗和肾、心有关的多种疾病。肾为先天之本，是人体生命的原动力，五脏六腑要想正常工作，都离不开肾，所以肾经和肾的功能联系非常广泛，作用非常强大。涌泉穴的功能自然就也很强大，可以补肾填精、益髓壮骨，可以治疗肾及其经脉循行部位的病症，以及与肾有关的肝、脾、胃、心、肺等脏腑及骨、髓、脑的病症。具体来讲，有失眠健忘、头晕眼花、烦躁不安、精力减退、倦怠乏力、腰膝酸软、耳鸣耳聋，以及妇科病、男科病、神经衰弱、高血压、低血压、便秘、腹泻、咽喉肿痛等几十种病。

2. 大敦穴

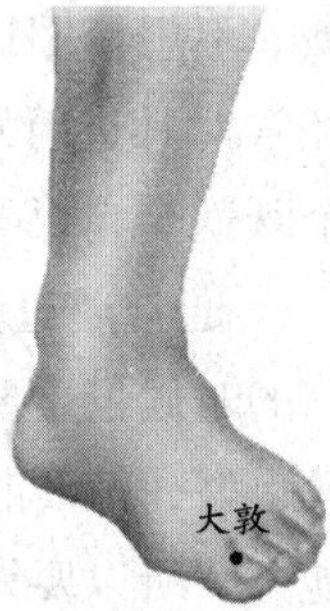

大敦穴

大敦穴为人体足厥阴肝经上的主要穴道之一，位于人体的足部，大脚趾（靠第二趾一侧）甲根边缘约二毫米处。主治疾病为：目眩、腹痛、肌肋痛、冷感症。除此之外，自古以来亦被视为镇静及恢复神智的要穴。

3. 太冲穴

太冲穴位于足背侧，第 1、2 趾跖骨连接部位中。以手指沿拇趾、次趾夹缝向上移压，压至能感觉到动脉活动，即是此穴。此穴位为人体足厥阴肝经上的重要穴道之一，主治疾病为：肝脏病、牙痛、眼病、消化系统疾病、呼吸系统疾病、生殖系统疾病。

4. 太白穴

太白穴位于足内侧缘，当第 1 跖骨小头后下方凹陷处。此穴位为人体足太阴脾经上的重要穴位之一，主治疾病为：胃痛、腹胀、吐泻、痢疾等。

5. 太溪穴

太溪穴位于足内侧，内踝后方与脚跟骨筋腱之间的凹陷处。此穴位为人体足少阴肾经上的主要穴道之一，主治疾病为：肾脏病、牙痛、喉咙肿痛、气喘、支气管炎、手脚冰凉、女性生理期不调、关节炎、精力不济、手脚无力、风湿痛等。

6. 申脉穴

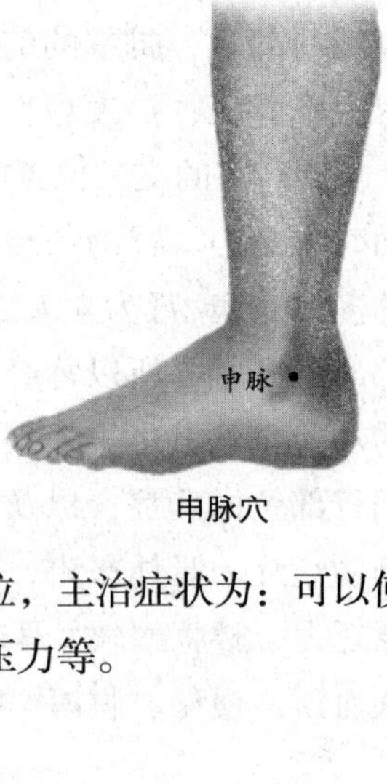

申脉穴

申脉穴位于人体的足外侧部位，脚外踝中央下端 1 厘米凹处。此穴位为人体足太阳膀胱经上的重要穴位之一，主治疾病为：增进耐性、怕冷症（怯寒症）等。

7. 丘墟穴

丘墟穴位于足外踝的前下方，当趾长伸肌腱的外侧凹陷处。此穴为人体足少阳胆经上的主要穴位，主治症状为：可以使头脑清晰、能使自己情绪稳定，能承受不幸等心理压力等。

8. 昆仑穴

昆仑穴位于人体的脚踝外侧，在外踝顶点与脚跟相连线的中央点。此穴位为人体足太阳膀胱经上的主要穴道之一，主治疾病为：头痛、腰痛、高血压、眼疾、怕冷症、腹气上逆、肠结石、下痢等。

9. 足临泣

足临泣穴位于足背外侧，第 4 趾、小趾跖骨夹缝中。此穴位为人体足少阳胆经上的主要穴道之一，主治症状为：胆经头痛、腰痛、肌肉痉挛、眼疾、胆囊炎、中风、神经官能症等。

10. 行间穴

行间穴位于人体的足背侧，大脚趾、2 趾合缝后方赤白肉分界处凹陷中，稍微靠大脚趾边缘。此穴位为人体足厥阴肝经上的主要穴道之一，主治疾病为：宿醉不适、眼部疾病、腿抽筋、夜尿症、肝脏疾病、腹气上逆、肋间神经痛、月经过多、黏膜炎等。

11. 里内庭

里内庭位于脚底部，在第 2 趾根部，脚趾弯曲时趾尖碰到处。约第 2 趾趾根下约 3 厘米处。主治症状为：食物中毒、荨麻疹等。

12. 下痢穴

下痢穴位于足背部位，脚拇趾和第 2 趾中间向里 2 厘米处。指压此穴，对于治疗下痢非常有效。

13. 第二厉兑

第二厉兑位于人体的足部，第 2 趾甲根、边缘中央下方的 2 毫米处。此穴的主治疾病为：呃逆、呕吐、食欲不振等。

14. 第三厉兑

第三厉兑位于人体的足部，第 3 趾甲根边缘下方约 2 毫米处，稍微靠第 2 趾。指压此穴位，对于治疗心灼热、嗳气很有效果。

足部按摩是我国传统医学的宝贵遗产，医学典籍记载，“人之有脚，犹树之有根，树枯根先竭，人老脚先衰”。所谓“足寒伤心”，获得健康的最佳途径就要从“护脚”做起，要从脚踏实地开始，要千里之行始于足下。

寻找足底部的反射区

在寻找足底部的反射区大药之前，我们先来做一个小实验：把双脚并拢，观察脚部，就会发现，整个脚部可谓是整个人体的缩影：脚趾代表人体的头部，脚掌就代表身体的躯干部分……总之，从上到下，从内到外，整个人体都可以在双脚上找到相对应的位置。

下面就让我们一起来了解一下，这些反射区的具体位置、主要作用，以及操作手法，相信一定对你会有所帮助。

1. 肾上腺反射区

这个反射区位于双足底第2、3跖骨之间，距跖骨头近心端一拇指宽处。

主治心律不齐、晕厥、过敏性疾病、关节炎、肾上腺皮质功能不全、高血压、低血压、阳痿、下肢无力、哮喘等。

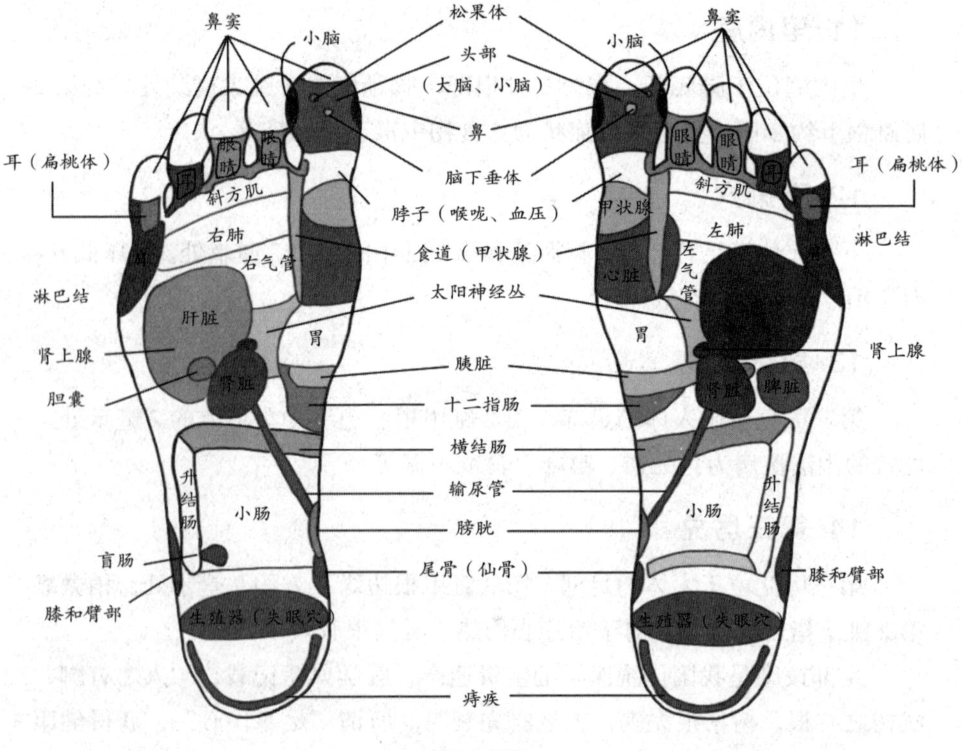

足底反射区

2. 腹腔神经丛反射区

腹腔神经丛反射区位于双足足底第 1~4 跖骨体处，分布在肾脏反射区附近的椭圆形区域。

这个反射区主治腹泻、腹胀、呃逆、胃肠痉挛、胸闷、焦虑、失眠等。

3. 肾反射区

肾反射区位于双足底第 2、3 跖骨体之间，近跖骨底处。即肾上腺反射区下一横指处。

这个反射区主治肾炎、肾结石、肾功能不全、泌尿系统感染、高血压、头痛、阳痿、不孕不育、水肿等。

4. 输尿管反射区

输尿管反射区位于自双足底肾反射区斜向内侧，至足舟骨内下方，呈弧形带状区。

这个反射区主治输尿管结石、前列腺炎、前列腺增生、排尿困难、输尿管狭窄等泌尿系统疾病。

5. 膀胱反射区

膀胱反射区位于双足内踝前下方，足舟骨下方稍突起处。

这个反射区主治泌尿系统结石、膀胱炎、前列腺增生、前列腺炎、尿潴留、醉酒等。

6. 额窦反射区

这个反射区位于双足 10 个足趾趾端。右侧额窦反射区在左足，左侧额窦反射区在右足。

此反射区主治头痛、头晕、失眠、发热、中风、脑外伤综合征、脑震荡等脑部疾病，以及鼻、眼、耳、口腔等五官的疾病。

7. 垂体反射区

垂体反射区位于双足大趾腹中央部位。

这个反射区主治各种内分泌疾病（甲状腺、甲状旁腺、肾上腺、生殖腺、胰等功能失调）、儿童生长迟缓、发育不良、遗尿、更年期综合征、肥胖症、儿童智力低下等。

8. 小脑、脑干反射区

小脑、脑干反射区位于双足大趾趾腹根部靠近第 2 趾的一侧。右半部小脑及脑干的反射区在左足，左半部小脑及脑干的反射区在右足。

这个反射区主治小脑疾病、脑震荡、高血压、头痛、失眠、眩晕、共济失调、孩子多动症、脑干损伤等。

9. 三叉神经反射区

三叉神经反射区位于双足大趾趾腹中部近第 2 趾的一侧。右侧三叉神经反射区在左足，左侧三叉神经反射区在右足。

这个反射区主治三叉神经痛、面神经麻痹、腮腺炎、牙龈炎、牙痛、偏头痛、失眠、眼耳鼻疾病。

10. 大脑（头）反射区

大脑反射区位于双足大趾的整个趾腹，左半大脑反射区在右足，右半大脑反射区在左足。

这个反射区主治卒中后遗症、高血压、低血压、眩晕、头痛、神经衰弱、失眠、脑外伤后遗症、脑瘫、听觉与视觉受损等。

11. 颈项反射区

颈项反射区位于双足大趾趾腹根部横纹处。右侧颈项反射区在左足，左侧颈项反射区在右足。

这个反射区主治颈项僵硬、颈椎病、落枕、颈部软组织损伤及高血压、头痛、头晕等。

12. 鼻反射区

鼻反射区位于双足大趾远节趾骨内侧，自大趾腹内侧缘延伸到趾甲根部呈“L”形。左鼻反射区在右足，右鼻反射区在左足。

这个反射区可以用来治疗鼻塞、流涕、鼻炎、鼻窦炎、上呼吸道感染等。

13. 眼反射区

眼反射区位于双足足底第 2、3 趾额窦反射区下方至中节趾骨的底面及两侧面。在趾根两侧与足底面的斜角处以及第 2、3 趾背侧趾间各有敏感点。右眼反射区在左足，左眼反射区在右足。

这个反射区可以用来治疗近视、远视、青光眼、白内障、角膜炎、结膜炎、眼底出血等眼部疾病。

14. 耳反射区

耳反射区位于双足足底第 4、5 趾额窦反射区下方至中节趾骨底面及内外侧面。各趾根部两侧及第 4、5 趾根间背侧有敏感点。右耳反射区在左足，左耳反射区在右足。

这个穴位主治中耳炎、耳鸣、耳聋、美尼尔氏综合征、眩晕、平衡失调等。

15. 斜方肌反射区

斜方肌反射区位于双足足底的眼、耳反射区下约一拇指宽的甲状腺反射区与肩反射区之间的横条带状区域。

这个反射区主要用来治疗颈部及肩背部酸痛、落枕、上肢无力、麻痹等。

16. 甲状腺反射区

甲状腺反射区位于双足足底第 1 趾与第 2 趾蹼处沿第 1 跖骨头向内呈"L"形带状区。

这个反射区主要用来治疗甲状腺功能低下或亢进、甲状腺肿大、甲状腺结节、肥胖症、神经衰弱、心悸等。

17. 甲状旁腺反射区

甲状旁腺反射区位于双足底内侧缘第 1 跖趾关节前方凹陷处。

这个反射区主要用来治疗缺钙引起的手足抽搐、麻痹或痉挛、肌肉抽搐、痉挛，筋骨酸痛、骨质疏松、白内障、过敏性疾病等。

18. 肺、支气管反射区

位于双足斜方肌反射区下方一拇指宽处。支气管敏感带位于自肺反射区的中部向第 3 趾延伸。

主治肺气肿、气管炎、哮喘、胸闷等呼吸系统疾病。

19. 心脏反射区

位于左足底第 4、5 跖骨体间，在肺反射区后方（近足跟方向）。

主治心律不齐、心前区疼痛、冠心病、动脉硬化、高血脂、高血压、低血压、心肌炎等循环系统疾病。

20. 脾反射区

脾反射区位于左足底第 4、5 跖骨体间，心脏反射区下一拇指宽处。

主治食欲不振、消化不良、孩子厌食、贫血、各种炎症、发热、牛皮癣、神经性皮炎等皮肤病、月经不调等。对放化疗患者，还有增强食欲，减轻副作用。

21. 胃反射区

胃反射区位于双足足底第 1 跖趾关节后方约一横指宽处。

主治急、慢性胃炎，胃、十二指肠溃疡、胃痉挛、胃下垂、急性胃肠炎、恶心、呕吐、厌食、反酸、心灼热、消化不良、食欲不振等。

22. 十二指肠反射区

这个反射区位于双足足底内侧缘第 1 跗跖关节前方，胰反射区后方。

主治胃及十二指肠溃疡、腹胀、消化不良、食欲不振、糖尿病。

23. 胰反射区

胰反射区位于双足足底第 1 跖骨体靠近跗跖关节处，胃反射区与十二指肠反射区之间。

主治糖尿病、胰腺炎、消化不良等。

24. 肝反射区

肝反射区位于右足足底第 4、5 跖骨体间。

主治肝炎、肝硬化、肝大、脂肪肝、胆石症，胁痛、口苦、食欲不振、消化不良、视力下降等。

25. 胆囊反射区

这个反射区位于右足足底第 4、5 跖骨体间靠近第 4 跖骨处，肝脏反射区的内下方。

主治消化不良、胆结石、胆囊炎、肝炎、胃肠功能紊乱。

26. 小肠反射区

小肠反射区位于双足足底中部凹入区域，被升结肠、横结肠、降结肠、乙状结肠及直肠等反射区所包围。

主治胃肠胀气、腹痛腹泻、便秘、急慢性结肠炎、消化不良、溃疡性结肠炎等。

27. 盲肠、阑尾反射区

此反射区位于右足足底跟骨前缘，第 4、5 趾间的垂直线上。

主治腹胀、消化不良、慢性阑尾炎、盲肠及阑尾手术后的疼痛等。

28. 回盲瓣反射区

此反射区位于右足足底跟骨前缘靠近外侧，盲肠（及阑尾）反射区的远心端。

主治腹胀、腹痛、消化不良、各种手术后促进恢复肠蠕动等。

29. 升结肠反射区

这个反射区是从右足足底跟骨前缘沿骰骨外侧至第 5 跖骨底，即小肠反射区外侧与足外侧平行的带状区。

主治腹胀、腹痛、腹泻、便秘等消化系统疾病。

30. 横结肠反射区

这个反射区位于双足足底中部，横越足底呈横带状。

主治腹胀、腹痛、腹泻、便秘等消化系统疾病。

31. 降结肠反射区

这个反射区位于左足足底第 5 跖骨沿骰骨外缘至跟骨前缘，与足外侧平行的竖条状区。

主治腹胀、腹痛、腹泻、便秘等消化系统疾病。

32. 乙状结肠、直肠反射区

此反射区位于左足足底跟骨前缘，呈一横带状。

主治腹泻、便秘、便血、痔疮、直肠脱垂、乙状结肠及直肠炎症、息肉等消化系统疾病。

33. 肛门反射区

肛门反射区位于左足足底跟骨前缘，乙状结肠及直肠反射区的末端。

主治便秘、痔疮、肛瘘、肛裂、直肠脱垂等，还能促进痔疮术后的恢复。

34. 生殖腺（性腺）反射区

这个反射区位于双足底足跟中央处。

主治阳痿、早泄、睾丸炎、月经不调、痛经、卵巢囊肿、子宫肌瘤、不孕不育、更年期综合征等。

寻找足内侧的反射区

想要对颈椎、胸椎、腰椎，以及子宫、前列腺等以身体正中线的组织器官健康进行养护的话，就要找准足内侧的反射区。但要注意的是，足内侧的每个反射区都有不同的位置以及主治功用，所以针对不同的病症，也会具有不同的操作方法，具体如下。

1. 前列腺、子宫反射区

前列腺、子宫反射区位于双足跟骨内侧，内踝后下方的近似三角形区

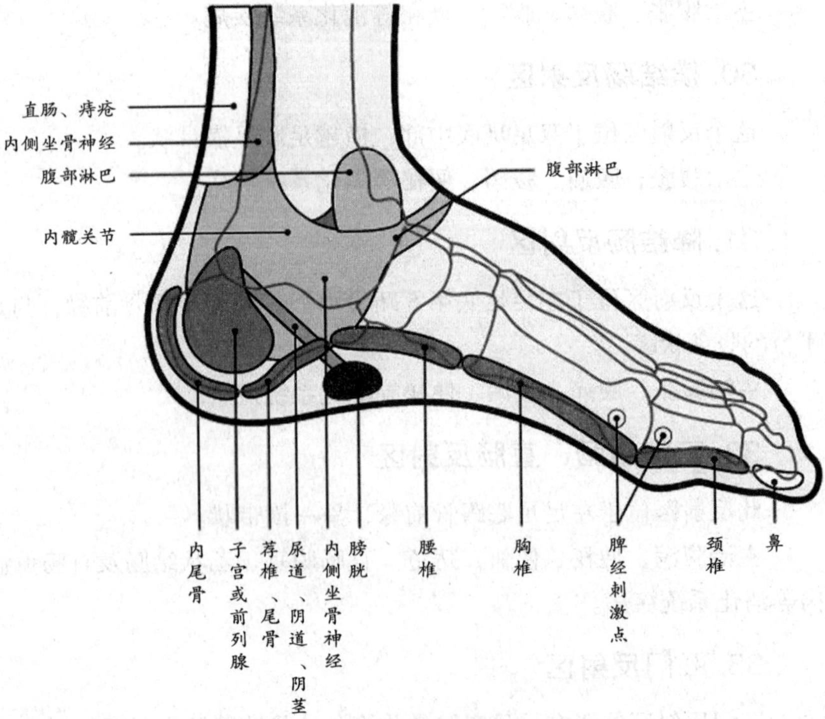

足内侧的反射区示意图

域。前列腺敏感点在三角形直角顶点附近；子宫颈的敏感点在三角形斜边的上段，即尿道及阴道反射区的尽头。

主治男性：前列腺肥大、急慢性前列腺炎、尿频、排尿困难、尿道疼痛、阳痿、早泄等。女性：痛经、闭经、月经失调、子宫肌瘤、子宫下垂、宫颈炎、子宫内膜炎、不孕、更年期综合征等。

2. 阴道、阴茎、尿道反射区

此反射区位于双足内侧，自膀胱反射区斜向后上方延伸，经距骨止于内踝后下方。

主治阴道炎、排尿困难、尿路感染、生殖系统疾病等。

3. 颈椎反射区

颈椎反射区位于双足大趾根部内侧横纹尽头处的凹陷区域，内侧第 1 趾骨间关节前后处。

主治颈项酸痛、僵硬、落枕及颈椎病引起的头痛头晕、恶心呕吐、手麻等。

4. 胸椎反射区

胸椎反射区位于双足足弓内侧缘，第 1 跖骨头下方到内侧楔骨前。

主治胸椎疾病、肩背酸痛、颈肩综合征、心脏病、胃病、肺部疾病等。

5. 腰椎反射区

腰椎反射区位于双足足弓内侧缘，内侧楔骨至足舟骨处，上接胸椎反射区，下连骶骨反射区。

主治急性腰扭伤、腰背酸痛、腰椎间盘突出、腰椎骨质增生、坐骨神经痛、腰腿痛、腰肌劳损等。

6. 骶骨反射区

骶骨反射区位于双足足弓内侧缘，起于足舟骨后方经距骨下方到跟骨前缘。

主治骶骨骨质增生、骶骨损伤、骶尾骨软组织损伤、坐骨神经痛、颈椎病、失眠等。

7. 内尾骨反射区

内尾骨反射区位于双足内侧，沿跟骨结节后内侧呈“L”形区域。

主治坐骨神经痛、骶尾骨软组织损伤、骶尾骨损伤后遗症、痔疮、生殖系统疾病等。

寻找足外侧的反射区

既然足内侧有反射区，那么足外侧肯定也是不例外的，人体中的肩、肘、膝、生殖腺、髋关节、腹部淋巴结、外尾骨等部位都同足外侧有着紧密的联系。

下面，我们就来介绍一些分布在足外侧的反射区，看看这些区域到底有着什么样的保健功效。

1. 肩反射区

肩反射区位于双足外侧第5跖趾关节后方凹陷处。

这个反射区主治肩周炎、手臂无力、肩背痛、颈椎病、上肢瘫痪，以及髋、膝、肘、踝、腕等关节的疾病。

2. 肘关节反射区

肘关节反射区位于双足外侧第5跖骨粗隆前后凹陷处。

主治肘关节炎、网球肘、肘关节外伤、肘关节酸痛，以及髋、膝、肩、踝、腕等关节的疾病。

3. 膝关节反射区

膝关节反射区位于双足外侧跟骨前缘，骰骨、距骨下方形成的半圆形凹陷处。

主治膝关节炎、膝关节骨质增生、膝关节软组织损伤、风湿性关节炎、类风湿性关节炎，骨性关节炎以及髋、肘、肩、踝、腕等关节的疾病。

4. 生殖腺（性腺）反射区

这个反射区位于双足外踝后方跟骨腱前方的三角形区域（与前列腺或子宫反射区位置相对），睾丸、卵巢的敏感点在三角形直角顶点附近。

主治阳痿、早泄、睾丸炎、月经不调、痛经、闭经、卵巢囊肿、子宫

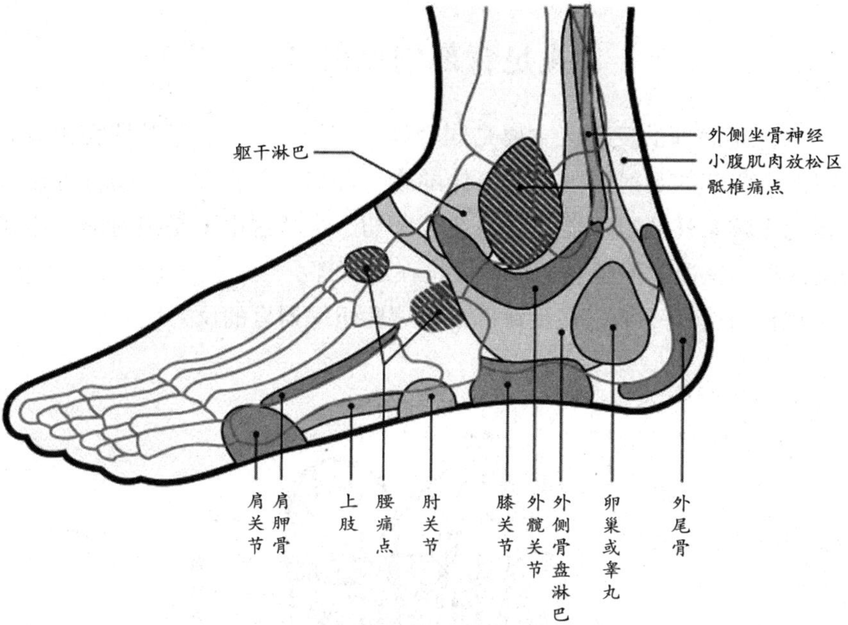

足外侧反射区示意图

肌瘤、白带异常、不孕不育、更年期综合征等。

5. 髋关节反射区

髋关节反射区位于双足内踝与外踝下缘，呈弧形区域。

主治髋关节痛、股骨颈骨折引起的疼痛、坐骨神经痛、腰背痛、股骨头坏死、下肢瘫痪，以及膝、肘、肩、踝、腕等关节的疾病。

6. 腹部淋巴结反射区

位于双足外侧踝关节前，距骨和舟骨之间构成凹陷的部位即为腹部淋巴结反射区。

主治各种炎症、发热、癌症、免疫力低下等。

7. 外尾骨反射区

外尾骨反射区位于双足跟骨外侧，沿跟骨结节后外侧呈“L”形区域。

主治坐骨神经痛、骶尾骨软组织损伤、骶尾骨损伤后遗症、痔疮、生殖系统疾病。

寻找足背部的反射区

如果说足底部的反射区主要是同身体内部的心、肺、肾等器官相关的话，那么足背部的反射区则是与人体的胸（乳房）、肩胛骨、肋骨等在身体上相对比较靠外的组织器官联系比较密切，当然这也不是绝对的，比如说膈也在身体里边，但是它的反射区也在足背部。

下面向你介绍一下，在足背部都有哪些组织器官的反射区。

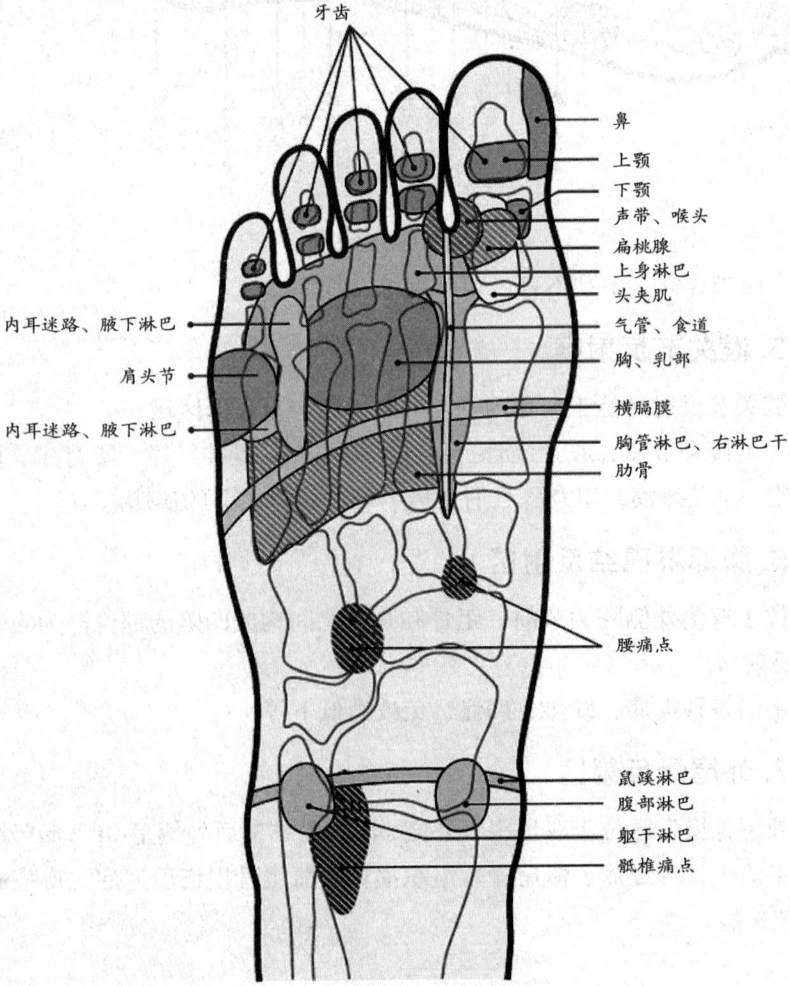

足背部反射区示意图

1. 胸部淋巴结（胸腺）反射区

这个反射区自双足足背第 1、2 跖骨之间延伸至第 1、2 趾蹼处。

主治各种炎症、发热、再生障碍性贫血、免疫功能低下、胸部肿瘤、乳房肿瘤、子宫肌瘤等。

2. 内耳迷路反射区

内耳迷路反射区位于双足足背第 4、5 趾蹼至第 4、5 跖趾关节间。

主治头晕、眼花、美尼尔氏综合征、晕车、晕船、平衡障碍、耳鸣、耳聋、高血压、低血压等。

3. 胸（乳房）反射区

这个反射区位于双足足背第 2、3、4 趾蹼至第 2、3、4 跖骨底的近似圆形区域。

主治乳腺炎、乳腺小叶增生、乳腺癌、乳腺术后康复、产后少乳、胸部软组织损伤、胸闷气急、胸膜炎等。

4. 膈反射区

膈反射区是位于双足足背第 1~5 跖骨底与楔骨、骰骨之间，横跨足背的带状区域。

这个反射区主治多种消化系统疾病、循环系统疾病、呼吸系统疾病，以及腹胀、呕吐、膈肌痉挛、哮喘等。

5. 扁桃体反射区

扁桃体反射区位于双足背大趾近节趾骨处，长伸肌的左右两侧。

这个反射区主治扁桃体炎、口腔疾病、上呼吸道感染、咽炎等。

6. 下颌反射区

下颌反射区是位于双足背大趾骨间关节横纹后方的带状区域。

这个反射区主要用来治疗牙龈炎、牙痛、口腔溃疡、腮腺病变、味觉障碍、打鼾、颞下颌关节紊乱综合征等。

7. 上颌反射区

上颌反射区是位于双足背趾趾关节横纹前方的带状区域。

这个反射区主要用来治疗牙痛、牙龈炎、味觉障碍、口腔溃疡、打鼾等。

8. 喉、支气管反射区

这个反射区位于双足背第 1、2 跖骨头与跖骨底之间。

这个反射区主要用来治疗咽喉部及气管的各种炎症，各种原因引起的咳嗽、气喘、声音嘶哑、声带损伤，中风引起的失语，食管炎、食管静脉曲张等。

9. 肩胛骨反射区

肩胛骨反射区位于双足足背第 4、5 跖骨间延伸到骰骨处稍向两侧分开的带状区域。

这个反射区主要用来治疗肩背酸痛、肩周炎、肩关节活动受限、肩背软组织损伤、颈肩综合征、颈椎病等。

10. 肋骨反射区

内侧肋骨反射区位于足背内侧楔骨、中间楔骨与足舟骨之间；外侧肋骨反射区位于骰骨、足舟骨与距骨之间。

肋骨反射区主要用来治疗肋软骨炎、肋骨骨折、胸闷、岔气、胸膜炎、肩周炎等。

足部反射区按摩的顺序要求

在进行反射区按摩的时候，如果遵循了正确的按摩顺序的话，往往可以收到事半功倍的效果。

按摩反射区时正确的操作顺序应该是：从左足开始，按足底反射区→足内侧反射区→足外侧反射区→足背反射区的顺序进行按摩，然后同样顺序按摩右足全部的反射区。详细顺序如下。

1. 左脚足底

检查心脏→基本反射区（肾上腺→腹腔神经丛→肾脏→输尿管→膀胱→尿道）→大额窦→三叉神经→小脑→颈项→颈椎→鼻子→大脑→脑垂体→食道→甲状旁腺→甲状腺→小额窦→眼睛→耳朵→斜方肌→肺、支气管→心脏→脾→胃→胰→十二指肠→小肠→横结肠→降结肠→乙状结肠、直肠→肛门→性腺→失眠点。

2. 右脚足底

基本反射区（肾上腺→腹腔神经丛→肾脏→输尿管→膀胱→尿道）→大额窦→三叉神经→小脑→颈项→颈椎→鼻子→大脑→脑垂体→食道→甲状旁腺→甲状腺→小额窦→眼睛→耳朵→（聪耳明目）→斜方肌→肺、支气管→肝脏→胆→胃→胰→十二指肠→小肠→盲肠→回盲瓣→升结肠→横结肠→肛门→性腺→失眠点。

3. 足内侧

颈椎→胸椎→腰椎→骶骨→内尾骨→前列腺、子宫→内肋骨→腹股沟→下身淋巴→髋关节→直肠、肛门→内侧坐骨神经。

4. 足外侧

肩关节→肘关节→膝关节→外尾骨→卵巢、睾丸→肩胛骨→外肋骨→上身淋巴→髋关节→放松下腹部→外侧坐骨神经。

5. 足背

上颌→下颌→扁桃体→喉、气管→胸部淋巴→内耳迷路→胸、乳房→内外肋骨→上、下身淋巴→解溪→基本反射区（肾上腺→腹腔神经丛→肾脏→输尿管→膀胱→尿道）。

按顺序做完足部的按摩治疗后，一般要进行短暂的休息，调整一下身体的状况，另外也让作用的效果能够更加深入。但是不要立即进入睡眠，即使是在睡前按摩，最好也要待上几分钟，在进入睡眠，这样睡眠的质量也会有所提高。

按摩脚心就能祛百病

脚心指的是脚掌的中央部分，现在人都追求养生，延缓衰老的方法，而这就是要靠我们平时的保健。在中医看来按摩脚心就是一个不错的方法。那按摩脚心是如何延缓衰老的呢？下面我们就来了解一下。

按摩脚心能增强血脉运行，调理脏腑，舒通经络，增强新陈代谢，从而强身健体，祛除病邪。

人的脚掌密布许多血管，故科学家把脚掌称为人的“第二心脏”，脚心的涌泉穴是足少阴肾经的起点。对这个穴位进行按摩，能够滋阴补肾、颐养五脏六腑。经常按摩脚心，可以活跃肾经内气，强壮身体，防止早衰，从而有利于健康长寿。老年人常按摩脚心，还能防止腿脚麻木，行动无力，脚心凉冷等现象。

按摩脚心时，还要多动脚趾。祖国医学认为，大脚趾是肝、肺两经的通路。多活动大脚趾，可疏肝健脾，增进食欲，对肝脾肿大也有辅助疗效。第四趾属胆经，按摩可防便秘、肋骨痛。常按摩脚心、脚趾，对神经衰弱、顽固性膝踝关节麻木痉挛、肾虚、腰酸腿软、精神性阳痿、失眠、慢性支气管炎、周期性偏头痛及肾功能紊乱等都有一定的疗效或辅助治疗作用。

按摩手法要正确，否则达不到祛病健身的目的。每晚用热水洗脚后坐在床边，将腿屈膝抬起，放在另一条腿上，脚心歪向内侧，按摩左脚心时用右手，按摩右脚心时用左手，转圈按摩，直到局部发红发热为止。

在这里要提醒大家的是按摩脚心前先用温水泡洗，边浸泡边用两只脚互搓，或者是用手在水中搓足，搓 5~15 分钟后用毛巾将脚擦干，再行搓擦，有助于提高效果。

足部按摩时的注意事项

无论是在治疗期间，还是在平日的生活当中，都要尽量穿宽松一些的衣服，系宽松的腰带，穿宽松的鞋子，穿透气的袜子，不要穿或者少穿高跟鞋，使脚处于自然放松的状态当中。还有就是应多吃富含维生素的食物。平时在进行足部按摩的时候，要注意以下的一些事项。

饭后、洗澡后 1 小时内以及空腹的时候，都不宜进行按摩，按摩停止 30 分钟后，必须喝 1 茶杯，大约 500 毫升以上的温开水，这样可以帮助尽快排泄出体内的废物和垃圾，严重肾脏病患者，喝水不要超过 150 毫升。操作完成后要用温水洗手，不过要注意，洗手时禁用冷水，平时要多注意双脚的保暖，切忌着凉。足反射法按摩后，要注意双足保温（尤其是在冬天），夏天时不要直接对着按摩过的双足吹风。在按摩后双足不要立即接触凉水。

有些人在治疗多次以后，会产生一些反应，如有淋巴回流障碍的人脚踝后会出现肿胀，曲张的静脉也会在突然间出现明显的肿胀，脚部创口渗血、发热、排尿量增加、小便黄、背痛、嗜睡、出汗增多、鼻腔、咽喉、气管分泌物及妇女白带增多等现象，这些反应都是正常的，说明按摩之后人体的机体免疫力及代谢功能都得到了加强，血流开始变得通畅，因此不必担心，短期内上述反应即可消失，仍旧可以继续按摩。但如果上述现象持续不退的话，就应该暂时停止，并请专业的医生进行检查，诊断原因后再进行按摩治疗，一般来讲，这种情况是极少出现的。

女性在月经周期和妊娠期的时候，或者出现了如尿血、呕血、咯血、便血现象以及活动性结核病患者，脑血管病的昏迷者和长期服用激素的人，都不适宜使用按摩疗法。

在足部按摩期间，不可服用镇静剂。而其他药物则可以根据病情，或者遵医嘱服用，这样药物和足部按摩的效果就会相辅相成，彼此增加疗效，加速治愈。

有些疑难病症应该坚持治疗，才会达到预计的目的。慢性病、疑难病症采用足反射法按摩治疗，有时会因体质的差异，需要经过 10 次以上的治疗才能出现疗效。所以进行足部的按摩是一个按部就班的过程，并不能立刻就产生明显的效果。当然如果身体素质比较好，又是一些急性疼痛的话，足部的按摩确实能够迅速缓解这些疼痛。

还有一些是操作时应注意的小细节：在进行足反射法按摩的时候，应该根据心脏功能，来确定一个合适的用力标准。在足部有外伤、疮疖时，应该避开伤处，或者是另选相似或相关对称的反射区来代替。初次足反射法治疗造成部位瘀血或者红肿，可搽红花油等药物来对症状进行缓解。当女性处于月经期，或者是妊娠期的时候，一定要慎用足反射法按摩刺激生殖腺反射区。对于一些棘手的疑难病症的按摩治疗，要特别重视对双足头部反射区的按摩。实践证明，这样实施治疗效果都会比较好。避免在皮下组织少的部位施以重按，以免造成肿胀；老人在进行自我按摩的时候，则只用拇指、食指采用捏、按手法，禁止强刺激。患有炎症的病人进行自我按摩的时候，要重视对淋巴结、肾上腺、甲状腺等反射区的按摩，这样可以调动人体的免疫功能，加快疾病的痊愈。

在进行足部自我按摩时，一定要注意刺激到位，所以说，对足部进行刺激的时候，刺激时间的长短显得尤其重要。一般情况下，在对双足进行按摩的时候，时间要不低于 30~40 分钟才是最合适的，如果条件允许的话，最好早晚各做 1 次。如果实在没有时间保证早晚各进行一次的话，就每天做15~25分钟也可以，这样，也同样会收到不错的效果。足部按摩最好是隔日操作1次，这样就能够既有利于足部休息，又可以促进代谢物的排泄。一般10次为1个疗程，进行2~3个疗程的按摩治疗，便可以将疾病治愈。

进行足部自我按摩治疗的时候，一定要注意到一些需要注意的问题。

（1）饭前、饭后的1小时内不做足部自我按摩。

（2）在按摩之前，最好先用热水洗脚或是进行中药浴足10分钟，这样有助于按摩力度的渗透。

（3）在按摩左足时，应该先将右足用毛巾裹好，避免着凉，反之亦然。双足按摩完毕，应立即穿袜或者盖被以保暖。

（4）在足部自我按摩的过程当中，如果出现头晕、胸闷、心悸、四肢冷汗、脉搏细数等不适现象，就应该立即停止按摩，进行休息、饮水等对症治疗。一旦出现休克便要立即抢救。

（5）进行足部自我按摩的时候也要注意先左足后右足。

（6）进行足部自我按摩时，必须因人因病而异，掌握好时间和次数，宜长则长，宜短则短。对反射区进行按摩的时候，要以每个反射区的治疗时间不少于1分钟，不超过3分钟为宜。

（7）在对足部进行按摩的时候，要力求达到口渴的程度，按摩完成之后的半小时内应该适量饮用250毫升左右的温开水来补充能量。

足部拍打，并非“越痛越有效”

足部反射区疗法主要是通过外力作用来刺激足部反射区，激活体内气血，促进气血流通，从而达到养生保健的功效。由此可知，人们用来刺激身体的外力必须要有一定的强度，如果像微风拂面似的抚摸足部，肯定达不到激活体内气血的目的，也就是说，想要在足部的按摩中产生效果，就必然要注意手法和力度，所以有些人可能便会产生一种错觉，认为在进行足部按摩的时候，力量越大肯定效果就越好。其实这是一个错误的观点，虽然在进行足部按摩的时候，用力的程度非常重要，但是越痛越好的观点却是错误的。

在脚底按摩操作当中，只要给予一定的能够达到保健或者治疗作用的刺激量就可以了，不是越重越好，越痛越好。有说法认为，按摩脚底反射区，如果使用同样的力道时，某部位感觉特别疼，就极有可能和相应的内脏不适有关。其实，这种说法也是站不住脚的，因为人的足底的不同位置对于力道的承受能力也不相同，比如脚心，能够承受的力道肯定要比脚跟小。

如果按摩时的力度太小，达不到让人出现痛感的最小刺激量，则不起什么作用，力度太大不仅会造成强烈的疼痛，肌肉和神经也会随之过度紧张，如果产生自抑的现象或者造成麻木，按摩也就根本不会从反射的角度产生作用，而且力度过大还会引起肌肉损伤，出现局部疼痛，或使被按摩的部位出血，还有可能造成发炎、化脓，有时还会出现下脚静脉栓塞。有人在按摩后的1~2天内脚都无法着地，一走路即痛，很明显这种按摩已经损及了局部软组织，甚至骨膜。

那么究竟什么样的力度才算是合适的呢？医学专家指出，如果用具体的数值来体现的话，按压的力度应该在5千克以内，而且最重要的是一定要根据个人能忍耐承受的限度来考虑。如果在个人所能承受的最大限度内，想要取得最好的效果，就应该由轻到重，慢慢地遵循一定的规律来尝试，感觉既有刺激，又安全、舒适的力度才是最好的。在这里也是有一些特殊的情况，如果体内火毒比较大，想要通过按摩足底来清热去火的话，就要从力量大的程度开始，当然这只是个别情况。

不管是强烈的刺激还是和缓的刺激，都是为了在反射区产生作用，对穴位逐步进行调节。所以所有的按摩手法都在强调“稳”和“慢”，这是应该掌握并做到的要求，因为平稳的手法会令刺激均匀地传达到肌肤的深层次，反射的原理也会将这个作用发送到相应的组织和器官，如果作用不是平稳的，忽高忽低，忽强忽弱，那么作用的效果渗透也就不规律，当然身体分节这些刺激信号时也就很凌乱。慢的要求是在强调足部的按摩追求的是力度的渗透，如果匆匆划过，力量就根本不会从肌肤渗透下去，那么也就毫无效果了。

有的时候，如果加强了刺激，还会令身体产生“应激反应”，会出现冒冷汗、心烦气躁，甚至是痉挛的现象。这时候就必然会造成内部出血，皮肤表面青一块紫一块，严重了还会造成骨膜或者肌肉炎症。总的来说，足部的按摩需要因人而异，要适当地分析病症，了解一下病情，或者是以往身体的情况。因为操作的对象是人而不是病。最好能稍微地区分实证和虚证，以及手法的区别。例如虚证就要用轻而稍快的手法，而对于实证，可能就要使用重而偏慢的手法。

总体来说，保健者的体质决定着是否适合进行足疗，比较常见的不适反应有感到疲倦、头昏、恶心等。对于心脏不好的人，如果在心脏的反射区进行按摩，就会导致血压升高。对于有溃疡的病人，如果用力过大，就会使溃疡不断扩大。此外，身体虚弱的病人、有皮肤病或患有骨质疏松的人，也不适合进行足疗。

总而言之，任何事物都要有个“度”，足疗也不例外，不同的人身体状况不同，因此对外力的承受能力也是不同的，所以就要求人们在进行足部自我按摩时要掌握适宜的力度，做到既能有效刺激足部反射区，缓解症状、治疗疾病，又不会对身体造成外力伤害。

足部按摩要因时、因人而异

足反射法按摩实际上是一种“有痛”的按摩，正是靠刺激足部反射区产生的疼痛感而使疾病痊愈，使人恢复健康。对反射区按摩力度的大小和刺激的强弱，并无一定的模式可循，需视每个人的具体情况而定，即使是同一个人，也会因机体所处的周围外环境和内环境的不同而产生变化。

因此，必须以被按者的足部反射区对疼痛刺激的敏感程度和耐受程度来作为参考，双足按摩后的反应程度以及患者面部表情、双足心有无出汗等情况，来调整对足部反射区按摩治疗时的力度。对任何疾病的按摩治疗原则是：开始轻轻地按摩，做到有痛（微痛）为好，虽感到疼痛但又疼得舒服为宜，渐渐地再增加力量的强度。

如果身体中病情比较严重，尤其是心脏病和肝病的人，在实施按摩手法时，开始按摩治疗的第一个疗程的力度不可过大。否则，一开始对反射区刺激过强，势必使体内潜在的病灶骤然爆发，或使未愈的病情过早地出现反跳现象，使局部症状加重。

而相对体弱多病的人反射区是特别敏感的，初做足反射法按摩治疗的人，经过前 3~5 次的按摩后，其双足的反射区就变得极其敏感。在按摩治疗时应施以轻的力度，避免产生难忍的痛楚。对高度敏感区域也应以轻力度按摩数秒即可；对较可承受的反射区可按摩稍久。对这类人按摩的力度既不可过大也不可过小。力度过大，自身无法承受，会给患者带来额外的痛苦。

有人形象地把按摩治疗比喻成往花盆中种花，如果将盆中的土压得过实，那么，肥料和养分就不容易让花草的根茎吸收，如果把土壤疏松太过的话，水就会直接流失出去，养分也很难保存。仔细地想一想，这与足部的按摩保健道理是一样的。有很多人刚开始的时候，感觉效果非常明显，这是因为反射区和穴位确实使身体得到了梳理，但是经常的频繁刺激，做足部的按摩，尤其是做足疗，很容易出现疲劳，甚至能引起疾病。

所以一方面要强调把足部的按摩长时间地坚持下去，另外一方面要与个人的情况和周围的环境做调整。例如在冬季的时候，足部的保健按摩就应该相应地减少，降低幅度。同时在做足部的按摩时，对于食疗以及其他的疗法应该予以补充。否则不分季节的按摩、不分情况的按摩，使足部每天都受到持续的不间断的按摩，往往会适得其反。

对于初学足反射法按摩的人，在用足反射法治疗疾病时，前 2 个疗程时大多数人的反映很好，之后有人就会告诉症状改善不太明显，进展缓慢了，慢慢地甚至怀疑这种疗法是否真正有它的科学道理，是否真的是一种对某些系统疾病的治疗具有疗效好、见效快的物理疗法。

为什么会出现这样的现象呢？主要是按摩者的力度和手法未能随机应变，不能依据现实情况而随时改变自己的按摩力度、更换按摩手法，因此容易造成一种假象，初期足反射法按摩治疗有效，远期按摩治疗疗效不佳甚至无效。所以深入了解足部反射的原理后，要知道变化在做手法时候的意义。

造成没有变化的根本原因是足部按摩的人不了解，在一个疗程足部反射按摩治疗过程中，按压双足反射区的发力给予了一定的刺激，这些刺激是停留在皮层及皮下组织，待数次按摩治疗后并未能及时传达到深层的肌肤。由于力度不够或者手法不当，而未能使深层组织受到足够的刺激，当然不会继续产生好的疗效，因而也就不会使疾病得到彻底痊愈。

这个道理就像是运动会跑接力赛，如果只有一个人跑得很快，并不能代表整个的速度是快的，而在传递接力棒的时候，如果没有提前的预跑和递接力棒的人助跑，那传递的时候就容易产生问题，而且也会影响效率。足部的按摩刺激也是这个道理。

因此，要特别注意按摩治疗过程中阶段刺激力度的变化，这是取得初步疗效、巩固疗效和治愈疾病的关键。其次是只知治标不知治本，未能注重各个反射区之间的密切关系，没有抓住反射区之间的不同作用，也是造成近期治疗见效快，远期治疗疗效差，效果不能巩固的原因。

所以足部的反射疗法，一定要因人而异和因时而异。操作的时候应当时刻的注意变化和调整，让作用的效果能够切实地持续下去。

足疗适应证和禁忌证

虽然足部自我按摩是一种简单有效又很少出现副作用的养生保健方法，但是它也并非是治疗疾病的万灵丹，在应用的时候同样是有一些适应证和禁忌证的。

1. 适应证

对于适应证来说，足部的按摩治疗拥有一个总的要领。那就是先要明确这个疾病的性质，也就是俗称的功能性病变还是器质性病变。如果是器质性的疾病，那么就应该结合中医、西医的治疗方法，把足部的按摩治疗作为辅助的方法。这样的做法是比较科学合理的。足部的按摩主要适应于功能性的疾病，治疗的效果非常好，所以完全可以作为主要的治疗方法。其中，比较适合使用足疗来进行治疗的疾病主要有以下几种。

（1）内科中的消化系统疾病，如消化功能紊乱、消化溃疡、失眠、高血压、糖尿病等疾病。

（2）外科中的骨质增生、软组织损伤、前列腺的疾病。

（3）女性病中的月经失调、子宫肌瘤、更年期综合征等。

（4）儿童病中的大脑发育迟缓、注意力不集中、反复的呼吸道感染等常见疾病。

（5）神经系统疾病，如各种神经性的疼痛以及神经官能症。

（6）过敏性疾病，比如过敏性哮喘、过敏性皮炎、鼻炎等。

（7）局部炎症，如乳腺炎、气管炎、淋巴炎、上呼吸道感染、脉管炎、皮炎等各种炎症。

（8）药物过敏情况，或者是不适于内服或注射药物进行治疗的情况。

（9）如果出现了应该通过手术进行治疗的疾病，但是短时间内却无法采用手术，那么便可以采用足部按摩疗法来在短时间内进行补充代替。

2. 禁忌证

除去以上这些适应证之外，足部按摩疗法也是具有一定局限性的，存在着不适合按摩或者是按摩会造成一定危险的情况。所以在进行自我按摩前，一定要先判断自己是否患有按摩禁忌证，如果有的话，则要禁止进行按摩。足部按摩疗法的禁忌证有以下种。

（1）各种严重的出血性疾病，如吐血、呕血、咯血、便血、脑出血、胃出血、肠出血、子宫出血及其他内脏出血等。

（2）一些外科疾病，如严重外伤、烧伤、骨折、关节脱位、胃肠穿孔、急性阑尾炎等。

（3）意识不清或昏迷的病人和各种严重精神病患者也不适宜通过按摩来治病。

（4）各种急性传染性疾病，如肝炎、结核、流脑、乙脑、伤寒及各种性病患者不适合进行按摩治疗。

（5）急性心肌梗死及冠心病病情不稳定者。

（6）严重器官功能衰竭，如肾衰竭、心力衰竭和肝坏死等。

（7）各种急性中毒，如煤气中毒，药物、食物中毒，毒蛇、狂犬咬伤等。

（8）急性高热病证。

（9）空腹、暴饮暴食及极度疲劳等。

（10）女性的月经期和妊娠期。

总之，当人们在使用足部反射区疗法之前，一定要了解足疗的最佳适应证以及禁忌证，以免保健不成，反而对身体造成伤害。

足部按摩保健操

祖国医学早就有“上病下取，百病治足，内病外治，头病医脚”之说。人体五脏六腑在足部都有相应的“投影”，另外，足部与人体的指挥中枢和供血循环中枢——心脏相互关联，它有着丰富的血管神经，被视为人体的第二心脏。经常按摩足部可以促进体内毒素的排泄，改善各反射区的血液循环，提高全身各器官的功能，保证新陈代谢的正常进行。

古今中外实践证明，足部按摩法能治病、防病、保健身体，且治疗疾病范围很广，包括内、外、妇、儿、五官等科的疾病，有显效的疾病或症状达到百多种，如神经衰弱、消化不良、关节炎、腰痛、中风偏瘫等。

足部按摩有一定的讲究，首先要保证姿势正确。采取坐位时，被按摩者坐在有扶手的椅子上，赤脚向前伸直，脚下放一个软垫子，按摩者坐在他对面，稍偏右，斜一些，这样方便按摩操作。采取卧位时，被按摩者仰卧在床上，高度以 65 厘米为宜，赤脚放在床的一端，膝下放一个垫枕，头颈部也放一个垫枕，以利于按摩者观察被按摩者的面部反应。按摩者坐在被按摩者对面的椅子上，进行操作。

足部按摩很讲究反射区操作的先后次序，依次序按摩才能达到最佳的治疗或保健效果。

为符合机体阴阳平衡原则，通常按照足底—足内侧—足外侧—足背的次序进行按摩。按摩时，要先按左脚，再按右脚。具体按摩次序如下。

（1）按摩左足底的肾、输尿管和膀胱等基本反射区，增强排泄功能，将有害物质及废料排出体外。

（2）刺激位于腹腔左侧的腹腔神经丛，使体内的神经系统处于相对平衡的良好状态，充分缓解全身的紧张状态，调动各个脏器的生理功能。

（3）按摩肾上腺反射区，来增强机体免疫力。

实施重点按摩时，通常要按照基本反射区（肾、输尿管、膀胱）—病变反射区—相关反射区—基本反射区的顺序，依次进行。无论是治疗还是保健，每次按摩开始时和结束之际，都应对基本反射区按摩 3 遍。

在按摩时，关键点是要找准敏感点，这样不需要用多大力量，被按摩处就会感到酸痛感觉，才会有疗效；如果找不到敏感点而蛮干一通，只会全无效应而白费力气。

为了消除足部疲劳，改善其血液循环，使步态自然、雅观、轻盈，经常做做锻炼足部肌肉和关节的体操大有好处，对长时间站立和走动工作的人来说尤其有益。具体操作方法如下。

（1）双腿直立，脚尖并拢，双手扶椅背。徐徐提身用脚尖站立，保持 1 分钟；然后下放，身体重量先由脚掌外侧承受再过渡到全脚掌。

（2）取坐姿，用脚趾夹住某一物品，然后用力将该物体向两脚中间拨动，直至两脚相触。

（3）双膝微屈，两脚掌前部夹住放在地上的一书本，然后徐徐抬高身体，用脚尖站立，再徐徐复原。

（4）用脚趾从地板上夹起小球。

（5）用脚掌外侧着地走动。

（6）坐姿，两脚掌紧紧相触。

（7）尽力分开脚趾。

（8）席地而坐，不要盘膝，以脚掌外侧着地。以上动作反复做，次数因人而异。

上班族在工作之余可以尝试上述方法，放松脚部。此外，要养成良好的卫生习惯，晚上用温水泡脚，时间15~20分钟，脚缝之间要用手搓一搓，擦脚时要擦干水，尤其是脚趾之间的水，勤换鞋袜和鞋垫。

第六章 耳部按摩保健法

耳朵是我们的健康源

虽然在整个人体当中，耳朵只是很小的一部分，仅占人体总面积的1%，耳朵却起着维护全身健康的重要作用。耳朵就是我们身体和健康之间的纽带，通过它我们可以最大限度地远离疾病。

大自然赋予耳朵的作用可不少。《黄帝内经》上说："耳者，宗脉之所聚也。"宗当然就是"总""全部"的意思。中医认为，人身体上大部分的经脉都会走到耳朵上，或者是在耳朵周围的位置。这就说明了一个很重要的问题，耳朵对全身的所有经络都有调节的作用，当身体出现了疾病就可以通过耳朵来治疗。

《黄帝内经》上还说"肾开窍于耳"，大家都知道肾为先天之本，人的生长、发育、疾病、衰老都跟肾的功能有着密切的关系——肾为先天之本，藏五脏六腑之精，而耳朵就是它在身体表面的"办事员"。

这都说明了人的双耳并不仅仅是一个听觉的器官，它还有很多重要的功能。一般来讲，眼睛分管看事物，鼻子分管闻气味，而耳朵却分管太多的地方，全身各个器官都可以从耳朵上得到调节。所以说耳朵是健康之源是不为过的。

运用耳穴诊治疾病，早在《灵枢·五邪》中就有记载："邪在肝，则两胁中痛……取耳间青脉以去其掣。"古代的医生也有用针、灸、熨、按摩、耳道塞药、吹药等方法刺激耳朵，达到防治疾病的目的，还能用望、触耳部来诊断疾病的。

现代的全息反射理论也认为耳朵不是一个孤立的器官，它和全身经络及五脏六腑都存在着密切的联系。如果只把听觉的功能归属于耳朵那就太过狭隘了，耳郭就像缩小而倒立的人体身形，身体内各个器官组织都与耳部有着密切的联系，所以身体内的器官在耳郭的局部皮肤上都有相应的刺激点，一旦器官组织发生了不良的改变，耳朵相对应的穴位上就会产生变化和反应。因此当对耳穴进行刺激时，就可以诊断和治疗身体内部器官的病变。

同样是通过反射区治病，足底反射疗法则较耳朵反射疗法先为人们所接受，足部是人体的第二心脏，足底的反射区面积广泛并走行在足部的经络穴位非常多，这的确是足底反射疗法的优势，不过相对于足部来说，我们应该认识到耳朵具有更大的优势：反射区更加敏感。

在人的耳部，血管和神经都分布得异常丰富，而且没有脂肪细胞，所以对于各种外界的刺激都异常敏感。就像在非常寒冷的时候，人的耳朵会首先感觉到疼痛一样。所以，反射的敏感性是一个不可比拟的优势。通过耳穴压豆的方式对其进行刺激，反射的作用便会异常迅速地到达出现疾病的位置，治疗的效果当然也就不言而喻了。

既然耳朵有着如此重要的作用，那么我们就应该将双耳很好地利用起来，通过对双耳的刺激来达到健康长寿的目的。

耳朵这个健康源需要我们每一个人都将其充分利用起来，对其进行一些必要的按摩，或者通过一些特定的方法来刺激它，以去除身体的病痛。

对耳朵的必要护理是保护这个健康源的基础，首先，人体的双耳是非常敏感的器官，对一些冷热温度的变化、触痛的反应以及声音的强度都很敏感。所以在日常生活中应当尽量对双耳进行必要的保护，不要因为耳朵只是外在的器官就忽略了相应的影响。无论外耳还是内耳，一旦产生了损伤，都必然会令我们的身体产生不良变化，也会由此引发疾病。

在对耳朵进行良好保护的同时，还应该令耳朵对身体的调节或者对疾病的治疗这些方面的作用都得以最大限度的发挥，这样身体也就能够远离疾病了。

耳部是人体的缩影

平时被我们用来听声音的双耳，看起来平常，实际上整个耳郭可以称得上是人体整体的一个缩影，身体各个部位的器官在耳郭上均可找到相对应的反射区。耳郭与机体各部进行沟通的部位便是耳郭反射区，它既能够反映机体的生理、病理情况，也可以接受刺激以调整脏腑功能。

除去在自身有其各自的解剖位置之外，人体上的脏腑器官在耳部也具有相关的反射区，也就是说如果对耳部的反射区进行按摩，便可以调整全身的脏腑功能。我们可以进行一下试验，当用手对耳轮进行牵拉的时候，对着阳光或灯光看看耳部，就不难发现，耳部含有丰富的血管、神经和软骨组织，当用手刺激耳部不同的部位或反射区时，不必用太大的力量，就可以有效地调整人体的气血循环，从而防治全身疾病。

要是说起用耳部穴位防治疾病的话，可能有很多人会马上想起耳部贴药的方法，人们在理论上对耳体相关的认识比实际应用耳部反射区诊治疾病的历史还早。在我国古代时医生们通过观察经络现象，认识到耳与整体的密切联系，将此种联系的结构基础归之于经络。在中国现存最早的医学著作《帛书·经脉》中，一条经脉名为“耳脉”，其循行路线为从手背上行入耳中。继《帛书》之后，《内经》总结概括为“耳为宗脉之所聚”。人体的手足十二经脉，其中手足三阳经均循行到达耳中或耳前，而手足三阴经又通过经别合于相应的阳经上，由此可见耳部与全身的关系。

耳部与全身各部分的这种密切关系，令我们在进行耳部自我按摩的时候，可以有效地调整全身的脏腑功能。而全身的脏腑功能发生病理改变时，在耳部相关的反射区部位，也会出现相应的蜕皮、变色、疮疹等变化。而当耳部的调整作用明显发挥出来的时候，这些变化也就会减弱或者消失。

耳郭生理结构

外耳（耳郭）、中耳和内耳是构成耳朵的三个部分。其中外耳和中耳是用来传导声波的部分；内耳则是感受声音的器官，所以说，耳朵是兼有这两种功能的位听器。在维持耳朵的功能方面，耳郭具有非常重要的地位，并且，耳郭还是进行耳穴疗法的最主要载体。因此，只有我们在正确地了解了耳郭的基本生理结构之后，才能够更好地进行耳诊耳疗。

1. 组织结构

（1）耳郭的组织结构

在耳郭外覆盖着皮肤，耳郭内则以形态结构都很复杂的弹性软骨为支架，并附以韧带、脂肪、结缔组织及退化的肌肉等。耳郭皮肤的真皮无乳头层，皮下组织极薄，因此软骨与皮肤紧密相连。

在耳郭的皮下分布着丰富的神经、血管与淋巴。耳郭上 3/4 ~ 4/5 的基础是弹性软骨，下 1/4 ~ 1/5 则是含有脂肪和结缔组织的耳垂。

耳郭上面具有表皮层和真皮层。表皮由生发层、颗粒层、透明层及角质层组成；真皮较厚，是致密的结缔组织，其中分布有毛囊及皮脂腺、汗腺、血管、神经和淋巴管，还有一些散在的脂肪组织。

较粗的神经与血管分支循行在贴近软骨的皮下组织中，越接近表皮，分支越细。

当神经入耳之后，会贴近软骨循行，越接近皮肤，分布于软骨上的神经分支便越细，并于表层皮肤中形成深浅神经丛，以游离神经末梢及其他型末梢而终。耳甲艇、耳甲腔、三角窝处神经分布较密，神经较细。耳轮脚起始部及外耳道的神经较粗，在耳轮附近软骨边缘的皮下组织中，神经环绕着软骨边缘分布。

在耳肌和肌腱当中存在着单纯型以及复杂型丛状感觉神经末梢、高尔基腱器官、露菲尼样末梢及肌梭等。

（2）耳郭的肌肉

耳郭的肌肉主要包括两类，那便是附着于耳软骨之间的耳内肌与附着于耳郭和颅骨之间的耳外肌。

耳内肌包括耳轮大肌、耳轮小肌、耳屏肌、对耳屏肌、耳横肌和耳郭斜肌。

耳外肌包括耳轮上肌、耳后肌和耳前肌。

在人类当中，除去少数人的耳外肌尚有能使耳郭转动的收缩作用之外，大多数人的耳外肌都已经退化，附着在上耳根穴等部位。

（3）耳郭的软骨

在整个耳郭当中，除去耳垂之外，其余的部分均是由软骨支撑着的。

2. 耳郭的神经分布

耳朵并不仅仅是一个简单的位听器官，同时它的神经支配也还非常丰富，这其中有的来自脊神经颈丛的耳大神经和枕小神经；有的来自脑神经的耳颞神经、面神经、舌咽神经、迷走神经以及随颈外动脉而来的交感神经。

（1）分布于耳郭前面的神经

耳大神经、枕小神经、耳后神经（面神经的耳支）、迷走神经都分布于耳郭的前面。

其中耳大神经分布于耳垂、耳轮、耳舟、对耳轮、对耳屏以及耳甲艇、耳甲腔和三角窝的外侧部。

枕小神经分布于耳轮的上缘，耳颞神经分布于耳屏、耳轮脚以及耳垂、耳甲艇和三角窝的内侧部。

耳后神经和迷走神经分布于耳甲艇、耳甲腔和三角窝等处。

（2）分布于耳郭背面的神经

枕小神经、迷走神经耳支，耳后神经等则位于耳郭的背面。

枕小神经起自颈丛，沿着胸锁乳突肌后缘上升，发出耳前支和穿支分布于耳郭前面的耳轮、耳舟的上部、对耳轮上脚和三角窝一部分，耳后支分布于耳郭后面上缘中点走处，转折上行于肌层的表面，在耳垂高度分成耳前支和耳后支。

迷走神经耳支是该节中假单极神经元的周围突，起自颈静脉神经节，自节发出后前行，经颈静脉窝外侧壁，进入颞骨面神经管中，与面神经干汇合，出茎乳孔后，离开面神经干，沿耳郭后沟贴乳突骨面上行，发出一些小支，分布于耳郭后面降压沟等处，并发穿支至耳郭前面。

耳后神经在面神经出茎乳孔后发出，沿耳郭后沟上行，在耳后发出耳后支支配耳后肌和枕肌，另外也发前穿支至耳郭前面。过耳郭软骨，分布于耳甲艇、耳甲腔、外耳道耳轮脚及三角窝等处。舌咽神经与迷走神经间有吻合支，其纤维随迷走神经分布。

3. 耳郭的血管分布

（1）动脉

分布在耳郭部位的动脉全部都是颈外动脉的分支，主要有颞浅动脉和耳后动脉。

颞浅动脉在外耳门前方部位，颞浅动脉分出了下、中、上 3 支，主要供应耳郭前面。

耳后动脉是从下耳根沿着耳郭的背面上行的，在这个部位分出了下、中、上 3 支，主要供应耳郭背面。

颞浅动脉、耳后动脉、枕动脉之间有较大的吻合支相连。

动脉血管都是由耳根部和外耳道附近向耳轮周缘分支。因此，正常人的耳穴皮肤温度离耳根越近便越高。

（2）静脉

耳郭的静脉均自耳郭的浅层前面发起，最后汇成了 2 ~ 3 支较大的静脉。

耳郭前的静脉位于动脉浅面，较为细小，在三角窝等处形成了静脉网。有许多耳前静脉直接前行，汇入颞浅静脉；耳轮、对耳轮、耳舟和耳垂的静脉支汇成一大支，即耳后静脉耳前支，于对耳轮下端绕过软骨下缘至耳郭后面，注入耳后静脉；耳郭后面的静脉合成 3~5 条耳后支，从边缘大致横行走向耳根部，汇入耳后静脉。

3. 耳郭的淋巴分布

淋巴在耳郭部位分布得较为丰富，多呈网状，流注于耳郭周围的淋巴结，根据其流向分前组、后组和下组，3 组淋巴结均汇入颈上淋巴结。

（1）耳郭前面及耳道上壁的淋巴为前组，汇集流入耳前淋巴结和腮腺淋巴结。

（2）耳郭后面的淋巴为后组，汇集流入耳后淋巴结和乳突淋巴结。

（3）耳垂、外耳道下壁淋巴结为下组，汇集流入耳后淋巴结。

耳郭的结构名称和方位术语

在学习按摩的过程当中，有时候可能会出现一些耳郭结构名称和方位术语，如果不是专业人员，可能不太清楚这些名称和方位术语的含义，这样势必会影响到学习的进程。接下来，便向大家介绍一下与耳郭有关的结构名称和方位术语。

1. 耳郭正面结构

耳轮：耳郭卷起的游离部分。

耳轮结节：耳轮后上部的膨大部分。

耳轮尾：耳轮向下移行于耳垂的部分。

耳轮脚：耳轮深入耳甲的部分。

对耳轮：与耳轮相对呈“Y”字形的隆起部，由对耳轮体、对耳轮上脚和对耳轮下脚 3 部分组成。

对耳轮体：对耳轮下部呈上下走向的主体部分。

对耳轮上脚：对耳轮向上分支的部分。

对耳轮下脚：对耳轮向前分支的部分。

三角窝：对耳轮上脚、对耳轮下脚与相应耳轮之间的三角形凹窝。

耳舟：耳轮与对耳轮之间的凹沟。

耳屏：耳郭前方呈瓣状的隆起。

对耳屏：耳垂上部对耳轮下部弯曲向前方的隆起处，前与耳屏相对。

屏间切迹：耳屏和对耳屏之间的凹陷处。

轮屏切迹：对耳轮和对耳屏之间的凹陷处。

耳垂：耳郭下部无软骨的部分。

耳甲腔：耳轮脚以下的耳甲部。

耳甲艇：耳轮脚以上的耳甲部。

屏上切迹：耳屏上缘与耳轮脚之间的凹陷。

外耳门：耳甲腔前方的孔窍。

2. 耳郭背面结构

耳郭背面：耳郭背面的平坦部分。

耳轮尾背面：耳轮尾背部的平坦部分。

耳垂背面：耳垂背面的平坦部分。

耳舟隆起：耳舟在耳背呈现的隆起。

三角窝隆起：三角窝在耳背呈现的隆起。

耳甲艇隆起：耳甲艇在耳背呈现的隆起。

耳甲腔隆起：耳甲腔在耳背呈现的隆起。

对耳轮上脚沟：对耳轮上脚沟在耳背呈现的凹沟。

对耳轮下脚沟：对耳轮下脚沟在耳背呈现的凹沟。

对耳轮沟：对耳轮体在耳背呈现的凹沟。

耳轮脚沟：耳轮脚在耳背呈现的凹沟，很多人此沟不明显。

对耳屏沟：对耳屏在耳背呈现的凹沟。

3. 耳郭方位术语

耳郭正面：是指耳郭的前面，即凹面。

耳郭背面：是指耳郭的背面，即凸面。

前方：是指耳郭近面颊的一侧。

后方：是指耳郭近枕项的一侧。

上方：是指耳郭近头顶的一侧。

下方：是指耳郭近足底的一侧。

内侧：是指耳郭近正中矢状面的一侧及耳轮、耳屏、对耳屏的隐蔽侧。

外侧：是指耳郭远离正中矢状面的一侧。

耳穴疗法的起源与历史

耳穴诊疗方法起源于中国，是中国的传统疗法，长期以来在我国都广为流传，因为其经过了几千年的发展和不断完善，且具有显著的疗效，所以，正在逐渐受到国际社会的广泛认可和关注。

成书于两千多年以前春秋战国时期的《黄帝内经》中，就有对通过耳诊治疗疾病方法的记载。到了唐代逐渐出现了耳针疗法，名医孙思邈在他的著作中记载了耳与内脏的对应关系及针灸耳穴治病的方法。明清时期在耳部诊疗取穴方面有了进一步发展，清代作品《厘正按摩要术》中绘制了最早的耳背穴图谱。

耳穴诊疗成为一门新学科，在基础理论和实际应用方面都产生飞速发展是在 1949 年之后。1957 年法国医学博士诺吉尔发表了通过自己实践绘制出的第一幅载有 42 个耳穴、形如倒置胎儿的《耳针治疗点图》，也是当时世界认可度最高的耳穴图。此后在验证诺吉尔绘制的耳穴的同时，国内不断有新的耳穴和耳部刺激点的提出。到 20 世纪 60 年代，中国耳穴发展到近 100 个。

随着不断地发展和完善，耳穴诊疗不仅是在穴位定位以及命名上存在了，在治疗的刺激方法上也开始不断地发展和丰富起来，目前常用的方法已有许多种。例如，耳针疗法、按摩疗法、间接刺激法、点刺放血疗法以及耳穴压丸法等。

《东医宝鉴》中有记载道：“以手摩耳轮不拘次数，此所谓修其城郭补其肾气以防聋聩。”《千金翼方》中记载：“清旦初以左右摩交耳、从头上挽两耳又引发，则面气疏通，如此者令人头不白耳不聋。”

目前，已经有超过 100 个的国家开始采用耳穴疗法，在中国，耳穴疗法更是得到了广泛的应用，其治疗的病症已经达到了 200 多种，并且涉及内科、外科、妇科、儿科等多种科目。

从整个耳穴诊疗的发展着眼进行分析，可以看出这是一门有着悠久历史、在近几十年来得到了迅速发展、治疗范围很广、疗效十分显著且值得我们大力发扬和推崇的医疗保健学科。古人通过长期的实践总结发现，耳与人体的经络、脏腑有着非常密切的联系。

耳朵同经络之间是有着密切关系的，早在2000年前的《阴阳十一脉灸经》中就有了关于“耳脉”的记录，对耳与经脉、经别、经筋的关系做了较详细地阐述。手太阳、手足少阳、手阳明等经脉、经别都入耳中，足阳明、足太阳的经脉则分别上耳前至耳上角。六阴经虽不直接入耳，但都通过经别与阳经相合，而与耳相联系。因此，十二经脉都直接或间接上达于耳。

奇经八脉中的阴跷脉、阳跷脉在并入耳部之后，阳维脉循头入耳。所以，《灵枢·口问》说：“耳者，宗脉之所聚也。”

耳朵还与脏腑有着密切的关系，据《黄帝内经》《难经》等书记载，耳与五脏均有生理功能上的联系。如《灵枢·脉度》说：“肾气通于耳，肾和则耳能闻五音矣。”《难经·四十一难》说：“肺主声，令耳闻声。”后世医家在论述耳与脏腑的关系时更为详细，如《证治准绳》说：“肾为耳窍之主，心为耳窍之客。”《厘正按摩要术》曰：“耳珠属肾，耳轮属脾，耳上轮属心，耳皮肉属肺，耳背玉楼属肝。”进一步将耳郭分为心、肝、脾、肺、肾五部，说明耳与脏腑在生理功能上是息息相关的。人体的内脏或躯体发病时，往往在耳郭的相应部位出现压痛敏感、皮肤电特异性改变和变形、变色等反应。参考这些现象来诊断疾病，并通过和刺激这些部位可以防治疾病。由此可见，耳无论从生理方面还是病理方面，都与五脏、六腑及人体各部之间息息相关。

此外，从中医整体观念和全息医学思维的角度出发进行考虑，耳与整个人体之间是有着部分同整体间的对应关系和全息统一性的。

可以代替手的耳部刺激方法

由于耳部治疗范围极小，用手直接按摩往往达不到对症治疗的效果，故最常见的按摩方式就是压豆，这种方法使用起来非常简单，却能带来意想不到的效果，有时甚至会超过传统针灸的方法。无论是在国内还是国外，耳穴的压豆法都已经被认为是一种神奇的治疗方法。

中医的理论强调天人合一，总是通过调理人体自身的阴阳和谐来达到治病固本的效果。耳穴压豆就是通过反射的原理，使身体的内部受到刺激，这样从最根本的地方让人体自身产生修复的作用，相应地使疾病慢慢地削弱，有害物质也就慢慢地减少，从而达到内病外治的效果。这种方法强调的就是身体的自身调整，既不会有毒副作用也不会发生误治，因为即便是刺激到了正常的反射区，也不过是帮助内部的脏器更加健康。所以对于身体无论是内是外的病症都可以通过耳穴的压豆方法进行，这种绿色的疗法绝对是中医上应当首先推崇的。

首先，对于耳穴的压豆法来有个初步的认识，什么叫压豆法，就是指选用质硬而光滑的小粒药物种子或药丸等贴压耳穴以防治疾病的方法，又称为压子法、压丸法，是在耳毫针、埋针治病的基础上产生的一种简易方法。不仅能收到毫针、埋针同样的疗效，而且安全、无创、无痛，且能起到持续刺激的作用。

千万不要小看这小小的豆，压在耳部就是对于疾病的特效药。由于耳朵的反射区广泛，而平时又基本不会受到什么刺激，所以耳朵的反射疗法无论什么人都会感到效果显著。当然用压豆的方式也就越来越被接受。而且在一些重要的地方，还可以在耳前耳后分别压豆，这样就形成了对应的强效刺激，当然效果也就翻倍了。

其实耳穴的压豆没有任何神秘难以掌握的地方，如果多多地进行了解，然后实际的操作，通过对耳朵的反射刺激，就能使身体的疾病得到控制。时间长久，治愈哪种疾病也不难办到了。而且，压豆的方法适用于治疗各种病症，所以对于老人、儿童、怕痛的患者以及需长期进行耳穴刺激的情况都可以使用。还有就是，这种压豆法所用的材料非常随意，完全可以因地制宜，植物种子、药物种子、药丸等，凡是表面光滑、质硬、无副作用的都可以选用，只要能适合贴压穴位面积大小的就是符合条件的，例如王不留行子、油菜籽、莱菔子、六神丸、喉症丸、绿豆、小米等。

选好植物药物种子或小药丸之后。先在耳朵局部消毒，这样既可以保持卫生，还能让药豆固定得更加牢固。将药豆放在半厘米见方大小的胶布中央，然后就可以贴敷于相应的耳穴上。并要给予适当的按压，使耳朵有发热、胀痛感这样的效果是最佳的。一般每次只贴压一侧耳穴，两侧耳朵轮流贴压，1周的时间左右各1次，当然想要效果强一些也可两耳同时贴压。

在耳穴贴压期间，要每天自行按压数次，每次按压1分钟左右。使用此法时，外耳局部有炎症、冻疮时不要贴压；如果出现对胶布过敏，可缩短贴压时间并加压肾上腺反射区和风溪穴，也可改用对穴位直接刺激的按压法；按压时，不要大力地揉搓，以免皮肤溃破，造成感染。

实际上耳穴压豆的治疗方法对大多数人都会很快地起效，作用效果明显。所以对于一些常见疾病都可以采用耳穴压豆的治疗，但是一般要坚持一段的时间，这样才能保持内病外治的持续作用。如果仅仅是短暂地使用，那么从全息反射的角度看，这是不能直达病灶起作用的。

耳穴疗法是一种绿色疗法

绿色、环保逐渐成了当今社会所推崇的元素，治疗疾病当然也不例外，同样应该追求一个绿色、自然的方法。经过很长时间的实践，很多医家都总结出了在众多的耳穴疗法中，压豆法是一种既简单，又方便、安全、没有副作用的疗效显著的方法，因此会经常作为养生健身的方法使用。而现代研究又表明，耳穴在美容、戒烟、戒毒、减肥、止痛以及过敏性疾病等很多方面应用都非常广泛。那么作为一种这么好的方法，耳穴压豆法到底具有哪些优势呢?

1. 绿色安全，没有毒副作用

耳穴压豆的安全可靠就在于它没有任何的副作用。唯一的“副作用”就是有点痛，在治疗最初期，耳穴的反应点较为敏感，贴压后可能会感到比较痛。有些人，在前几天可能会因此而睡不着。这种情况一般只维持几天左右，随着身体的调理，痛感就会越来越轻。

2. 比针刺方便

传统的针刺疗法，除了需要专业知识和熟练的技术之外，还需要符合一定要求的环境才可以取得疗效，并且有很多人都对毫针的刺激有不小的惧怕。而耳穴压豆，每个人都可以做到。选穴贴上磁珠或王不留行子后，可以每天自己按压，或者在发病时加强按压达到缓解的目的。如果在心理上能够更好地接受一种方法的话，那么取得的效果也会相应地加倍。

3. 疗效独特且持久

耳穴压豆可以消炎、解毒、泻火，又可以补虚、升阳、止痛和麻醉，同时还具有抗过敏、止晕、抗休克、复苏等功效。所以说耳穴的作用是一种综合的效果，这是任何一种药物和方法都无法比拟的。此外，耳穴压豆在改善微循环、松弛肌肉痉挛、降血脂、抗抑郁、戒烟戒毒、减肥、增强免疫力、改善视力、治疗痛经和一切过敏性疾病中都具有独特的效果，又能够补充针灸的不足。

4. 能治病也能防病

利用刺激耳朵来防病的历史比针灸的出现还要早，最少也有三千多年了。在民间早就有按摩耳轮以补肾气防衰老、防止耳聋和耳鸣的做法。女性穿耳戴耳环，除了美观之外，更可以防治眼病，因为戴耳环的位置就是眼的反射点。近年来随着对耳穴的深入研究发现，在预防疾病的方面耳穴具有突出的效果，应用也很方便，如出门乘车乘船先进行耳穴压豆就可以防止晕车、晕船。在输血和输液方面，事前做了耳穴治疗，异常的反应就会大为减轻。

5. 耳穴美容效果好

现代耳穴的最大作用实际上是在美容的方面上。由于越来越多的女性都开始经常进行美容了，且不要说不正规的美容方法会对人产生不良作用，就是大多的美容问题其根本原因也是在身体内部，譬如便秘引致脸上长暗疮，并且反复出现。耳穴压豆具有良好的美容效果，能够综合改善体内循环，调整内分泌。这样才能由内而外地散发美丽的气息，令人身心健康，神采飞扬。这一切都会表现在脸上和身体的整体情况上。

耳穴疗法既可以治疗疾病，也可以预防疾病，人们甚至可以直接通过对耳部进行观察而找出没有表现出来的疾病。所以耳穴可以说是一种方便而又简单的养生健身手段。具备这么多的特色可以说耳穴当之无愧会成为各种人群都适用的自然疗法。

耳部取穴也要遵循原则

用耳穴治病时要遵循一定的原则，取穴的正确与否直接关系到疾病的疗效当疾病确诊后，用哪些耳穴进行治疗，根据什么原则选择穴位，这是首先要解决的问题。

采用耳穴治病时，要在全面了解病史的基础上，分清疾病的主次，恰当地进行取穴，可根据相应部位、经络学说、脏腑辨证、现代医学理论和临床经验的原则来取穴。

1. 根据相应部位取穴

当机体患病时，在耳郭的相应部位上有一定的敏感点，它便是本病的首选穴位。如胃病取耳穴“胃”，肩关节周围炎取“肩”穴，胆囊炎取“胰胆”穴等。这种取穴方法，是应用耳穴治疗疾病时最基本、最重要的方法。许多疼痛性疾病、急性病，患病部位的相应耳穴，绝大多数可以找到敏感点，刺激这些敏感点，往往可以获得立刻缓解甚至消除病痛的效果。

2. 根据经络学说取穴

也就是根据十二经脉循行和其病候选取穴位，分为循经取穴和经络病候取穴。

（1）循经取穴是根据经络的循行部位取穴，如坐骨神经痛（后支），其部位属足太阳膀胱经的循行部位，即取耳穴的“膀胱”穴治疗，又如臂之外侧痛，其部位属于少阳三焦经的循行部位，取耳穴“三焦”穴治疗，面三焦穴的发现和命名也是这样来的，再如偏头痛，其部位属足少阳胆经的循行部位，故取“胰胆”穴来治疗。

（2）按经络病候取穴是根据经络之“是动病”和“所生病”的病候来取穴。

“是动病”是经脉病候的一类，其病主要由经脉传来，非本脏腑所生，故名“是动”。“是动病”包括：①经脉循行径路的病症，如手阳明大肠经，“是动则病齿痛颈肿”。②经脉经气变动引致所经络脏腑的病症，如手太阴肺经“是动则病肺胀满，嘭嘭而喘咳”，又如足少阴肾经从肾上贯肝膈，入肺中，“是动则病咳唾则有血，喝喝而喘”。

“所生病”是经脉病候的另一类，其病一般由本脏腑所生，并非经脉传来，故名“所生”。“所生病”包括：①经脉所络属脏腑本身的病症，如手太阴肺经，“是主肺所生病者，咳。上气喘渴，烦心胸满”。②脏腑病延及所属经脉，反映在经脉据行路径的病症，如手太阴肺经所生病还有“臑臂内前廉痛、厥，掌中热”。

3. 根据脏腑辨证取穴

根据中医脏腑学说，肝与胆，心与小肠，肾与膀胱，脾与胃互为表里，因而肝病又取胆穴，心脏病取小肠穴，肠炎取肺穴。根据肝开窍于目，心开窍于舌，脾开窍于口（唇），肺开窍于鼻，肾开窍于耳的中医理论，因而眼病又取肝穴，中耳炎取肾穴，鼻炎取肺穴。根据肝主筋，心主血，脾主肌肉，肺主皮毛，肾主骨的理论，因而皮肤病又取肺穴，骨科病取肾穴，肌肉病又取脾穴。因此根据脏腑学说的理论，可以按各脏腑的生理功能和病理反应进行辨证取穴。例如，脏腑学说认为“心主神明”，故“心”穴可以用于治疗失眠、神经官能症、癔症等；又如治疗皮肤病，脏腑学说认为“肺主皮毛”，故取“肺”穴治疗各种皮肤病；又如治疗脱发，脏腑学说认为“肾其华在发”，故可取“肾”穴来治疗脱发；再如治疗心血管疾病时，脏腑学说认为“心与小肠机表里”，除取“心”穴外，再取“小肠”穴往往能取得满意的效果。

4. 根据现代医学理论取穴

耳穴中有许多穴位，如交感、皮质下、肾上腺、内分泌等，是根据现代医学理论命名的，这些穴位的功能与现代医学的理论是一致的。如交感穴是现代研究发现此穴有近似交感神经和副交感神经的作用而命名的，有调节自主神经的功能，因而内脏病痛要取交感穴；皮质下穴有调节大脑皮层的功能，因而神经系统的病症要取皮质下穴；又如肾上腺穴，是现代研究发现此穴有近似肾上腺的功能而命名的。因此，必须用现代医学的理论来理解和运用这些耳穴，如胃肠疾患与自主神经系统有关，可取“交感”穴；又如肾上腺所分泌的激素有抗过敏、抗炎、抗风湿等作用，可取“肾上腺”穴来抗过敏、抗炎、抗风湿等。

5. 根据临床经验取穴

通过大量临床实践，总结了治疗疾病的有效耳穴，可以取而用之。如眼穴、肝穴、脾穴能治疗睑腺炎；神门穴、皮质下穴、热穴及相应部位（如踝关节扭伤，相应部位的耳穴是踝），能治疗扭伤；颈椎穴、颈穴、神门穴、外生殖器穴能治疗落枕；枕穴、额穴、枕小神经穴、神门穴、皮质下穴能治疗头痛。

耳穴探测和耳压治疗方法

人体有病时，往往会在耳郭的相应穴区内出现反应，针刺时，只有直接刺激这些反应点，才会获得较好的效果。由于各人耳郭的形状和大小不一样，故临床上使用耳穴时，不能只根据所规定的部位，还要进一步在此部位内探查出反应点的位置。这就叫耳穴探查方法。

耳穴探查可采取以下三种方法：

（1）肉眼观察法：观察耳郭上变形、变色，如鳞屑、水疱、丘疹、硬结、软骨增生、色素沉着，以及血管的形状、颜色变异等。

（2）压痛点探查法：用弹簧探针或毫针柄，以均匀的压力，在耳郭相应部位，由中央向周围、自上而下、自外而内的探压，最痛的敏感点就是要找的穴位。

（3）电测定法：采用目前常用的测定皮肤电阻的“良导点测定仪”，测定耳穴的电阻，电阻低的耳穴可通过指示灯、音响、仪表反映出来，即是要找的穴位。

耳穴探查以压痛法探查耳穴压痛为主，耳穴虽然不大，但有一定的区域，当人体患病时，敏感点通常不是一个穴位的整个区域，而是这个区域中的一个点，所以耳穴取穴不能机械地按照解剖部位定位取穴，而是要在该耳穴的区域内探查压痛阳性反应点，这是耳穴准确定位的重要步骤。

耳穴探查用到的工具为金属或木质探针，探头端圆钝，直径1.5~2毫米。探查前，首先要确定耳穴探查的区域。耳穴探查的区域包括与疾病相关的耳穴区及望诊观察到的阳性反应区。与疾病相关的耳穴区包括：

（1）与疾病相关的耳穴区，如胃病反映在胃穴，目病在眼穴，肩臂在肩关节穴。

（2）与中医证候相关的耳穴区，如骨痹、耳鸣等，因肾主骨，开窍于耳，因此反映在肾穴；偏头痛属足少阳胆经的循行部位，故反映在胆穴。

（3）与现代医学理论相关的耳穴区，如月经不调反映在内分泌穴，消化道溃疡反映在皮质下、交感穴等。

（4）望诊观察到的阳性反应区，指用肉眼在自然光下，观察耳穴部有无变形、变色、丘疹、脱屑、结节、充血、凹陷、水疱等阳性反应。

探查时，采用压痛法在上述耳穴探查区域用探针以轻、慢而均匀的压力寻找压痛敏感点，嘱患者感受到明显压痛处及时告知或医者根据患者蹙眉反应做出判断，这些压痛敏感点就是耳压治疗准确的耳穴刺激点。

耳压治疗一般采用小颗粒的植物种子，如王不留行子、油菜籽、白芥子、绿豆等，将其置于0.5~0.8厘米见方的胶布中，准确地贴敷在耳穴上，给予适度的揉、按、捏、压，使其产生酸、麻、胀、痛等刺激效应，以达到治病保健的作用。

根据经络学说，十二经络都与耳部有直接联系。因此，当人体发生疾病时，耳壳的相应区域便出现一定的反应点。耳压疗法就是在这些反应点上进行按压，以达到治疗疾病的目的。耳压疗法具有适应证广，奏效迅速，副作用少等特点。

耳压治疗的操作步骤为：在选用耳穴部位进行擦拭消毒，将王不留行子黏附在0.5~0.8厘米见方的胶布中央，用镊子夹住贴敷于耳穴上，并给予适当按压，使耳郭有发热、胀痛感（即得气）。双侧耳穴轮流使用，2~3日换一次。

常用耳压方法包括强刺激按压法和弱刺激按压法：

（1）强刺激按压法

操作时，垂直按压耳穴上的药丸，直至出现沉、重、胀、痛感，每穴按压1分钟左右，如有必要，每穴重复操作2~3遍，每天3~5次。本法适用于实证、年轻力壮者，对内脏痉挛性疼痛、躯体疼痛及急慢性炎症有较好的镇痛消炎作用。

（2）弱刺激按压法

操作时，一压一松的垂直按压耳穴上的药丸，以感到涨、酸、轻微刺痛为度，每次压3秒，停3秒。每次每穴按压2分钟左右，每天3~5次。本法是一种弱刺激手法，不宜用力过重，适用于各种虚证、久病体弱、年老体衰及耳穴敏感者。

看一看，找出耳中的健康地图

当人体出现患病的时候，耳朵便会出现一些不同寻常的反应，从而发出疾病的信号，比如说肾气衰退时便会引起耳聋、耳鸣等症状，动脉硬化的人也是通常先发生耳聋。耳朵还与人的寿命有关，耳朵垂上没有皱褶、听力好的人寿命一般比较长，耳朵垂上有皱褶、听力差的人寿命一般比较短。当患者患病时，他的耳朵所发出的信号通常是痛阈值降低，色泽、形态改变等，这些信号都是辅助诊断的依据，同时发出信号的部位也是可以产生效果的刺激点。

通过对耳朵的变化进行观察，可以尽早发现隐藏在体内的疾病，从而做到防患于未然。

在观察耳朵时，尽量保持双眼平视，用拇食和食指捏住耳郭，对准光线，由上而下，自内向外，顺着各个部位仔细地观察。发现有可疑阳性反应物存在的耳穴后，用手指顶起，或者用探棒对其上下左右触诊，仔细辨别反应物的位置、性质、颜色，并将双耳进行对照。

那么，如何通过观察和摸触耳朵来判断疾病呢，这些异常的反应向我们提示了哪些身体的疾病信息呢？

1. 耳朵的变色

（1）红色：有淡红、鲜红、绛红、暗红之分。如果耳朵的颜色为淡红色，则常是疾病的初期或者恢复期，表示热毒比较轻；如果耳朵是鲜红色，则说明疾病的热势比较盛，有继续发展的趋势；如果为绛红色，则表示热毒俱盛，蕴毒较深，血络已经受伤；暗红见于病史比较长的慢性病，热毒虽然不是很厉害，但是瘀阻比较明显。一般来讲，红色基本上见于热证，由淡红、鲜红、绛红到暗红反映了疾病由轻到重发展过程的不同阶段，如果治疗得当，则可以由暗红向淡红转化，直至恢复到正常颜色。

有的时候，耳朵在变成红色的同时还出现了点状、片状和中心白、周围红等不同情况，一般说来，点状者患病比较轻，片状者较重，中心白、周围红者则多得的是慢性病。

（2）白色：有淡白、苍白、灰白和中白外红之分。如果耳朵的颜色为白色，则多是虚寒证、慢性病。如果是淡白色，则多是气血不足，脏腑之气虚弱，抗病能力低下；苍白色多是由于身体虚弱而受寒邪，或由于惊吓而患病；若为灰白色，则提示气血枯竭，阳气衰微，病情严重，已经到达了难以恢复的程度。

（3）灰色：有淡灰、暗灰和灰黑之分。灰色也是热性病的标志，从淡灰到灰黑，提示热由轻到重；如果耳朵为黑色而且干枯，则说明热毒太过严重，病情比较严重；如果耳朵为黑色而又湿润的话，则提示体内有寒湿。灰色提示身体患有慢性病，也可提示体内有肿瘤病变。

（4）青紫色：青紫色多见于惊证和瘀证，如果青紫色在耳朵上的某个部位固定不移，而且长时间不变色，则多为肿瘤或其他器质性病变。

如果耳朵颜色的深浅、形态、位置常有变化，则身体所患疾病通常比较轻浅，属于功能性疾病，容易治疗；如果耳朵颜色的深浅、形态、位置经久不变，则提示患病已经很久而且比较严重，属于器质性病变，治疗会比较慢而且比较难。压之褪色的话，提示病程比较短，压之不褪色的话，则提示病程较长。

在耳朵所有的异常反应当中，变色大约占了一半。变色反映的疾病较广泛，常见于外感、肺炎、咽炎、心肌炎、胃炎、肠炎、消化性溃疡、阑尾炎、肝炎、肾炎、关节炎、高血压病、月经不调及附件炎等多种疾病。

2. 变形

隆起：有结节状、链珠状和条索状等不同形状。隆起性变形多提示脏腑组织有较长时间的瘀结，属实证。

凹陷：有点状、圆圈状或条索状，线状等不同形状。凹陷形变多提示脏腑有较长时间的虚衰性病变，多为气虚或血虚。

观察变形还应该注意变形的大小、润枯、颜色等。一般形大者病变范围较大，形小者病变范围亦小；病轻浅，未伤津者色润，病深重，津已伤者色枯；色红者病在活动期，色淡者病情较稳定，色白者病在虚衰阶段。

变形反应常见于慢性器质性疾病。常见的疾病有肝大、脾大、肝硬化、良性或恶性肿瘤、甲状腺肿大、慢性扁桃体炎、乳腺增生、慢性胃炎、慢性胆囊炎、胆石症、胃下垂、先天性心脏病、肥大性脊椎炎等。

3. 丘疹

耳穴部位呈点状隆起高于周围皮肤。以形状分有点状丘疹和水疱样丘疹，以颜色分有红色丘疹、白色丘疹和灰色丘疹等。丘疹多反映常见的急性或慢性器质性病变、过敏性疾病和皮肤病等。

4. 血管变化

耳穴血管反应，常见的有血管充盈、血管扩张、呈圆圈状或条索状，色红或紫或暗红。血管变化常见于心、脑血管疾病，急性炎症和出血性疾病。如冠心病、心肌梗死、高血压、出血性紫癜、泌尿系血管瘤、支气管扩张等。

5. 脱屑

脱屑多为白色糠皮样或者鳞片状，不易擦去。或者是干燥脱屑，或者是脂溢性脱屑。脱屑常见于皮肤病、吸收功能低下、带下以及内分泌功能失调类的疾病。

6. 光泽

耳穴部位有明显的反光感。多见于急性病或慢性病的发作期。

观察耳朵时有些事项要注意

在对耳朵进行观察时，也是有一些需要注意的问题的，一定要对这些问题做到心中有数，才不会出现错误的操作和判断，从而更加有利于防病、治病。具体来讲，共有五点注意事项。

第一点：要注意个体的差异。

一般情况下，老人和从事露天作业的人，耳郭皮肤的色素沉着和角化都比较明显，而婴幼儿的耳郭血管收缩却都比较清晰，很少出现色素沉着、隆起、凹陷等现象。

第二点：注意时令不同引起耳郭的不同变化。

在夏天和秋天的时候，耳郭的皮肤会比较湿润，充血也会比较明显；冬天和春天的时候，耳郭的皮肤则会变得干燥，颜色也大多为苍白色，并且还会出现较多的脱屑。

第三点：注意在视诊前切忌洗擦揉搓耳朵。

如果在耳郭凹陷处出现了污垢的话，可以使用干棉球沿同一方向轻轻地进行擦拭，直到将污垢拭净，以免消除阳性反应物，影响视诊的准确性。

第四点：耳郭采光应该取正面位置，并且以自然光线为宜。

在自然光线下，采取正面的位置进行视诊最为适宜，如果是夜间视诊或者病人病得严重，不能自我进行正面视诊的话，则可以借助采光工具的帮助。

第五点：视诊时要力求排除假象。

常见的假象有色素沉着、痣、疣、小脓疱、冻伤或者外伤疤痕等。如果遇到这种情况无法确诊时，可以结合运用其他耳穴诊断方法。

摸一摸，发现耳中的健康宣言

当发现耳部有隆起、结节以及条索状物等反应物时，可以用手指进行触摸，或者用探棒进行推按，这样就可以确定反应点的硬度、活动度、形状以及大小等，从而有助于对疾病进行判断。

摸触耳朵一般采用探笔、探棒或手指进行按压或触摸，寻找痛觉敏感点或形态改变的地方。方法是：用一定的压力按压耳郭各个反射区，观察痛觉反应，比较各个穴位、区域、点的触压疼痛敏感的程度。用压痛法在耳轮脚周围、肿瘤特异区和三角窝探查点时，还可运用划动法，即用一定的压力，均匀地在被测部位滑动。

那么具体在摸耳朵的时候要注意什么，不同的症状又意味着什么呢？

1. 压痛表现

在对耳朵具体部位触压时，一般都会出现疼痛、眨眼、皱眉等反应。所以这也是寻找最佳治疗点的有效方法的参考。耳穴的痛觉与情绪有关，心情不舒畅，或过于激动时，痛觉敏感度也下降，个别敏感体质的人敏感度会较强，但只要用力均匀，仔细比较，都能找到敏感度相对高的耳穴。

2. 耳部的改变

隆起：隆起具有各种不同的形态，显示着不同类型的疾病。其中点状隆起多见于头痛、气管炎等。片状隆起多见于腰腿痛、腰肌劳损、慢性胃炎、慢性阑尾炎、偏正头痛、肠功能紊乱等。条片状隆起多见于肌纤维组织炎、腰肌劳损、慢性胆囊炎、附件炎、便秘等。条索状隆起多见于子宫肌瘤、消化性溃疡、冠心病、心动过速、痔疮、气管炎、脊椎增生、外伤性关节炎等。圆形结节多见于多种肿瘤疾患。软骨增生多见于肝大、脊椎增生和神经衰弱等。

凹陷：与疾病相关的耳穴可能会出现点状、片状、线状等不规则的凹陷。其中点状凹陷多见于十二指肠溃疡、肠炎、散光、缺齿等。片状凹陷多见于慢性结肠炎、溃疡病、头目眩晕等。线状凹陷又被称为耳折征，多见于耳鸣、缺齿、冠心病等。

压痕：压痕有深浅、色泽改变和压痕恢复时间的不同，以此来辨别虚证和实证。压痕浅，色白，恢复平坦慢者多为虚证，常见于贫血、缺氧、水肿、酸中毒、过敏性疾病、胃下垂、重症肌无力等；压痕深，色红，恢复平坦快者多为实证，常见于高血压、肝炎、胆系感染、阑尾炎、泌尿系感染、肺炎、胃肠炎等。

水肿：水肿一般可见于凹陷性水肿和水纹波动感。其中凹陷性水肿多见于慢性肾炎、肝硬化腹水、各种原因引起的水肿、内分泌功能紊乱，下肢静脉回流障碍等。水纹波动感多见于冠心病、心律不齐等症。

耳穴疗法需要技巧和手法

作为一种医疗和保健方法，耳郭按摩在我国长期以来广为流传。接下来，我们就向大家介绍几种实用而又便于操作的常用方法。

1. 耳郭正面按摩法

患者先将双手掌互相摩擦，直至掌心发热，然后将五指并拢向上，用双手掌轻压双耳郭，从下向上按摩耳郭正面数 10 次，以耳郭轻度发热为准。

2. 耳背按摩法

患者以双手食指或者是食指与中指的指腹，顺着耳背后的曲线，进行自上而下，再从下向上的按摩，反复按摩耳背数 10 次，以耳背出现轻度发热为准。

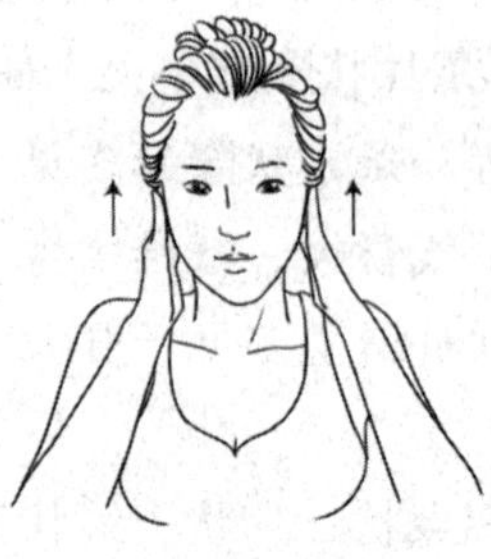

耳郭正面按摩法

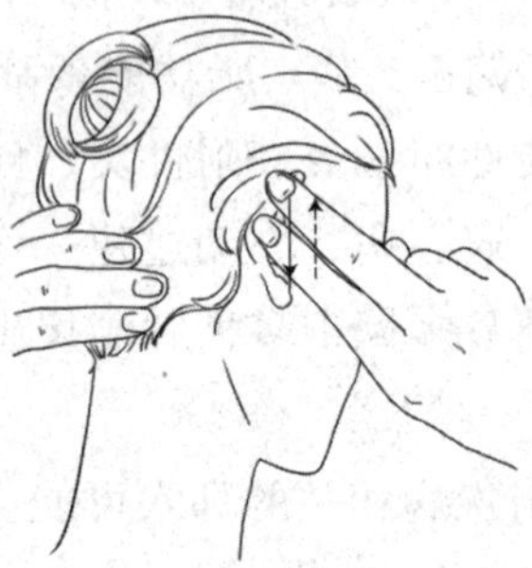

耳背按摩法

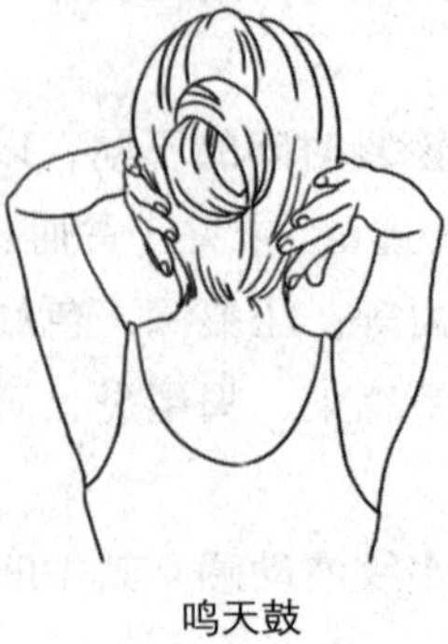

鸣天鼓

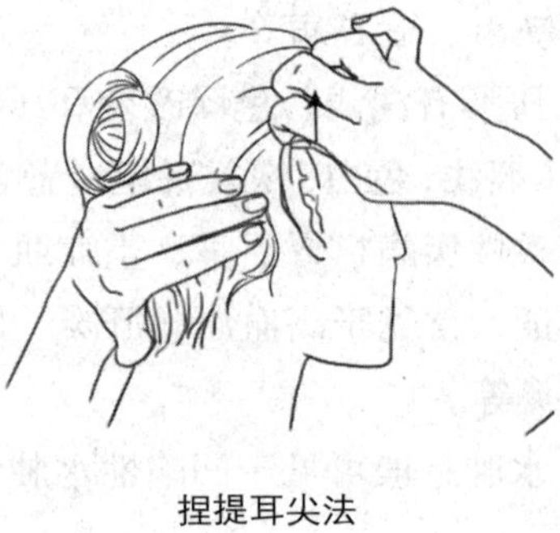

捏提耳尖法

3. 鸣天鼓

患者使用双手掌横向分按两耳，按的时候掌根向前，五指向后，以食指、中指和无名指叩击枕部 3 次，双手掌瞬间离开耳郭 1 次。

4. 捏提耳尖法

患者用双手的拇指和食指将耳尖捏住，一面进行捏揉，一面将耳尖往外摩擦牵拉，拇指、食指离开所捏部位所对应耳缘的时候，耳郭则弹回原位。如此牵拉按摩 81 次，以耳尖局部发红、发热为宜。

5. 耳垂按摩法

患者用双手拇指和食指捏住耳垂，一面捏揉，一面往外摩擦牵拉，拇指、食指离开所捏部位对应耳缘时，耳郭则弹回原位。如此牵拉按摩 8 次，以耳尖局部发红为宜。

6. 全耳按摩法

取站位或者是坐位均可。患者将双手掌摩擦至掌心发热，五指并拢向后，手掌压紧双耳，向耳后推摩至手掌离开耳轮，然后再向前拉摩，此时耳郭被压向前方，双手压摩耳背至手指离开耳轮，耳轮弹回正常位置后再重复以上动作。如此一推一拉算 1 次，连续操作数 10 次，直至全耳发热为止。

7. 捏揉法

患者使用拇指和食指的指腹部位，将耳郭的局部捏住，对称性用力进行小幅度的捏挤、提捻刺激。

8. 指腹旋摩法

患者将一只手指的指腹按压于耳郭的生理凹陷处或者是将其置于外耳门口，先进行顺时针转动按摩，再进行逆时针转动按摩，顺逆交替进行 10 多次，一顺一逆为 1 次，一般做 15~27 次。

9. 指压法

患者用指峰或者是指侧峰对耳郭部的穴位和反射区进行压按。

10. 器械辅助按压法

可以借助于顶端圆钝的笔帽、玻璃棒、木棒、棉签或是玉簪尾端等各

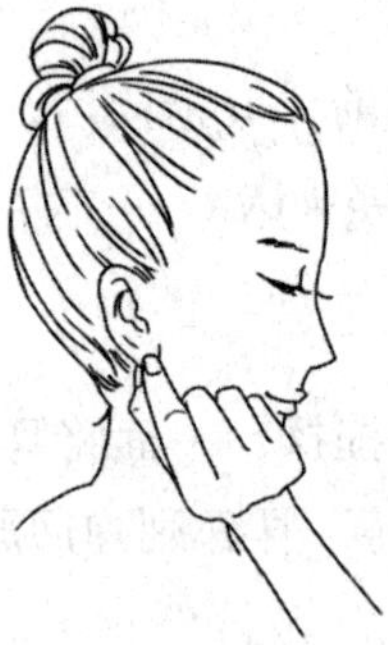

耳垂按摩法

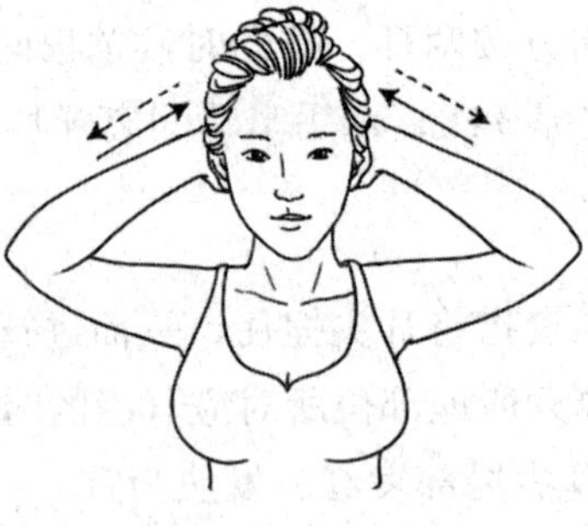

全耳按摩法

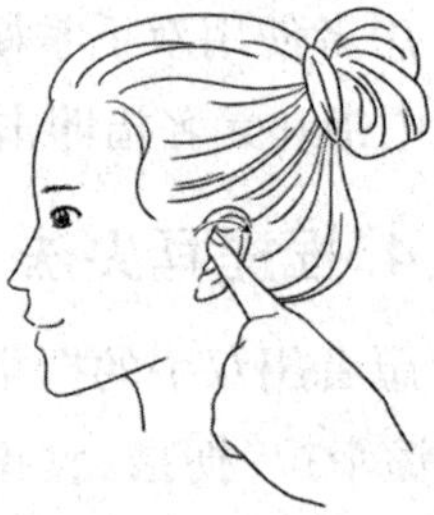

指腹旋摩法

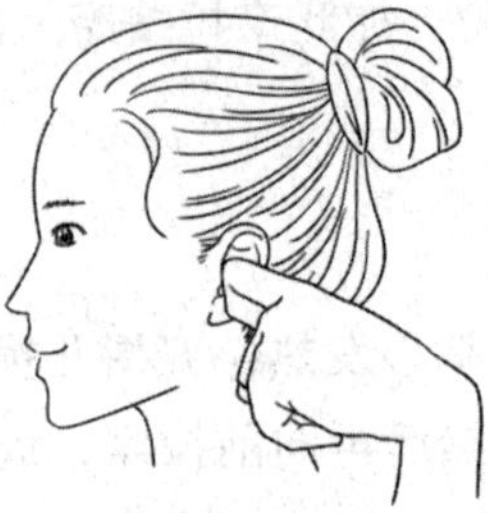

指压法

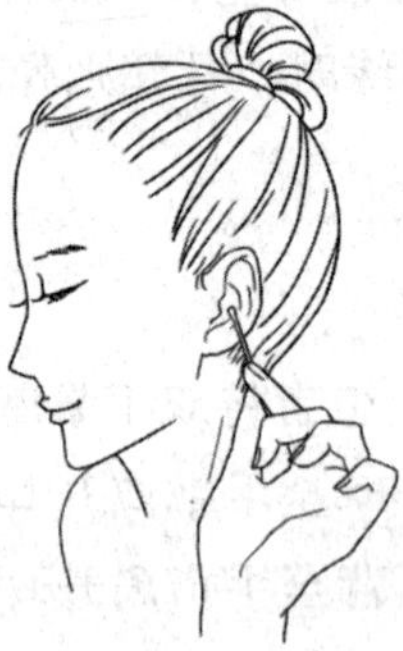

器械辅助按压法

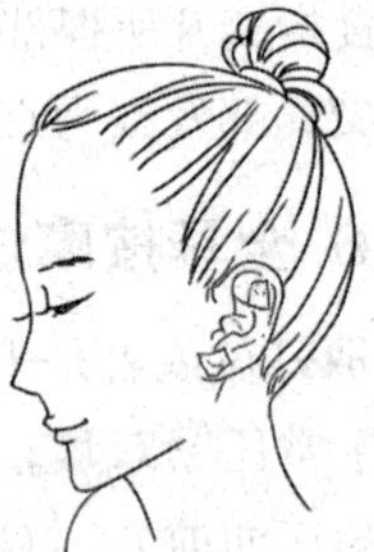

压丸法

种器械，对特定的耳穴或是阳性点进行点压。

11. 压丸法

将王不留行子贴附在 0.6 厘米 ×0.6 厘米大小的胶布中央，用镊子夹住，贴敷在选取的耳穴上。每日自行按压 3~5 次，每次每穴按压 30~60 秒，3~7 日更换 1 次，双耳交替进行。王不留行子也可以根据具体穴位选择用油菜籽、小米、绿豆、白芥子、磁珠等代替。

一般儿童、孕妇、年老体弱者和神经衰弱者应该使用轻刺激法，急性疼痛性病症则适宜使用强刺激法。

多种形式的耳穴反应

耳朵部位的反射区分布得太过密集，所以在经过耳穴治疗之后，出现的反应也是不一样的，一般情况下，会出现十多种。

1. 耳部反应

对耳部穴位进行刺激时，多数耳穴会出现剧痛感，少数会有酸、麻、胀、凉等感觉。当刺激耳郭局部或者是整个耳郭后，会见到耳郭充血、发热，这属于中医里面的耳针得气的反应，出现得气反应的，疗效便会非常好。

2. 反射反应

当刺激耳穴相应部位之后，机体的相应反射部位或内脏会出现热流或非常舒适的感觉，有的肌肉会出现不自主的跳动。例如，面神经炎或麻痹的患者进行耳穴治疗之后，能够明显地看到面部的肌肉、眼睛周围以及额部的颤动或跳动；血栓闭塞性脉管炎患者，在进行耳穴治疗后，自己会感到一股暖流向下肢放散；胃肠疾病患者接受完治疗后，会感到胃肠蠕动活跃。甚至一些直肠松弛、子宫脱垂患者，当刺激耳郭时，通常可以明显感觉到小腹有向上提拉紧缩样的感觉。

3. 经络反应

刺激耳穴之后，很多人会在身体上出现与十二经络相同的放射循行路线，沿着经络方向有酸、麻、蚁行的感觉等，甚至会出现电击样的反应，其中，足太阳膀胱经、足阳明胃经、足少阳胆经的反应比较明显。经络反应的出现常与手法的强弱有着较为密切的关系，在强刺激下，经络反应的出现率较高。耳穴埋针法、耳穴压丸法均会令经络出现放射反应。凡出现经络反应的人，疾病治疗效果都比较好。

4. 全身反应

接受了耳穴刺激的患者，都会变得精力旺盛，抵抗力也会得到增加，这也就是达到了调整“精、气、神”的作用。全身反应的表现是多方面的，胃肠疾病患者，可出现胃肠蠕动增加，从而引发饥饿。而皮肤病患者则会感到一种热乎乎或凉飕飕的感觉。

5.“闪电”反应

刺激某一耳穴时，患部或者内脏某一症状就好像按电铃接通线路一样，症状即刻获得缓解甚至消失，出现这种反应的多是一些头痛、牙痛、内脏痉挛痛等疼痛性疾病患者。

6. 连锁反应

在通过刺激耳穴来治疗某一病症的同时，往往会产生连锁反应，使其他一些病症同时获得痊愈或者缓解。

7. 延缓反应

也有些人在刺激正在进行或者是结束的时候，会出现疗效不佳或者无效的状况。但是过一段时间，却渐渐地能够感到症状有所好转或者是获得了显著的改善。

8. 适应反应

部分人在长期接受耳穴刺激的过程当中，可能感觉开始的效果比较好，但是由于逐渐对刺激产生了适应性，疗效就不是很明显了，此时，仍需继续进行治疗，而且刺激要达到一定强度时才会好转。

9. 迟钝反应

少数人耳朵的敏感点比较匮乏，刺激的感觉或反应不是很明显，当然效果也就比较差，那么，这类人群就不宜采用耳穴刺激治疗。可以调整加一些其他的方法。

10. 反效应

在治疗中偶尔可能会出现一种反作用，这样的话，不仅原有的症状没有得到改善，不适的感觉还会加剧，这类情况通常是由于精神紧张，或者是在治疗过程中取穴过多，刺激强度过大或者手法不当等因素诱发的，这种反应一般属于一时性的变化，稍加调整和适应之后就会消失，大部分人仍可以继续治疗。但是，如果这种反应持续出现的话，则应该停止治疗或者更换其他刺激方法。

在对这些耳穴治疗的反应有所了解之后，当耳穴治疗之后，便不会因为一些反应而紧张或者是不安了，所以一定要将这些反应牢牢记在心中。

获取耳部的灵丹妙药

从中医学的角度来说，人体耳朵上分布有 79 个穴位，有 130 多个治疗点，各有各的作用。在耳穴中，最重要、最常用的大药首推五脏六腑的对应点。五脏六腑为人体的根本，所以，时时保持它们的和谐非常重要。

下面介绍一下五脏六腑的对应点。

1. 耳朵上的心点大药

在中医上，心主血，主神明，因此，心点可以调和营血，清泻心火，宁心安神，用于治疗和调养心血管疾病与精神系统疾病，如高血压、心悸、心烦、心慌、失眠、健忘等。另外，心点还是一些问题的特效药，如咽炎、口舌和面部的疮疡也有很多是由于心火过旺引起的。

心点在耳窝正中，把手往耳窝里一塞就能点到。在使用这个点时，用指甲戳一戳即可。

2. 耳朵上的肝点大药

肝点主要用于调理肝炎、胆囊炎、肝硬化、胆结石等，是疏肝利胆的良药。肝属风木，主筋，肝点可驱除风邪，对眩晕、抽搐、游走性疼痛、肌肉无力、肋胁疼痛等有良好的疗效。肝藏血，目属肝，故该穴还可以调和营血，明目健胃，对于血瘀、便血、鼻血、眼花、白内障、红眼病以及消化不良等疾病都有明显疗效。早上起来按此点 3~5 分钟，保肝养肝效果更好。

肝区在耳窝外侧正中，是一个比较大的区域。使用这个点时，只需要用手掐一掐，掐到最痛之处，便能把大药的药效发挥到极致。

3. 耳朵上的胆点大药

胆主藏胆汁，与肝相表里，因此可以用于防治一切肝胆疾病。胆汁可以帮助消化，故消化系统的疾病也可以在胆点上找到高升点大药。此外，胆点对耳鸣、偏头痛、颈项强直等症亦有很好的疗效。

胆点在耳窝上部偏外侧，使用时可以用手指掐。

4. 耳朵上的脾点大药

脾主运化水谷，能化生气血，营养肌肉。脾点可以治疗和调理一切消化系统疾病，如食欲不振、消化不良、肠鸣、便秘、腹泻、大便稀溏、多屁等，还能治疗和调养贫血、低血压、高血压等。此外，脾点对肌肉萎缩无力、口唇溃疡、脱肛、内脏下垂也有很好的疗效。

脾点在耳窝外侧偏下的位置，也就是肝点的下方。

5. 耳朵上的肾点大药

肾点有壮阳气、益精液、通水道、利便的作用，可以治疗和调养泌尿、生殖系统疾病，如大小便不利、尿频、尿不尽、尿急、尿痛、水肿、阳痿、早泄、性欲过旺、痛经、月经不调等。

肾藏精，精生髓，脑为髓海，所以这个点可以补脑髓，是益智的重要大药，还能防治神经系统的疾病。肾开窍于耳，并主骨、主瞳子，所以该穴可以强脊柱、明目聪耳，可以治疗耳病、眼病，还可以用于骨折止痛。肾之华在发，所以该点还可以治脱发、秃斑、少白头等。

肾点在耳窝上方偏外，临近三角区，使用该点时可以用拇指掐。

6. 耳朵上的肺点大药

肺主皮毛，肺点对各类皮肤病、水肿、自汗、盗汗、声音嘶哑有疗效，还可以辅助治疗口腔炎症。肺司呼吸，主一身之气。耳朵上的肺点能推动气血运行、通利小便、补虚清热，对呼吸系统疾病等有明显疗效。

肺点有两个，一个在心点上方，一个在心点下方。寻找这两个点的时候，可以以心点为参照，用指尖戳一戳，哪里戳上去最疼，就是有效的药点。

7. 耳朵上的胃点大药

胃点主要用于防治各种各样的胃病。胃与脾相表里，脾胃乃人的后天之本，任何疾病，只要产生了厌食症状，就必须要取这个点。

外耳轮延伸到耳窝里，在延伸处的尽头，就是胃点了，用手指尖按压即可。

8. 耳朵上的大肠点大药

大肠点可用于肠道疾病和消化不良的预防和治疗，对肠炎、腹泻、便秘效果尤为明显。因为大肠与肺相表里，因此大肠点也可治疗呼吸系统疾病，比如咳嗽、肺热等。

大肠点在耳窝上部，可用食指尖按压。

9. 耳朵上的小肠点大药

小肠主化物而分清浊，小肠点主要用于防治消化系统疾病，如肠炎、腹泻、便溏等。小肠与心相表里，因此心烦神昏、头痛、肌肤疮疡等都可以取小肠点。

小肠点在耳窝上部，可以用食指尖按压。

10. 耳朵上的三焦大药

三焦是人的整个体腔，所以，遇到循环系统、消化系统和生殖系统的疾病，我们都可以去压耳穴上三焦点，说不定就会收获意想不到的效果。

三焦点在耳窝深处，耳朵眼下方偏外，用手指尖就可以触到这一点。

11. 耳朵上的膀胱点大药

膀胱主一身水液的输布，同时贮存和生成尿液，膀胱点主要治疗和调理泌尿系统的疾病，如尿急、尿频、漏尿、小便不利等，对偏头痛和神经系统的疾病也有较明显的疗效。

膀胱点在三角窝下方内侧，用手就可以掐到。

在通过耳穴进行治疗的时候，只要找准了这些药点，便可以轻松完成治疗的过程了，平日里多对这些药店进行熟悉，用的时候便会非常方便，非常有效了。

耳部取穴要遵循“天时”

从耳部的药田中采取药材，也就是用哪些耳穴进行治疗，依据什么原则选择治疗穴位，是一个至关重要的问题。取穴是否正确、配穴是否得当是取得疗效的关键一环。

1. 相应部位取穴

相应部位取穴是根据人体患病部位，在耳郭上取相应部位的穴位。当机体某一部分患病时，在耳郭的相应部位就会出现特定的敏感点。如疼痛、变色、变形、脱屑等，医学上也称此为阳性反应点。如能准确地选择出疾病在相应部位上的阳性点，就会取得较满意的疗效。相应部位的穴位是耳穴治疗中的首选穴位。是治疗中取得疗效的关键性穴位。如心脏疾病要取心穴，妇科疾病取盆腔、子宫穴，腰椎疾病取腰穴，损伤性疾病取相应部位的耳穴，以此为主穴，再配合其他相关穴位的协助作用，就能提高治疗效果。

2. 根据中医的基本理论取穴

中医学是耳穴的基础，也就是说怎样治疗，如何治疗，或者是养生保健都必须按照中医的理论体系来进行，这是一个大的基础，不能逾越的范围。

（1）根据脏象学说取穴。脏象学说是中医理论的核心，它把人体看成是由各个部分相互联系组成的一个整体，按照五脏的不同功能分为五大系统，各个系统既自成体系，又与其他系统密不可分。这样以五脏为代表，把六腑、五体、七窍、五声、五色等都作为归属五脏的部分。耳穴的视、触、电测所得到的结果，亦属于脏象的一部分。全息生物学认为，任何部分都具有与整体相对应的信息，部分是整体的缩影。根据这一理论，结合脏腑学说，就可以在耳郭上取出和脏腑各系统相对应的信息反应点或反应区——耳穴。如鼻病，依据"肺开窍于鼻"的理论可取肺穴；某些病症在面部可见到青色，青属肝，可以取肝穴，若见到心烦、失眠、多梦、健忘等神志方面的表现，据"心主神明"，可取心穴。

（2）根据阴阳五行理论取穴。阴阳反映脏腑功能的特性，五行则揭示脏腑、器官等机体各部分之间的联系，可以根据脏腑、器官等的阴阳属性、五行归类以及相互关系来确定耳穴。如肝阴虚证，据"肾阴滋肝阴"，可取肾穴；脾阳虚证，据"心主君业"，可取心穴。如系肝火上炎，可依据五行"金能制木"和"实则泻其子"的理论，取肺、心二穴。

（3）根据经络学说取穴。穴位是经络的一部分，那么耳穴也包含在经络的体系中，所以大多数情况下，医生都是按照经络的方法来选取穴位。

循经取穴：即按照经络循行部位取穴。如前头痛、侧头痛和后头痛分别属于足阳明胃经、足少阳胆经和足太阳膀胱经，故可分别取胃、胆和膀胱三穴。

按经络病候取穴：是根据经络所属病候来取穴的。如手阳明大肠经病有齿痛，可取大肠穴，其余依此类推。此外，按照中医理论，还可以根据季节、气候、地理环境、人体素质、邪气性质、邪气与人体脏腑的关系等各方面的因素灵活取穴。

3. 按现代医学理论取穴

现代医学有关病因病理的理论是指导取穴的重要依据。如糖尿病、甲状腺病等均属内分泌功能紊乱，故可取内分泌穴；尿崩症的病理根结在于脑垂体后叶分泌抗利尿激素减少，故可取脑点、丘脑、内分泌等穴；如慢性气管炎、支气管哮喘和硬皮病等属于肾虚者，多与下丘脑—垂体—肾上腺皮质系统的功能改变有关，故可取脑点、丘脑、肾上腺等穴。

4. 按穴位功能取穴

耳穴的每一个穴位都有其功能和主治，取穴时可首先考虑该穴的主要功能。如神门穴为镇静止痛要穴，故凡病疼痛者，均可配合取晕点为止晕特效穴，过敏区主要抗过敏，痔核点主要治疗痔疮等，可据相应功效取穴。

5. 经验取穴

在临床实践中，每个人在耳穴治疗中对于耳穴的应用会有不同的体会和经验。耳穴治疗有特异性，也有一穴多用和双向调节的作用，有时在治疗中会得到“意外收获”。此外还要注意穴位间及与某些疾病的配伍禁忌，以提高疗效。如枕穴具有镇静、镇痛和安眠作用，对于一些精神兴奋的心烦、急躁、失眠之类的疾病用之适宜，但对于精神不振、情志抑郁、脘闷纳呆的病人就完全不适用，如果用了则对精神及胃肠功能起抑制作用，加重病情。再如交感穴，经临床验证和实验证实，作用于这个穴位可以主要治疗血管疾病，对于血栓性脉管炎、脑血栓形成、雷诺综合征等血脉闭塞性疾病均有疗效，但是对于出血性疾病，则要禁用。

选用穴位须全面考虑，既掌握穴位的共性，又掌握穴位的特性，多种取穴方法联合运用，达到最合理的取穴，疗效也就是最佳的。

通过“理、法、方、穴、术”来取耳穴

耳穴疗法就好比是门诊医生所开出的处方，穴位之间的选用合理与否，是提高疗效的关键之一。它体现了耳穴治疗的理、法、方、穴、术的全部内容。认真研究不仅能提高疗效，而且对养生长寿有着很重要的作用。这个道理

完全可以用在对自身进行全方位调理上。

1. 理

“理”是指运用中医传统的基本理论指导耳穴治疗处方的配伍。传统中医的理论体系具有非常丰富的内容，主要有阴阳五行、脏腑经络、营卫气血、病因病机等，这些理论指导着耳穴治疗的处方。八纲辨证、脏腑和经络辨证都是重要的理论。耳穴治疗处方的“理”，如感冒发热，通过八纲辨证属表寒证者，治宜宣肺散寒，辛温解表，则取肺、内鼻、气管、大脑组合成方；属表热证者，治宜宣肺泄热，用辛凉的方法，则取肺、大肠、耳尖、三焦组合成方，若有咳嗽者，可以取支气管、脾、胃等组合成方。以八纲辨证指导耳穴处方在应用中是极为普遍的，是耳穴配方的重要指导理论之一。脏腑辨证对指导耳穴治疗处方亦很重要。如胃脘痛，属胃寒者，治宜温胃散寒止痛，取胃、脾、三焦、肾配方；属肝胃不和者，治宜疏肝和胃，取胃、肝、胆等穴配方；气虚者，取肺、脾、胃；血虚者取心、肝、脾。

2. 法

“法”指立法，根据法的要求合理选穴。根据立法来筛选穴位，就像提出了一些条件来淘汰不合适的穴位。如腰痛，属实证者，治疗时应以疏散祛邪，选肾、腰、膀胱、三焦，用泻法；肾虚者，治疗时宜补肾益精，选肾、肝、腰等配方，用补法或用艾灸法。所谓疏散祛邪、补肾益精，即是“法”。常用的治疗法则有清热解表，取耳尖、肺、大肠；清热泻火，取神门、胆；清热利湿，取神门、脾、三焦；行气止痛，取肝、胆、膈；活血止痛，取心、肝、神门、交感、三焦；宣肺降气，取肺、气管、平喘；明目，取脑、枕、目、眼、肝；补肾健脑，取脑、肾、肝等。只有拟定了合理的法，才能根据法的要求和穴位的功能，选取适当的配方。

3. 方

“方”指穴位的配合使用。方的重点是研究配穴的组成。方是在法的基础上，选用适当的穴位，进行合理配穴而成。每个穴位在处方中占有一定的位置，一般分为主穴和配穴，或为随症选用穴。这些穴位在一起起作用，或是急则治标，或是缓以治本，或是标本兼治，或是起主治作用，或是起辅助作用，或是起兼治作用。好的方法有按脏腑经络配方、按相应部位配方等。另外还有单方、验方、大方、小方之分，单方只取一个穴，验方是经验穴，两三个穴是小方，五个穴以上是大方。作为耳穴功能全面的表现，在平时就要注意积累这些经验。

4. 穴

“穴”是耳朵治疗的穴位点。各穴均有其相对的特异性和双向作用。在处方选穴时，要掌握穴位的特性和主要功能，可以一个穴位治好几种病，好几种病都可选取一个穴位，要尽量熟练掌握经络命名的穴位点、以病名命名的经验穴，以及按相应部位命名的穴位的特点和作用。只有了解穴位的特性，才能更好地发挥穴位的协同作用。在具体操作时就非常灵活，像耳穴治疗痛经取肝、脾、肾、子宫等穴进行治疗，也可以取内分泌、耳迷根、神门等穴进行治疗，在中医中就叫同病异治。取脾、胃、肠等穴可治疗泄泻，也可以治疗便秘，这就叫异病同治。

5. 术

“术”指针刺手法，即耳穴治疗手法。操作技术对疗效有很大影响，其含义包括：对某病不能用针或宜灸，宜点刺放血或者用梅花针叩打，或者直接指针点按，或者耳穴压豆，或者针灸并用。这些都是属于术的范围，只有能达到区分不同目的而采取不同方式，才能达到提高疗效的目的。

耳穴疗法的适应证与禁忌证

取穴治疗疾病虽然安全可靠，但是也有它的适应证、禁忌证及应该注意的一些事项。耳穴治疗对器质性疾病效果好，对于器质性病变也有效果，对于疼痛性疾病效果明显。下面分别简单介绍。

1. 内科疾病

取穴治疗内科疾病应用的范围相当广泛，如传染病，治疗流感、肝炎、百日咳等；呼吸系统疾病，可治疗支气管炎、哮喘、上呼吸道感染等；循环系统疾病，可治疗冠心病、心绞痛、高血压病、心律失常等；泌尿生殖系统病，可治疗遗尿症、阳痿、早泄、前列腺炎、遗精、肾小球肾炎等；造血系统疾病，可治疗缺铁性贫血、白细胞减少症等；内分泌系统疾病，可治疗更年期综合征、甲状腺功能亢进等；精神与神经系统疾病，可治疗癔症、神经衰弱、失眠、神经性头痛、肋间神经痛、眶上神经痛等；消化系统疾病，可治疗胃炎、胃肠神经官能症、便秘、胃肠痉挛等。

2. 各种疼痛性疾病

（1）外伤性疼痛：如扭伤、挫伤、刺伤、切割伤、骨折、脱臼、落枕、烫伤等疼痛。

（2）手术后疼痛：如五官、脑外、胸、腹、四肢各种手术后所产生的伤口痛、疤痕痛、幻肢痛、麻醉后的腰痛、头痛等，常可用其来减少或代替止痛麻醉剂。

（3）神经性疼痛：如头痛、偏头痛、三叉神经痛、带状疱疹、坐骨神经痛等。

（4）各类晚期肿痛所致的疼痛。

3. 功能紊乱性疾病

实验证明耳针具有调节神经兴奋与抑制失去平衡的功能，建立新的平衡，促使病症的缓和或痊愈。可治疗眩晕综合征、心律不齐、高血压、多汗症、肠功能紊乱、月经不调、遗尿、神经衰弱、癔症、性功能紊乱、肌肉痉挛、面肌痉挛等。

4. 各种炎症性疾病

取穴治疗各种炎症性疾病应用的范围相当广泛，如急性结合膜炎、疱疹性角膜炎、电光性眼炎、牙周炎、化脓性牙髓炎、中耳炎、咽喉炎、扁桃腺炎、腮腺炎、大叶性肺炎、气管炎、胸膜炎、胃炎、肠炎、阑尾炎、胆囊炎、盆腔炎、睾丸炎、附睾炎、各种脓肿、痈疽、丹毒、风湿性关节炎、面神经受损、末梢神经炎等，耳针有消炎止痛之功效。

5. 传染性疾病

耳针有镇静退热、止痉镇咳等作用，恢复和提高了机体免疫防御功能，而加速疾病的治愈。可治疗流行性感冒、百日咳、猩红热、疟疾、肺结核、传染性肝炎、乙型脑炎、流行性脑膜炎、青年扁平疣等。

6. 过敏性与变态反应性疾病

耳针可以提高内源性肾上腺皮质激素含量，故具有消炎脱敏、改善免疫功能等作用。可治疗过敏性鼻炎、哮喘、过敏性紫癜、过敏性休克、过敏性结肠炎、结节性红斑、风湿热、药热、血清病、荨麻疹等。

7. 各种慢性疾患

有时耳针有某些药物所不及的疗效，可用于腰腿痛、肩周炎、腹胀、消化不良、肢体麻木等疾病的治疗。

耳针除上述适应证外，还有催乳、催产功能，亦可治疗食物中毒、输液反应，还可预防输血反应和某些传染病，如腮腺炎、流行性结膜炎等。同时还可用它戒毒、戒烟。耳针还有促进保健等功用。

耳穴治疗的适应证很广泛，治疗疾病比较安全，一般没有绝对的禁忌证，但是有几种情况应引起注意。

（1）孕妇3个月以内不宜用耳穴治疗。1个月以后需治疗者，可用轻刺激，但不宜刺激内生殖器、腹、内分泌等穴位。特别要注意的是，有习惯性流产史的患者禁用耳穴治疗。

（2）妇女月经期不宜用耳穴治疗，少数有月经提前或错后，但停针后，又可恢复正常周期，以后可以继续治疗。

（3）有严重心脏病患者应慎用耳穴治疗，即使治疗也不宜用强刺激。

（4）外耳患有炎症，如湿疹、溃疡、冻疮等时，暂不宜耳穴治疗，待其愈后再用耳穴治疗。

（5）患有严重器质性疾病，并伴有严重贫血、血友病者不宜用耳穴针刺疗法。

8个功能强大的耳穴

在耳朵上有8个功能非常强大的耳穴，让我们来了解一下。

1. 耳朵上的神门穴

神门穴在三角窝的边缘，属于肾水系统的区域，其作用主要是调节人体的心系统。肾属水，心属火，水火不调、心肾不交就容易在这个穴位出现反射点，刺激这个穴位可以充分调动人体机能，达到一种水火交融的平衡。如果对这个穴位理解不是很深刻的话，那么从名字来理解一下，关于神经系统的相

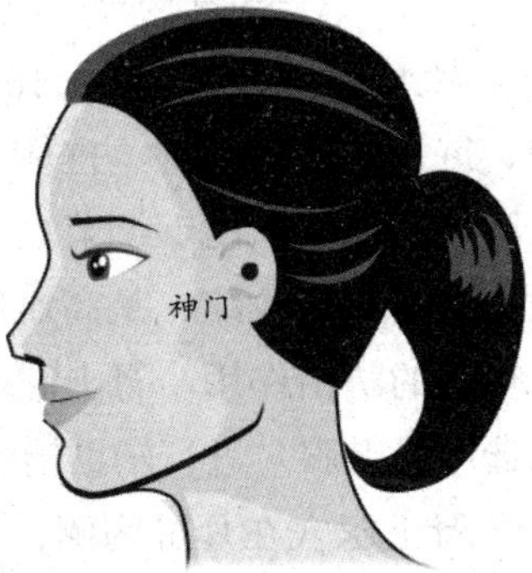

神门穴

关病症都可以选用这个穴位，神门就好像是人体的开关。

神门穴主要用于镇静安神、止痛、泻火解毒、降气镇咳，对于烦躁、失眠的人效果尤佳，还可以用来治疗癫痫、高血压等病。

神门穴在三角窝外侧边缘的中点上，自己可以用手摸到，使用该穴的时候，应该尽量加强一下刺激，疼痛也要忍受一下，因为只有强烈的刺激才能够将这个穴位的作用发挥出来。

2. 耳朵上的交感穴

在人体神经系统中有一个很重要的分类就是交感神经，同样的道理，在耳朵上反射交感的穴位就会产生相似的作用。按压交感穴具有较强的镇痛作用。只要身体有疼痛，尤其是体内的疼痛，在治疗时，交感穴便是必然要选用的位置。此外，它对治疗和调理高血压、冠心病、头晕眼花等均具有很好的效果。

交感穴在三角窝下方与耳轮的交汇处，很容易就能用手摸到，刺激这个反射点的时候，可以用手掐、手指尖顶，也可以用一些探棒进行点按。

3. 耳朵上的皮质下穴

皮质下穴是大脑皮层的对应区，有调节大脑皮层兴奋的作用，用于镇静止痛、消炎退肿、止汗、抗休克，主要用于调节人的精神，对失眠、心烦等效果非常好。同时皮质下穴还是调理内脏下垂和各种瘫痪的要穴，具有强身健体作用。

耳垂的上方、耳窝的外缘有一处凸起，皮质下穴就在这个凸起处，是一个区域，很容易找到。

4. 耳朵上的肾上腺穴

肾上腺穴能调节肾上腺和肾上腺皮质激素的分泌，有退热、消炎、消肿、抗过敏、抗风湿、抗休克的作用，还可以止咳喘。最值得一提的是，刺激这个穴位，能够调节血管，既能使硬化收缩了的血管软化，也能使松弛无力的血管收缩，是高血压、低血压、出血病等症的克星，对皮肤病也有很强的防治作用。肾上腺的作用比较广泛，一些困扰难缠的疾病，都可以选用肾上腺穴进行辅助治疗。

肾上腺穴在耳屏内侧，自己使用该点的时候，可以用手掐，或者用棉棒压。

5. 耳朵上的脑干穴

脑干穴有镇静息风的作用，可以健脑提神、抗休克、抗过敏、镇痛、止血。多用于治疗和调理脚弓反张、抽搐、大脑发育不全、脑震荡后遗症、脑膜炎后遗症等。脑干穴对于老年人比较重要，防治老年常见疾病必须要选用脑干这个穴位。经常按摩刺激还能延缓衰老。

脑干穴在耳窝外侧下方，用手很容易掐到。

6. 耳朵上的脑穴

脑穴是脑垂体在耳朵上的对应穴位，可以防治脑垂体功能障碍产生的各种疾病，如肢端肥大、尿崩、月经过多、子宫出血等，此外，该穴位还有止咳、镇静、催眠作用，对遗尿、脉管炎等症也有很好的疗效。脑穴的作用范围广泛，它就像一个总领一个团队的领袖，所以在很多时候都首先把脑穴选上，并且做加强刺激。一般都会收到不错的效果。

脑穴和脑干穴都在耳窝外侧下方，距离很近，作用也相近，用手很容易掐到，可以两个点一起刺激，效果会更好。

7. 耳朵上的枕小神经穴

枕小神经穴具有镇静、止痛的作用，适用于脑外伤后遗症、头痛、头晕，以及出血引起的半身麻木和神经官能症引起的头部麻木。枕小神经穴缓解疼痛的效果比较明显，顽固性的头痛可以得到减轻。所以可以根据个人的情况进行选择使用。

枕小神经穴位于耳舟最上方，用手掐效果最好。

8. 耳朵上的内分泌穴

由内分泌紊乱引起的疾病有很多，大家最熟悉的可能就是糖尿病了，此外还有甲状腺功能失调引起的甲状腺功能亢进或者甲状腺功能低下，性激素分泌失调引起的月经不调、更年期综合征、不孕症等。此外，内分泌穴还可以治疗痛经、面部痤疮、疟疾等。

内分泌穴在屏间切迹内，耳朵眼的外方，很好找，用手指也很容易掐到。

这 8 个功能强大的耳穴多和神经系统相对应，因为人体的大多数疾病都会引发神经紊乱，而先将神经系统调节好就可对治疗起到事半功倍的效果。所以在进行日常保健和治疗的时候，要对这些反射点适当予以倾斜，多多重视起来。

耳郭与经络脏腑密切相连

耳朵位于脸的两侧，常常容易被忽略，但耳朵不是一个孤立的器官，而是宗脉之所聚，十二经脉皆通于耳，所以人体某一脏腑和部位发生病变时，可通过经络反映到耳郭相应点上。经常按摩耳部能疏通经络，运行气血，调理脏腑，达到防病治病的目的。

下面介绍一下耳郭与经脉、脏腑、神经的关系。

1. 耳郭与经脉的关系

耳与经脉有着密切关系，在历史文献中已有记录。早在马王堆帛书《阴阳十一脉灸经》中就提到了与上肢、眼、颊、咽喉相联系的“耳脉”。《内经》不仅将“耳脉”发展成了手少阳三焦经，而且对耳与经脉、经别、经筋的关系都做了比较详细的记载。在手足六阳经经脉循行中，有的直接入耳中，有的分布于耳郭周围。手足六阴经经脉循行，虽不直接上行至耳，但通过各自的经别与阳经相合，间接地上达于耳。所以，《灵枢·口问》说：“耳者，宗脉之所聚也。”

临床发现，接受耳针或耳穴贴压治疗的病人，有轻微的触电或气体流动或一股发热暖流感由耳郭沿着一定路线向身体的某一部位放射，其经过路线大部分与经脉循行的路线相似。由此可见，耳与十二经脉的关系十分密切。故而刺激耳郭上的耳穴，具有疏通经络、运行气血的功能，从而达到防治疾病的目的。

2. 耳郭与脏腑的联系

耳是机体体表与内脏联系的重要部位，与五脏六腑的关系十分密切。在经典著作中，有关耳与脏腑的关系论述很多。如《素问·金匮真言论》说：“南方赤色，入通于心，开窍于耳，藏精于心。”《灵枢·脉度》亦说：“肾气温于耳，肾和则耳能闻五音矣。”《难经·四十难》也说：“肺主声，故令耳闻声。”后世医著在论述耳与脏腑的关系时更为详细，如《千金方》中说“……神者，心之脏……心气通于舌，非窍也，其通于窍者，寄见于耳，荣华于耳。”《证治准绳》也说：“肾为耳窍之主，心为耳窍之客。”《厘正按摩要术》中云：“耳珠属肾，耳轮属脾，耳上轮属心，耳皮肉属肺，耳背玉楼属肝”，进一步将耳背分为心、肝、脾、肺、肾五部。这些论述均说明了耳与脏腑在生理方面是息息相关的。

临床实验发现，针刺耳穴胃区对胃电的波幅和频率，其效应呈良性双向性调整作用；针刺耳穴胃区对病理状态下的胃、十二指肠具有良好的改善功能，有恢复其机能正常的作用，这更加证实了耳穴和内脏之间存在着密切联系。因此针刺或贴压耳穴可调节脏腑和器官功能活动，从而治疗疾病。

3. 耳郭与神经关系

耳郭的神经很丰富，有来自脑神经的耳颞神经、面神经、舌咽神经、迷走神经的分支以及随着颈外动脉而来的交感神经，也有来自脊神经颈丛的耳大神经和枕小神经。分布在耳郭上的四对脑神经及两对脊神经与中枢神经系统的均有联系，如分布在耳郭的耳额神经属三叉神经下颌支的分支，除司咀嚼运动和头面感觉外，还与脊髓发生联系；面神经除司面部表情肌运动外，还管理一部分腺体。延髓发出的迷走神经和舌咽神经对呼吸中枢、心脏调节中枢、血管运动中枢、唾液分泌中枢（呕吐、咳嗽中枢）等都有明显的调节作用。来自脊神经的耳大神经、枕小神经除管理躯干、四肢、骨关节肌肉运动以外，还支配五脏六腑的运动。由脑、脊髓部发出的副交感神经和脊髓胸、腰部发出的交感神经（分布在耳郭上的迷走神经属副交感神经，交感神经在耳郭上伴动脉分布）所组成的内脏神经，对全身的脏器几乎有双重支配作用，两者互相抵抗，而又互相协调，共同维持全身脏腑和躯干四肢的正常运动。

通过显微观察，可以看出耳郭和神经系统有密切联系。神经进入耳郭后，从表皮至软骨膜中会有各种神经感受器：游离丛状感觉神经末梢、毛囊神经感觉末梢及环层小体；耳肌腱上和耳肌中存在有单纯型和复杂型丛状感觉神经末梢、高尔基型腱器官、露菲尼样末梢及肌梭。由于耳郭含有浅层和深层感受器，在耳穴治疗中如手法行针、耳穴按压、电脉冲、激光、磁力线等，多种感觉器尤其是痛觉感觉器接受和传递各种感觉冲动汇集到三叉神经脊束核，然后传递冲动至脑干的网状结构，从而对各种内脏活动和各种感觉机能的调节产生重要的影响。

对应头面部的耳部反射点

对人体各个器官在耳部的反射点具体了解清楚，自我按摩便会显得非常容易了，下面就让我们简单了解一下我们头面部的各个器官在耳部的反射点。

1. 耳朵上的外耳点

外耳的反射点在屏上切迹前方，主要用来治疗像外耳道炎、耳软骨炎、中耳炎以及耳鸣等外耳部的疾病。

2. 耳朵上的内耳点

内耳的反射点在耳垂后面的中部，主要用来治疗和内耳有关的疾病，比如说内耳性眩晕，也就是通常所说的美尼尔氏综合征，还可以治疗耳鸣、听力下降、中耳炎等。按摩时外耳点和内耳点可以共同使用，而不必将到底是内耳病还是外耳病分得太清楚。

3. 耳朵上的外鼻点

外鼻点在耳屏外侧面的中部，主要用来治疗和外鼻有关的疾病，这类疾病中常见的有鼻炎、鼻塞、流涕等。

4. 耳朵上的内鼻点

内鼻点在耳屏内侧面的下 1/2 处，这个反射点主要治疗的疾病有鼻炎、上颌窦炎、鼻出血等。在治疗时，外鼻点和内鼻点也可以一起使用。

5. 耳朵上的眼点

眼点有两个，通常情况下被称为目 1 和目 2。这两个穴都是用来治疗各种眼病的，但效果略有不同。目 1 侧重于防治急慢性青光眼、视神经萎缩等症；目 2 多用于治疗眼睛红肿、干涩等多种常见眼病。此外，目 1 还被称为屏间前，可以用来治疗咽炎和口腔炎。目 2 也叫作屏间后，可以用来治疗额窦炎。

6. 耳朵上的腮腺点

如成年人在扁桃体发炎、咽炎的时候可以选用这个反射点来进行辅助治疗，可以收到比敷药还好的治疗效果。

7. 耳朵上的咽喉点

咽喉点在耳屏内侧面的上 1/2 处，各种咽喉类的疾病它都可以治，比如说常见的声音嘶哑、咽炎、扁桃体炎等，甚至连失语、哮喘也可以治。慢性咽炎是老师的职业病，很多老师会经常觉得嗓子又干又疼，或者是感觉嗓子里有个东西吐也吐不出来，咽也咽不下去，所以，老师们在平时便应该多揉揉这个咽喉点，有病治病，没病预防。

8. 耳朵上的口点

这个反射点位于耳轮脚下方前1/3处，用来治疗面瘫、口腔炎、胆囊炎、胆石症、牙周炎和舌炎等。一般只要是跟口腔有关系的病痛，都可以通过采用这个反射点来进行治疗，并且这个反射点还具有一个特殊的作用就是减肥。爱美的女性可以多多在这个地方进行按摩，能够收到瘦身美体的效果。

9. 耳朵上的牙点

牙的反射点在耳垂正面前上部的位置，这个反射点可以用来治疗牙痛、牙周炎、低血压。实际上可以看出牙的反射点的作用不仅局限在治疗牙齿疼痛上，对于面部神经，它都具有一定的作用，所以可以根据个人的情况适当增加牙反射点的治疗。

10. 耳朵上的舌点

舌的反射点在耳垂的正面，偏中上的位置，治疗口腔炎是舌反射点的拿手好戏。所以出现了口腔溃疡，就立刻在这个地方刺激一下，便可以加速愈合。

11. 耳朵上的颌点

颌的反射点在耳垂的正面正上方，这个地方刺激比较明显。一般牙痛以及颞颌关节疼痛都可以在这个地方进行治疗。但是像痄腮等疾病，也可以选用，来辅助提高治疗的效果。

12. 耳朵上的面颊点

面颊的反射点在耳垂的正面与内耳区之间，人的面颊由于神经分布丰富，这个反射点可以治疗面神经麻痹、三叉神经痛、痤疮、扁平疣、腮腺炎以及面肌痉挛等疾病。多进行这个反射点的刺激还能增加面部的血液循环，可改善皮肤的质量。

13. 耳朵上的额点

这个穴在对耳屏外侧面的前部，具有镇静止痛的作用，可以用来治疗前额头痛、失眠多梦、鼻炎、鼻窦炎等。头部的一些小症状通过这个反射点都可以得到很好的解决。

14. 耳朵上的颞点

这个穴在对耳屏外侧面的前部，可以用来治疗偏头痛、头晕等。比如外出的时候出现晕车晕船的现象，而手头又没有药，就可以直接用手指掐这个反射点，给予其强刺激，能够缓解身体上的不适。

15. 耳朵上的顶点

这个穴在对耳屏外侧面的前部，主要用来治疗头顶疼痛。有很多高血压病人会出现头顶疼痛，这和肝经的循行有关，肝阳上亢，便会出现头顶痛，这时将肝点和顶点配合起来使用，效果更好。

16. 耳朵上的枕点

枕点在耳垂上方偏外，多用于治疗神经系统疾病，如抽搐、脚弓反张、牙关紧闭、颈部强直、落枕、休克等，还能预防晕车、晕船、治疗老花眼和皮肤病，此外它还有消炎、镇静、止咳、止痛、止喘的作用。自己使用该点的时候，可以用手掐。由于这一带区域比较小但反射点比较密集，找到具体的枕点比较困难。所以，对这个点进行按摩时不需要太精确，掐到痛感最强的地方就是枕点了。

只要平时多留意，便能很容易地将耳部的这些反射点给记住了，当头面部出现病变的时候，只要对耳朵上的反射点多掐一掐，按一按，便能够将病痛消灭于无形之中。

对应脊柱四肢的耳部反射点

我们的脊柱四肢在耳部同样具有一系列的反射点，具体来说共有15处。

1. 耳朵上的指点

手指的反射点位于耳周的上方处，可以用来治疗手指麻木和疼痛等症状。由于人的手指是最灵活的，所以受伤的情况时有发生，例如现代白领多发的“鼠标手”，就可以通过刺激这个反射点来进行治疗。

2. 耳朵上的腕点

这个反射点位于手指反射点的下方，可以用来治疗手腕关节的疼痛，在治疗运动挫伤以及“鼠标手”的时候，可以同手指的反射区相配合，会具有非常明显的效果。

3. 耳朵上的肘点

肘点在耳周中间偏上的位置，肘部的疼痛可以找这里，像“网球肘”等因运动而产生的疾病，都是以这个反射点为主进行治疗的，可以根据自己的具体情况来进行选择。

4. 耳朵上的肩点

肩的反射点是同肘的反射点紧接着的，关节相关，反射点也相关，对于肩周炎等疼痛，可以选用这个地方来进行治疗，还可以同肘点配合使用。

5. 耳朵上的锁骨点

锁骨在肩的下方，可用来治疗肩关节的疼痛，因为锁骨的损伤并不多，所以它的功能就包括在肩的范围中。

6. 耳朵上的跟点

跟指的是脚跟，这个反射点在耳轮的前上部。一般可以用来治疗足跟的疼痛。治疗脚部疾病的时候，也应当选取这个反射点。

7. 耳朵上的趾点

脚趾的反射点就在耳尖的部位，如果双脚的环境经常得不到改善的话，人体的足部就会出现不好的症状，而且治疗起来还非常麻烦。这时选用脚趾反射点，会有不错的效果。

8. 耳朵上的踝点

踝关节是比较容易受伤的，所以记住这个地方，如果一旦出现扭伤等症状，便立即对其进行刺激按摩，疼痛就会缓解不少。踝反射点的具体位置就在脚趾和足跟反射点的下边。

9. 耳朵上的膝点

膝关节是人体最大的关节，下肢的支撑有很大程度来自于膝关节。那么无论是年纪较大的人还是年轻人，都应该适当地去按压一下膝的反射点，这个位置就在对耳轮上角的上 1/3 处。

10. 耳朵上的髋点

有很多老年人上了年纪便很容易得股骨头坏死，实际上这都跟髋关节有一定的关系。髋的反射点在膝反射点的下方，对于坐骨神经痛、腰骶部的疼痛都能够缓解。

11. 耳朵上的臀点

臀的反射点就在对耳轮下脚的后 1/3 处，这个反射点可以治疗坐骨神经痛、梨状肌综合征等。

12. 耳朵上的腰骶椎点

腰骶的反射点在腹区的后边，腰椎间盘突出引起的疼痛都可以选用，当然这个反射点用来治疗腰部的其他疼痛也会有不错的效果。

13. 耳朵上的胸椎点

胸椎的反射点在对耳轮的前部，由于人体的胸部一般不会出现疼痛，那么这个反射点是用来治疗哪些疾病的呢？实际上胸部的反射点是非常重要的，因为所有的乳房疾病都需要选用它来进行治疗。

14. 耳朵上的颈椎点

现代人患颈椎病的比例越来越高，而且也越来越年轻化了。但是颈椎病药物又很难起到立竿见影的效果。所以多刺激颈椎的反射点可以说是非常好的做法，它就在胸区的后方位置，只要有时间就多对这个地方进行一下刺激，以便令其发挥作用。

15. 耳朵上的坐骨神经点

坐骨神经点具有通络止痛的作用，主要用来治疗坐骨神经痛。坐骨神经痛初期可能只表现为腰痛，但是此时这个穴位多会显得红润，通过这种表现可以协助诊断。在疾病中后期，还可以在这里摸到条索状的硬结。治疗坐骨神经痛的时候也可以配合腰点、腿点一起使用。坐骨神经点在对耳轮下脚上，用手很容易摸到，治疗时直接用手指掐按就行了。

这些反射点，对于脊柱和四肢疾病具有很显著的疗效，当脊柱和四肢部位出现病变的时候，便可以通过按压这些反射点来进行治疗非常有效的。

对应五脏的耳部反射点

五脏是人体当中非常重要的器官，所以要注意时刻保持它们的正常运行。接下来，便向大家介绍一下五脏所对应的耳部反射点。

1. 耳朵上的心点

心的反射点在耳窝正中，就是看上去最低的那个点。我们把手往耳窝里一塞，就点到了。还有一个叫“耳背心”，就是在耳背上的心的对应点，在耳背的上方。

心点常用于治疗和调养心血管疾病与精神系统疾病，比如说高血压、冠心病、心律失常、心悸、心烦、失眠、多梦、健忘等。这是因为，心主血，心还主神明，所以，心点可以清心泻火，宁心安神，对于这些由心火旺引起的疾病都可以治疗。因为心开窍于舌，所以，还可以用心点来治疗口腔溃疡、舌头疼、舌头僵硬等。心情不好、情绪低落的时候也可以找这个穴位来帮忙，因为心主的情志是喜，所以经常刺激这个反射点可以帮你把忧愁赶走。

因为它在耳窝正中，很好找，甚至不用照镜子自己就能找到，所以使用起来也很方便，平时用指甲戳一戳就可以了，不过注意不要弄破皮肤。

2. 耳朵上的肝点

肝反射点的位置差不多在耳窝外侧正中，靠近对耳轮的地方。耳背肝点在耳背中外部，这个点的作用也很多。首先，肝点是疏肝利胆的良药，可以用于脂肪肝、肝炎、肝硬化、胆囊炎、胆结石、胁肋疼痛等症的治疗。其次，肝属风木，肝点可驱除风邪，对头痛、头晕、耳鸣、抽搐、肌肉游走性疼痛等都有治疗作用。第三，肝主筋，所以肝点可以用来治疗肌肉无力、肢体疼痛、抽筋等。再者，肝主藏血，肝点对于出血和瘀血的病症都有一定作用。此外，肝开窍于目，所以近视、老花眼、白内障、红眼病等眼部的疾病，都能用肝点来进行治疗。有些朋友平时总是脾气急，或者爱生闷气，这样对身体的伤害是很大的，平时不妨多掐掐肝点，对调节情绪具有很大帮助。

肝区是一个比较大的区域，我们在自己耳朵上使用这个点，只需要用手掐一掐，掐到最痛之处，就是肝的对应位置了。

3. 耳朵上的脾点

脾点在耳窝外侧偏下的位置，也就是肝点的下方。耳背脾点在耳背中央。

人体的消化吸收离不开脾，气血等营养物质都是来源于脾的。如果脾的功能出现问题的话，就会产生许多症状，比如面色萎黄、消化不良、头晕、乏力、腹痛、便秘、腹泻、肠鸣等。如果脾的功能长期不能恢复，还可能影响身体的其他部分，出现贫血、肌肉萎缩、脱肛、消瘦、便血、月经量多等许多问题。所以，你要是发现自己有这些问题，就可以找耳朵上的脾点，多多按压。

脾点在肝点的下方，在找的时候先找到肝点，然后顺着对耳轮往下一摸就到了。平时可以多捏捏按按，对身体有很多好处。

4. 耳朵上的肺点

肺点有两个，一个在心点上方，一个在心点下方，一个是左肺，一个是右肺。怎么对它们进行区别呢？左耳上面的肺点是右肺，下面的肺点是左肺，右耳正好相反。耳背肺点在耳背中内部。

肺掌管呼吸，主一身之气，这个反射点对呼吸系统疾病具有明显疗效，比如说感冒咳嗽、咽炎、扁桃体炎、支气管炎、肺炎、哮喘等，都可以求之于肺点。中医还认为，肺主皮毛，所以皮肤疾病也归肺管，肺点也可以用来治疗皮炎、湿疹和痘痘等。肺与大肠相表里，要是大肠出了问题，比如说大便干燥等症，便可以用它来进行治疗。肺主通调水道，所以肺点还能用来治疗小便不利。有些人体弱多病，平时特别爱感冒，或者动不动就出汗特别多，稍微一活动就气喘吁吁的，这些都是肺气虚的表现，可以用肺点来进行调节。

我们在找这两个点的时候，可以以心点为参照，用指尖戳一戳，跟着感觉找，哪里戳上去疼，哪里就是有效的对应点。

5. 耳朵上的肾点

肾点在耳窝上方偏外，临近对耳轮拐弯的地方。耳背肾点在耳背的下部。

肾是人体先天之本，司二便，主生殖，肾点能治疗和调养泌尿、生殖系统疾病，如大小便不利、尿频、尿急、尿痛、阳痿、早泄、痛经等等。肾开窍于耳，并主骨、主瞳子，所以肾点可以强脊柱、明目聪耳，治疗腰膝酸软、耳鸣耳聋、近视、老花眼、白内障等，还可以用于骨折后的辅助恢复。肾藏精，精生髓，脑为髓海，所以这个点可以补脑髓，是益智的重要穴位，对失眠健忘、头痛、老年痴呆都有一定的作用。肾之华在发，所以该点还可以治脱发、秃斑、须发早白等。此外还能防治神经系统疾病，如脑出血、脑梗死等。

我们自己使用这个反射点时，可以用拇指掐，不过一般情况下，这个点会比较疼。要是局部已经掐得有点肿了，便可以先休息几天，等好了再继续。

对应六腑的耳部反射点

同五脏一样，六腑在人体中的作用也是不容忽视的。平时也要注重对其进行保养，在保养之前，也要对其反射点进行充分的了解。

1. 耳朵上的大肠点

大肠点在耳窝上部，靠近耳轮脚的位置。

大肠主传导糟粕，大肠点可用于预防和治疗肠道疾病，比如说消化不良、肠炎、腹胀、腹泻、便秘等。大肠点还可以用来治疗牙疼，尤其是下牙疼，这是因为大肠经经过下牙。前面已经说过了，肺与大肠相表里，所以，大肠点亦可用来治疗呼吸系统疾病，比如说咳嗽、肺热等，尤其是伴有便秘的，效果会更好。这个点也可以用来美容，对脸上长痘痘，同时有便秘的，疗效最好。

平时，我们可以自己用食指尖或者小指尖对这个反射区进行按压。

2. 耳朵上的小肠点

小肠点在耳窝上部，大肠点的外下方。

中医讲，小肠主化物而分别清浊，小肠点也主要用于预防和治疗消化系统疾病，如肠炎、腹胀、腹痛、腹泻等。小肠与心相表里，所以心慌、心烦、失眠、小便色黄量少等，都可以取小肠点来进行治疗，同时配合按压心点的话，效果会更好。

这个反射区用食指尖或者小指尖进行按压即可。

3. 耳朵上的胃点

耳轮脚消失的地方就是胃点的所在。

胃主要受纳和消化食物，所以，胃点可以用于防治各种各样的胃病，比如说胃疼、胃炎、胃溃疡、消化不良、恶心呕吐等。中医讲，脾胃是人体的后天之本，病情再重的人，只要有一分胃气，就有一分生机。所以胃点非常重要，不管什么疾病，只要产生了厌食症状，就必须取这个点。胃点还可以治疗牙疼和前额疼，这跟胃经的循行部位有关。你有没有过这种情况，由于晚饭吃得太晚，或者吃得太饱，或者吃得太油腻，结果晚上怎么也睡不着，这就是“胃不和则卧不安”。下次再遇到这种情况，记得自己按揉胃点，可以促进消化，就能睡得香了。

胃点我们自己很容易摸到，用手指尖对其进行按压即可。

4. 耳朵上的胆点

胆点在耳窝上部偏外侧，在肾点和肝点之间。

胆主藏胆汁，与肝相表里，胆点用于防治一切肝胆疾病，也可以帮助消化，经常用来治疗胆囊炎、胆结石、胆道蛔虫症、胁肋疼痛等。此外，胆点对中耳炎、耳鸣、偏头痛等症亦有很好的疗效。这里也有个小秘密，其实胰腺对应的胰点和胆点是重合的，所以，糖尿病、胰腺炎也可以取这个点进行治疗。

自己使用时可以用手指掐按。

5. 耳朵上的膀胱点

膀胱点在耳窝中，大肠点的上方，差不多是耳窝最上面的部分。

膀胱主一身水液的输布，同时贮存和生成尿液，膀胱点主要治疗和调理泌尿系统的疾病，如尿频、尿急、尿痛、尿血、尿浊、排尿困难、尿不尽等。由于膀胱经走人体的背部正中，还有后头部，所以膀胱点对后头痛、腰疼、坐骨神经痛等疾病也有较明显的疗效。

这个位置比较靠里，我们可以用小指尖进行按压。

6. 耳朵上的三焦点

三焦点在耳窝下方深处，靠近耳朵眼的位置。

在人体解剖上并没有三焦这个器官。对于三焦究竟为何物，自古就有争议。而现在普遍比较认同的观点是，三焦就是人的整个体腔，是气血津液运行的通道。所以，三焦点的作用也是神秘而多样的，遇到循环系统、消化系统和生殖系统的疾病，比如说腹痛、腹胀、水肿等，我们都可以去压三焦点，说不定就会收获意想不到的效果。

在刺激三焦点的时候，可以直接用手指尖来进行触压。

由于耳部反射点一般都较小，也不太好找，所以，具体进行操作时可以对照穴位图，一定要将其位置找准。在对耳部穴位进行刺激的时候，可能会由于敏感而导致比较明显的疼痛，这样的话，便可以稍稍休息一下，等疼痛消失了再对耳穴进行刺激。

常见病耳部穴位自愈处方

在这一节里,我们将为大家介绍几种常见病的耳部穴位区自愈处方。

1. 晕船、晕车的耳部穴位自愈处方

（1）耳部穴位选用

主治反射区：晕点、内耳、皮质下、胃。

配用反射区：贲门、枕、风溪穴。

（2）反射区按揉方法

取以上 2 ~ 3 个主治反射区，必要时加配用反射区，一般用王不留行子贴压，亦可用磁珠贴压，或麝香虎骨膏粘王不留行子贴压。取双侧耳部穴位，以对压或直压手法按压，进行强刺激。一般多在乘车、船、飞机前 30~60 分钟开始贴压，直到运行结束。

2. 戒断综合征的耳部穴位自愈处方

（1）戒烟时以肺、神门、皮质下、胃为主反射区，每次取一侧耳穴的敏感点进行贴压。每天在早、中、晚及欲抽烟时进行按压，以局部疼痛、发热为度，保留 3~5 日后换反射区。本疗法对主动戒烟者的有效率在 85% 左右，一般在 3~5 日内产生明显疗效。如能克制在劳累、紧张或旁人劝烟时产生吸烟的冲动，则可保证戒烟的远期疗效。

（2）戒酒时以醉点、胃、口、心、神门、内分泌、皮质下为主反射区，在双侧耳郭上寻找压痛敏感点 1~4 个，采用压丸法，每日在饭前或

欲饮酒时按压 3~5 分钟，强刺激至痛不可忍为好，3 日换穴 1 次，4~8 次为 1 个疗程。耳穴戒酒的有效率在 80% 左右，对被动戒酒者无效。

（3）吸毒者在药物戒毒过程中经常会出现一系列的戒断症状，如失眠、焦虑、易怒、疲乏、广泛性疼痛、心境恶劣等。尤其在戒毒后阶段，药物用量少时，上述症状便会更为明显。耳穴疗法能够有效地控制戒断症状，已成为配合药物来戒毒的有效手段之一。常取肺、口、神门、皮质下、交感、心、肾、内分泌等反射区，用王不留行子进行按压，根据戒断症状的不同进行随症加减。

3. 尿频的耳部穴位自愈处方

（1）耳部穴位选用

主治反射区：肾、膀胱、尿道、缘中。

配用反射区：皮质下、心、内分泌。

（2）反射区按揉方法

取主反射区，然后随证选 1~2 个配用反射区，用王不留行子或磁珠贴压，以点压或按揉手法按压，每次取一侧耳穴，2~3 日 1 换，左右交替进行，5 次为 1 个疗程。

4. 泌尿系结石的耳部穴位自愈处方

（1）耳部穴位选用

主治反射区：尿道、肾、膀胱、输尿管、交感、神门、艇中。

配用反射区：肝、皮质下、腰肌、腹。

（2）反射区按揉方法

按结石发生部位来辨证选取 5~7 个反射区，采用王不留行子或磁珠贴压。以直压法和对压法为主，急性期疼痛剧烈时宜强刺激。每次贴压 1 侧耳穴，两侧交替进行，隔日 1 次，10 次为 1 个疗程，疗程间隔 3~5 日。

5. 过敏性鼻炎的耳部穴位自愈处方

（1）耳部穴位选用

主治反射区：内鼻、外鼻、肺、风溪、内分泌、额。

配用反射区：脾、肾上腺、肾。

（2）反射区的按揉方法

取主反射区和配用反射区 3~5 个。用磁珠或王不留行子贴压。每次取

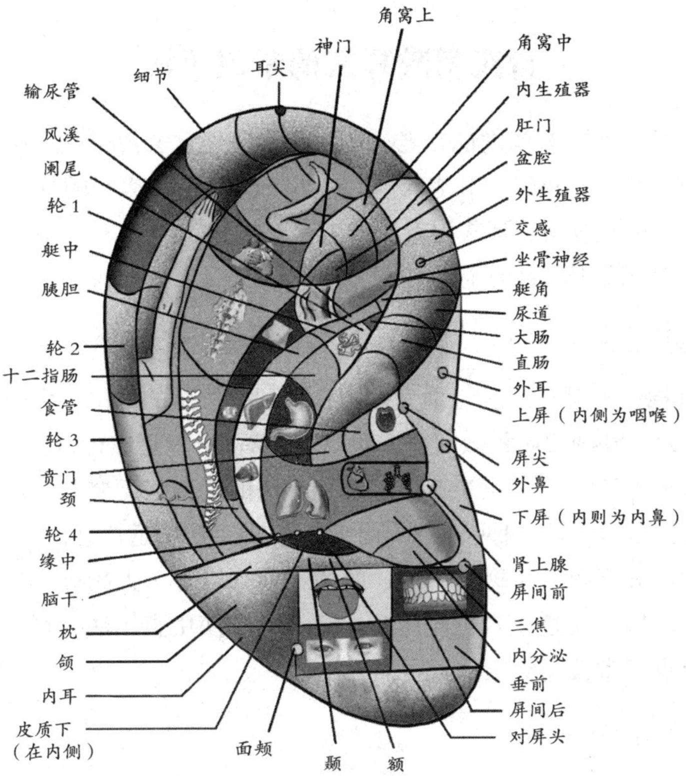

耳部反射区

一侧耳部穴位，双耳交替，每 2~3 日更换 1 次，10 次为 1 个疗程。疗程间休息 10 日。发作频繁时贴双侧耳部穴位，3 日换 1 次，2 次治疗间休息 1 日。

6. 扁桃体炎的耳部穴位自愈处方

（1）耳部穴位选用

主治反射区：扁桃体、咽喉、耳轮、口。

配用反射区：肺、胃、耳尖、肾上腺。

（2）反射区的按揉方法

选用王不留行子、六神丸或磁珠，其中以磁珠贴压效果最好。用直压或对压手法，急性者用强刺激，每次只取一侧耳穴，双耳交替使用，通常 2~3 日 1 换，5 次为 1 个疗程。

自我刺激耳穴的常用手法

一般情况下，对待虚证、老、弱、孕妇等经常会使用点压法或者是轻揉按摩法。实证、年轻力壮者常施以直压或对压法，需补的耳穴用点压法或轻揉按摩法，应泻的耳穴用直压或者是对压法。

比较常用的耳压手法包括以下几种。

1. 直压法

通过指尖来对耳穴进行垂直按压，直到被按压的部位产生胀、痛的感觉。持续按压20~30秒，稍微间隔一段时间之后，再重复进行，每穴压4~6次。要按照这种方法每日按压3~5次，这种方法的刺激强度要弱于对压法，同样也属于泻法，也是一种强刺激的手法。这种手法的适应证同对压法相同。有些耳穴，如下脚端（即交感）、艇角（前列腺）、大肠等穴不适合使用对压法，所以在对这些穴位应用泻法时，大多使用直压法。耳甲腔、耳甲艇的穴位也经常使用直压法。

2. 点压法

这种方法是通过指尖一压一松、间断地对耳穴进行按压。每次间隔0.5秒。在使用点压法的时候，不宜用力过重，以被压部位感到胀而略感沉重、刺痛为度。视具体病症而定，每穴每次可点压27下。这种方法属于补法，是一种弱刺激的手法。适用于神经衰弱、失眠、心悸、头昏等各种虚证、慢性病。

3. 对压法

将食、拇指置于耳郭的正面和背面，相对对贴于耳穴上的丸进行压迫，直到出现沉、重、胀、痛的感觉。这个时候，食指和拇指可边压边进行左右移动或者是做圆形移动，寻找痛、胀较明显的位置。一旦找到了“敏感点”，便要在那个点停住，持续压迫20~30秒钟。也可在将两个丸分别贴压到耳郭的前面和背面，将其相对进行对压，这样的话刺激量则更大。将全部耳穴按照这样的方法对压完毕之后，还要注意坚持每天都按压3~5次。这种方法属于泻法，是一种强烈的刺激手法。对于实证、年轻力壮者、内脏痉挛性疼痛、躯体疼痛及急性炎症等症状比较适用，具有较好的镇痛消炎作用。

4. 轻揉按牵法

用指腹轻轻地将压贴在耳朵上的穴丸压实、贴牢，然后按照顺时针的方向带动穴丸皮肤旋转，以被压处感到胀、酸、痛或者是轻微的刺痛为度。一般每穴轻揉按摩 27 转。这个方法属于补法，具有补虚的作用。适用于久病体弱、年老体衰以及耳穴过敏者。

耳穴疗法中的细节问题

所谓“健康在于细节”，虽然我们的耳朵很小，但它却关系着全身健康的大问题，一点一滴都马虎不得。在进行耳穴疗法的时候，一定要严格按照操作要求进行，一些应该注意的事情一定要严格注意，否则便有可能影响疗效，甚至是出现一些不良的影响。具体来讲，进行耳穴疗法的时候，我们应当注意以下事项。

（1）严格消毒，防止感染。耳朵是暴露在外，结构相对特殊，血液循环较差，非常容易感染，且感染后容易波及软骨，严重者甚至还会导致软骨坏死、萎缩而引发耳郭畸变。所以在日常生活中使用耳穴疗法时，一旦出现了感染，便应该立即采取相应的措施，如局部红肿疼痛较轻，便可以涂点碘酒，每日 2~3 次；重者则在局部涂擦消炎抗菌类的软膏，并口服抗生素。

（2）耳朵上有湿疹、溃疡、冻疮破溃等时，不宜用贴压耳穴法进行治疗。

（3）在进行耳疗时，耳穴一次不宜选用过多，一般以 3~8 个比较合适。

（4）在进行耳疗的时候，力度一定要把握好，不要搓破耳部皮肤。另外，在进行完耳穴疗法之后，患者千万别再揉搓，以免搓破耳部皮肤，造成细菌感染。

（5）在进行耳疗过程中，如果疼痛比较严重，则只要局部稍放松一下胶布或移动位置就可以了。

（6）习惯性流产的孕妇禁用贴压耳穴法进行治疗；妇女怀孕期间也应该慎用，尤其不宜用子宫、卵巢、内分泌、肾等穴。

（7）年老体弱者、患有严重器质性疾病者、高血压病者，在进行治疗前应该适当休息，治疗时手法要轻柔，刺激量不宜过大，以防意外。

（8）贴压耳穴时应该注意防水，以免贴压物脱落。

（9）夏天容易出汗，贴压耳穴不宜过多，时间不宜过长，以防胶布潮湿或皮肤感染。防止胶布潮湿和污染，避免贴压物贴敷张力低和皮肤感染。对氧化锌胶布过敏者，可改用其他膏药贴压，或者是使用黏合纸代替，同时配合刺激肾上腺、风溪等耳穴。

（10）根据不同病症采用相应的体位，如胆石症取右侧卧位，冠心病取正坐位，泌尿系结石取病侧在上方的侧卧位等。

这些注意的事项在日常使用耳穴压豆的时候要尽量注意，而且要根据自身的情况作适当的调整，千万不要固守成规而影响治疗的效果。

耳穴疗法中的“五禁”

耳穴压豆疗法是公认的最好的耳穴刺激方法，在实际应用当中，人们已经总结出了对于耳穴压豆的一些技巧。除了将经络的传统理论和现代的全息反射相结合以外，耳穴压豆的作用范围已经非常广泛了。基本上一些常见的疾病都可以通过耳穴来治疗，那么就出现了一些问题，耳穴自己有着一些独特的规范，对于传统的其他治疗方法而言，耳穴疗法还是有着一些区别的。首先耳穴的应用是很广泛的，并没有非常局限地只针对一种疾病。另外耳穴的治疗方法不需要过多的器具，对于地点和时间也没有什么要求，普通的一些方法就截然不同了，治疗既要保证卫生，也要有固定的地点和时间来进行。所以耳穴的要求是比较独立的，概括起来，共有“五禁”和“五不禁”。下面就先详细说明一下到底什么是“五禁”。

五禁是指在进行耳穴压豆的时候需要禁止做的五类事情，虽然是要求不能做的事情,但是在具体操作的时候还是可以根据个人情况来调节一下。

“禁揉”，由于耳穴的压豆是要在具体的刺激反射点上起作用的，所以需要把药豆固定在局部，而且所有使用耳穴进行治疗的人都会说“只要有空闲就多按按”，这样长时间的就让人形成一种错觉，以为自己可以随意地在留豆的地方进行按压，更加错误的就是大多数人都把“按”这个动作等同于了“揉”。实际上在去按药豆的时候绝大多数人也是用手指在那里揉。在这里要明确的是，耳穴的位置比较局限，因为耳部的反射区太过于丰富，导致耳穴的具体位置都集中在一个点上，所以经常会直接说耳朵上的反射点。那么问题就出来了，“揉”这个动作是和“按”有着很大区别的，作用在一个位置上就会产生不同的效果，所以实际上耳穴的压豆是不能去揉的。

“禁久”，为什么要说是“久”呢？这还是一个误区的问题，绝大多数人都会认为，药豆就是在持续进行刺激，这样才产生治疗的作用。当然刺激的时间越久，作用也就越明显。恰恰相反，由于所有的耳穴都是具有双向调节的功能——过分的刺激它可以消除掉，而不足的刺激它可以补充。所以耳朵的压豆治疗，必须要遵循一定的作用时间，千万不要认为时间越长，效果就一定越好。

“禁不眠”，“不眠”也是需要详细解释一下的，不眠并不等于真的不睡眠，而是指现代生活中非常常见的晚睡眠。因为随着夜生活的丰富，绝大多数人都不会很早就睡觉，这样就对耳穴的治疗产生了影响。为什么会这样说呢，肯定会有人问，“晚睡觉怎么会让耳穴的作用受影响呢”，实际上中医认为，过度熬夜会使身体出现紊乱，无论是阴阳，还是气血，身体紊乱了便会出现各种各样的不适，在这个时候进行耳穴治疗，往往会使治疗的效果发生改变，因为这个时候人的身体本身就不是健康的。所以一定要进行规律的睡眠。

“禁少时”，“禁少时”的意思是说耳穴的治疗通常需要药豆在耳朵上保留一定的时间，而相对于“禁久”的一些人来讲，还有一部分人在非常短的时间里就将贴在反射点上的药豆拿走了。这样就使得对反射点的刺激只持续了短短的一段时间，那效果就会大打折扣。所以如果选择通过耳穴来治疗的话，就一定要维持一段时间的作用，这样反射的效果才能真正地作用于身体的内脏。

“禁强刺激”，这个禁止出现的也是关于作用的问题，强刺激是现在在耳穴治疗中普遍存在的问题。因为越来越多没有经过专业培训的人，都去用耳穴给大家进行治疗，或者做养生保健的作用。可是由于没有很好的专业性，在确定耳穴的时候就出现了通过强烈的刺激，来代替穴位或反射点的定位不准确。那很多人也认为刺激的强度大一些没什么问题，所以这个有错误的现象并没有得到很好的纠正。所以在进行自我耳穴压豆的时候，要重视反射点的定位，对于刺激的力度，要把握在一个适中的水平。

耳穴疗法中的“五不禁”

说完了“五禁”就要再说说“五不禁”，实际上，这“五不禁”针对的是不是非常了解耳穴的人。耳穴压豆的要求并不是很严格，像时间、地点、方式等方面都比较随意。对于一些通常情况下禁止的事情，在耳朵反射疗法中并不会严格进行限制。

“不禁饮食”，在很多治疗方法的施行过程当中都会对饮食进行一下限定，例如不要吃油腻，不要吃辛辣，或者不要吃刺激性过大的食物等。这些都是避免日常饮食对治疗产生不良的影响，让作用的效果能够显现。而耳穴的刺激，做压豆的方法，不需要对饮食进行任何的控制，因为这些反射区完全可以通过相互作用，来使身体的消化功能达到一个良好的水平，而通过强制的规避饮食，只会是短暂的调理。

“不禁洗澡”，由于药豆是需要贴在耳朵上面的，而耳朵又确实是暴露于身体外部的，那就有一些人会担心，如果洗澡，甚至是每天洗澡的话会不会使药豆脱落，或者是影响到治疗效果。其实完全不用担心，压药豆的方法不会对正常的生活产生任何影响，不需要去调整生活习惯，当然洗澡也包括在其中。

“不禁时间”，这里所说的时间是指压药豆的时间，有很多治疗方法都需要在早晨进行，而有一些则需要在饭后进行，相比而言，耳朵的压豆方法可以在任何时间内进行，即使在夜晚也没有关系。所以当需要进行耳穴治疗的时候，立刻拿出药豆来，选好穴位和反射点，直接贴上去就可以了。

“不禁年龄”，每个人都知道一些药物在使用时是需要根据年龄或者性别进行调整的，不同年龄的人，是否可以服用，服用多大的量，都是不一样的。而耳穴属于反射区的原理，自身就是一个尺度，完全没有必要再用年龄等条件来进行限定，只要根据个人的情况进行治疗就可以了。

“不禁材料”，实际上所有大小合适的物品都可以贴在反射点上，当然有药物作用的更好。这也造就了耳穴反射区疗法的多样化，并不是只能将一种东西作为贴压的媒介。只不过在使用过程当中，一般都会以王不留行子来进行刺激，因为这种药子大小适合，还会有药物的作用，非常适合被用来做耳穴的贴压。

在进行耳穴压豆疗法的时候，只要多多注意一些细节，便能够令效果更加明显，同时也就能够在更短的时间内起效。在实际操作当中，需要根据个人的情况进行一定的调整，这样才能够保证反射的正确有效。

耳部按摩养生操

耳部按摩养生操在古代就已经很流行了，并不是近几年来才流行起来的。在两晋南北朝时期，道教非常盛行，世人皆追求长生成仙，道教理论中的养生思想和实践，对于养生医学是大有裨益的，道家将人体的精、气、神称为内三宝，耳、目、口称为外三宝，由于耳是外三宝之一，所以便特别重视对耳郭进行按摩，并将这种按摩作为一种养生祛病的重要方法。此法最早见于4世纪道家许逊著的《灵剑子引导子午记》，其中介绍的"营治城郭法"即是按摩耳郭法。此后，《诸病源候论》《外台秘要》《圣济总录》《普济方》《杂病源流犀烛》《遵生八笺》等书均相引述，《东医宝鉴》还将此法介绍到了朝鲜。

都说用以养生的灵丹妙药，数耳朵上最多。这是因为揉耳朵非常有利于耳朵上的气血进行循环，能够刺激耳朵上的穴位，这是养生健身的捷径，通过按摩耳郭来进行养生，就如同吃了灵丹妙药一般。

如果在了解了耳穴的作用之后，还能够非常熟练地找到耳穴的位置，就可以通过按摩耳穴来强身健体了。不过，在按摩耳穴的同时，人们通常还会有这样的疑问:"耳穴疗法很管用，但是每次在耳朵上取那么多的穴位，真的很麻烦，并且自己压耳穴的话，即使是对着镜子也不是太方便。"

那究竟有没有一个简单的方法，能够让人们更方便地通过耳朵来进行自我治疗，并且在举手投足之间就可以轻松完成呢？那样的话，养生保健就真的变得轻松随意起来了。别着急，只要了解了耳部按摩养生操，这些问题便会迎刃而解了。下面就来了解一下这些耳部按摩养生操。

耳部按摩养生操的具体做法如下。

1. 提拉耳尖

先用双手的拇食指捏住耳朵的上部，先揉捏此处，然后再往上提揪，直至该处充血发热为止，每次进行15~20次，这个地方的穴位关系到盆腔、内外生殖器、足部踝膝胯关节等。

2. 上下按摩耳轮，并向外拉

以拇食二指沿耳轮上下来回按压揉捏耳轮，使之发热发烫，然后再向外拉耳朵15~20次，耳轮处主要有颈椎、腰椎、胸椎、腰骶椎、肩肘等部位的反应区。

3. 下拉耳垂法

先将耳垂揉捏搓热，然后再向下拉耳垂15~20次，使之发热发烫，耳垂处具有头、额、眼、舌、牙、面颊等部位的反射区。

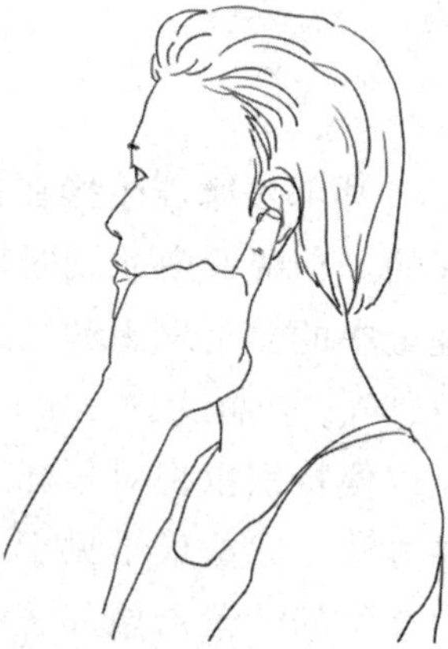

按压耳窝

4. 按压耳窝

先按压外耳道开口边的凹陷处，此部位有和心、肺、气管等部位有关的穴位，按压15~20下，直至此处明显发热发烫，然后再按压上边的凹陷处，这个部位有脾、胃、肝胆、大肠、小肠、肾、膀胱等部位的反射区，同样来回摩擦按压15~20次。

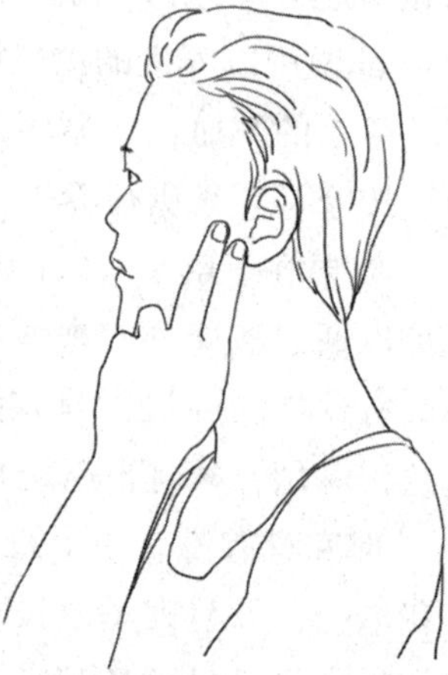

推耳根

5. 用食指和中指延着下耳根向上耳根推

将中指放在耳前，食指放在耳后，两个手指都要用劲向上推，推40~50次，推后不但耳部发热，面部头部也都会有明显的发热感觉，这对健脑，治疗头痛、头昏、神经衰弱、耳鸣等症都具有非常好的疗效，并且还有明显的美容效果，爱美的女性不妨试试看，按照这种方法按摩耳部后再用劲推耳根的前后，一套操做下来，最多10分钟的时间，面部便会有明显发热发烫的感觉，当面部的血液循环得到增加之后，自然会为面部肌肤带来充足的营养，同时也加快了代谢产物的排出速度。经常进行按摩，就会看到自己的面部会变得越来越富有光泽和弹性。

以上的耳部几种按摩手法，基本上将耳部各处都按摩到了，按摩的程度一定要有发热、发烫的感觉，这样就明显地促进了耳部的血液循环，这种治疗的信息就会通过体内的传导经络、传导到相应的脏腑，改善相应脏腑的功能，起到治病和保健的作用。可以在睡觉之前和起床之后坐在床上每天做两次，方法很简单，却起到了保健全身的效果。这套按摩操，不仅能增强耳朵的听力和平衡作用，还能起到养生保健的作用。特别是坚持耳

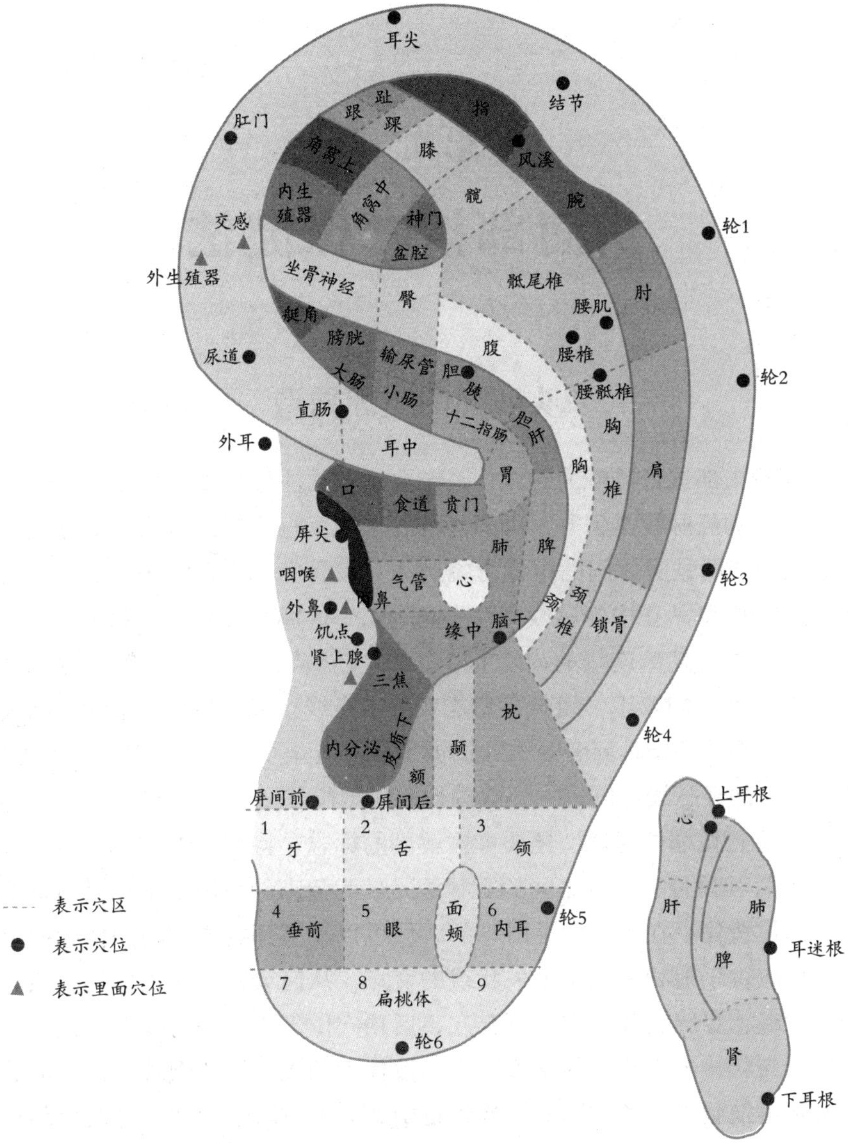

耳部反射区示意图　　耳部（后）

部的按摩能够补肾固肾、治疗气虚，肾虚尿频、夜尿多的老年人和患有前列腺炎、阳痿的病人，只要长期坚持对耳部的按摩，几个月后就可以见到明显的效果。

第七章 头面部按摩保健法

头面部的生理构造

在对头部进行按摩的时候，一定要重点关注颅骨骨缝和经脉穴位。

头顶的经脉线是督脉，即头顶的正中线为标志线的。从两眉之间、两耳尖之间到两乳突之间的中线为督脉线。按骨度分寸取穴法，前额两发角之间为9寸，则从正中督脉线到两发角为4.5寸。膀胱经位于督脉旁开1.5寸，即取正中线与发角连线的内1/3与中1/3交界点。胆经第一侧线位于督脉旁开2.25寸，即取正中线与发角连线的中点线；或从瞳孔直上的矢状线。胆经第二侧线即绕耳郭旁开1.5寸，从耳尖上至乳突后。三焦经即绕耳郭线。依照大致的经脉线可以较方便地进行取穴定位。

在进行按摩的时候，还要考虑解剖的标志，特别是骨缝。

额骨和顶骨、蝶骨之间的冠状缝是较为清晰的，用手指将大约骨缝的颅顶部位按住，在进行前后滑动的时候可以触摸到缝的凹陷。督脉线上的卤会穴应位于冠状缝与正中矢状线的交点。从囟会穴沿着正中矢状线向后即矢状缝，督脉的前顶穴、百会穴、后顶穴位于正中矢状线上。强间穴大致位于矢状缝与人字缝的交点。手指按住大约人字缝的颅顶部位，前后滑动时可触摸到人字缝的凹陷。枕骨正中的后下方隆起为枕外隆凸，脑户穴位于枕外隆凸的上缘凹陷处。

位于颅顶两侧的顶骨的隆起为顶骨结节，胆经的第一侧线位于顶骨结节内侧，而胆经的第二侧线位于顶骨结节的外侧。

自枕外隆凸延伸至两侧的上项线和自枕外嵴中点斜向外下方的下项线，为颈部肌肉附着在枕骨的地方。左右拨动可体会到肌肉在枕骨的附着处。局部的肌肉和筋膜劳损是引发肌肉紧张性头痛的一个重要原因。

在颞窝的底部有一个 H 形的翼点，上面被颞肌所覆盖，同样是肌肉紧张性头痛的重要原因。太阳穴位于额骨与蝶骨之间的骨缝上面；沿太阳穴的凹陷，斜向后上方即沿着额骨与顶骨之间的冠状缝，可到头维穴；颧弓上的上关穴位于蝶骨与颞骨之间的骨缝上；率谷穴位于颞骨与顶骨之间的骨缝上。

下颌窝与下颌头连接组成了颞下颌关节，在下颌窝与下颌头之间具有关节盘。触诊时可从前方的下巴颏，即下颌体开始。沿下颌体下缘向后，可触摸到向上拐弯的下颌角；再沿向上的下颌支后缘向上，至耳前即可触到呈小球形的下颌头。用力张口时，可感觉到下颌头向前下方移动，突出于颧弓下，而耳前原下颌头处出现凹陷。张口时耳前暴露的凹陷上缘，即下颌窝的后半部分。耳前凹陷上下有听宫穴、听会穴。颧弓下方的下关穴，恰位于颧弓与下颌切迹之间，咬肌深层为颞下窝的翼内外肌，再深层可达翼腭窝。

附着于下颌窝和关节结节周围的是颞下颌关节囊的上方，其下方则附着于下额头下方的下颌颈。下颌窝与下颌头之间有关节软骨和关节盘。故关节囊、韧带及关节软骨损伤时，按压下颌头的上方、下方、后方及前方都会出现压痛，以后下方的压痛最为明显。可配合张口、闭口等动作进行仔细的触诊。

在眶上缘的内侧有两个切迹，其中位于外侧的为眶上切迹，位于内侧的为眶内侧切迹。用手指指腹，在眶上缘的下方左右拨动可很容易感觉到眶上切迹与眶内侧切迹。眶上切迹有眶上神经通过，鱼腰穴、阳白穴位于眶上神经上。眶内切迹有滑车上神经通过，攒竹穴位于滑车上神经上。

在眶下缘中点处偏下方大约 0.5 厘米的地方，用指腹用力地寻按，所触及的凹陷为眶下孔，有眶下神经通过，四白穴位于眶下孔处。

在下颌体中线旁开大约 2.5 厘米的地方，用指腹用力寻按所触及的凹陷为颏孔，在这个部位有颏神经通过。

当人在用力咬牙的时候，在下颌角的前上方能够触到紧张隆起的咬肌。咬牙时咬肌隆起的部位，在放松时按之会出现凹陷，这个凹陷便是颊车穴所在的位置，也就是位下颌角前上方 1 横指处。大迎穴则位于下颌角的前方，咬肌在下颌附着处的前缘凹陷处，在那里可以触到面动脉的搏动。

头面部按摩要依序进行

在进行头面部按摩之前，要对按摩程序做到了如指掌，只有这样，才能够避免在按摩的过程当中走弯路。

首先，是仰卧位头面部按摩。

（1）直推前额：这个按摩方法又被称为开天门。用两手的拇指自两眉之间印堂至前发际做直推法，其余四指置于头的两侧相对固定。拇指下压力量可稍大，并可先点按印堂穴。可用于各种头痛，尤以治疗前额头痛为好。

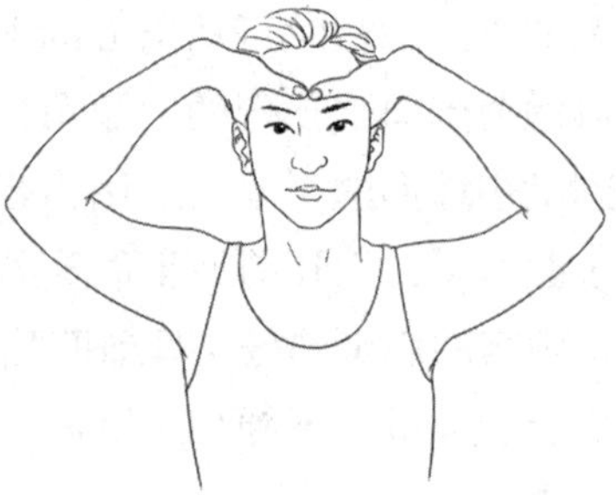

直推前额

（2）分推前额：这个推法又被称为推坎宫。用两手拇指的桡侧缘，自前额中线向两侧分推至太阳穴。分推从两眉弓开始，逐渐移至前发际，亦适用于前额头痛。眉弓分推可先点按攒竹穴，并横扫眶上孔处的眶上神经、滑车上神经。

（3）点揉太阳穴及颅侧骨缝：在每次分推前额结束时用拇指点揉太阳穴，并可用拇指向后及后上方向沿骨缝进行点揉，这个方法对于偏头痛具有较好的疗效。

这个手法是在颞窝的手法，此处的骨性联结是H形的翼点。所以可以进行两个方向的按揉，一个是沿额骨与蝶骨、顶骨的骨缝，大致与太阳穴至头维穴的方向相仿；另一个是沿颞骨与蝶骨、顶骨的骨缝，大致与悬颅穴、悬厘穴、率谷穴相仿。

（4）点按头顶五经：用两手的拇指自前发际向后交替点按头部前后正中线即督脉，然后两手同时点按距督脉1.5寸、2寸的侧线，即膀胱经、胆经经线。每条线点按3~5遍。正中一线，两旁各两条，共五条经线。

如果是取坐位的时候，可以使用五指拿法，将中指指腹对督脉，食指、无名指则对准两侧的膀胱经，拇指、小指对准两侧胆经。对

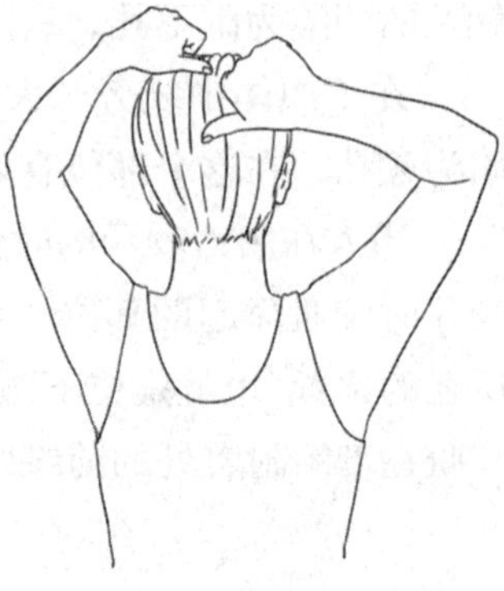

点按头顶五经

于巅顶痛的患者应该在两耳尖连线中点的百会穴处进行着力点揉。对于偏头痛的患者则应该重点点按头顶稍外侧的区域，即顶骨结节的外侧。

（5）点揉枕后穴位：对项后的五经进行点揉，即依次按揉颈部正中的督脉、旁开的膀胱经、胆经，并以食中两指分别点揉枕后的风池穴及其周围。这个手法可用于各种类型的头痛，尤以后枕部疼痛、偏头痛效果为佳。

（6）推胆经：患者先将头部转向一侧，将另外一侧的胸锁乳突肌暴露出来，对胸锁乳突肌进行拿揉放松。接着用大鱼际从太阳穴绕行耳郭，掌推胆经；并沿胸锁乳突肌推向锁骨上窝缺盆穴，即推桥弓。推完一侧之后再换推另外一侧，每侧进行 10~20 次。

（7）捻揉耳郭：以拇指、食指对耳垂及耳郭进行捻揉，并向下拽摇耳垂，使耳道内部产生烘热感。

（8）点按耳前穴位：患者稍微将口张开，依次对耳门穴、听宫穴、听会穴进行点按；并以食指、中指将耳根前后夹住，双手上下方向擦耳。

（9）推坎宫，指抹鼻旁、口周，摩面，点按面部穴位，如四白穴、颊车穴和迎香穴等。

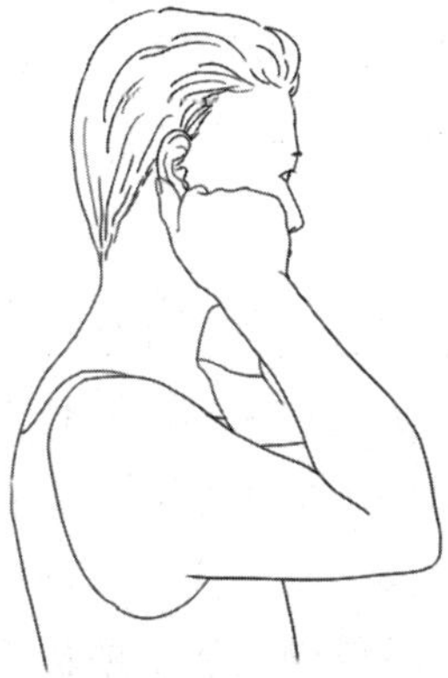

捻揉耳郭

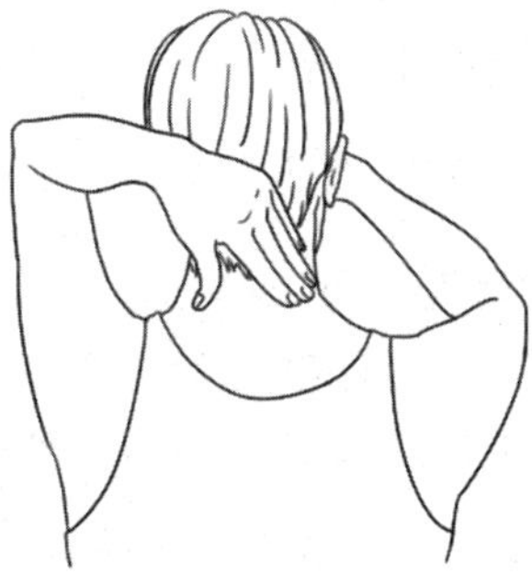

点按耳前穴位

（10）扫散头部两侧：以双手五指指端在头两侧前后进行滑动，起到疏散头侧少阳之气的作用。

（11）头顶指尖击法及梳法：最后再使用头顶指尖击法以及梳法对头部进行按摩，至此便完成了仰卧位头部的结束手法。

其次，便是坐位头面部按摩。

（1）揉拿颈部：患者取坐位，用一只手扶住自己的前额，另外一只

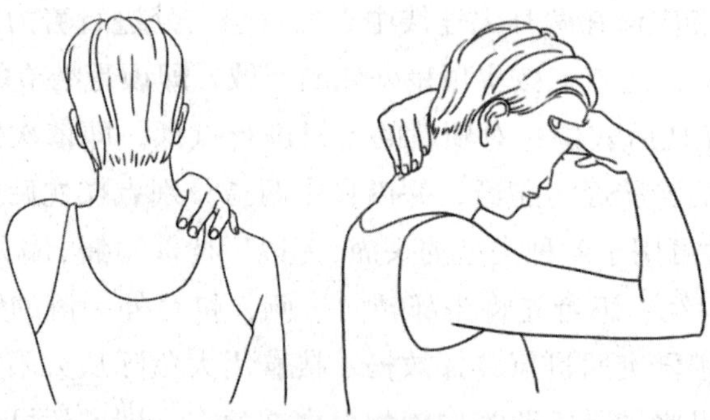

揉拿颈部

手在颈部做自上而下的拿法。这个手法适用于各种头痛。特别是颈枕部肌紧张性的头痛，使用这种方法效果更佳。

（2）最后拿捏肩井、斜方肌，整个头面部按摩便结束了。

防病治病首选头部自我按摩

作为最古老的疗法之一，长久以来，头部按摩一直都为人们所采用，即便是到了现代社会，它依然可以占领一席之地，除去它有助于放松身体并且激活能量之外，还具有以下四大功效。

1. 无须成本

在现代社会当中，人们的生活水平和生命价值观念都有所增强，于是人们对于医疗保健也就有了更高的要求。卫生资源的有限性和医疗保障制度的改革以及医学的进步，都要求医疗方法更加经济实惠，并且具有显著的疗效，不但能够治病防病，更可以在无病的时候强身健体。头部按摩不但符合这些要求，更是可以在不需要任何设备以及任何药物的前提下，仅仅凭借自己的一双手，在家里轻松操作便可以防病治病了。因此，学会头部按摩疗法，可谓省钱省时又实用。

2. 没有副作用

经过长期的临床实践证明，穴位按摩疗法具有一系列的优点，而在这其中，安全有效是一个最大的优点。通过穴位按摩疗法进行治疗，不用打针吃药，没有创伤，也没有任何的副作用，有病治病，无病可以强身，这完全符合当今医学界所推崇的“无创伤医学”和“自然疗法”的要求。头部按摩疗法可以预防和治疗上百种疾病，比如头痛、牙痛、急性腰扭伤、岔气和腹泻等，往往只需要按摩一次，就可以手到病除。至于像糖尿病、高血压、失眠等许多慢性疑难杂症，只要有恒心坚持进行按摩，也大多会产生奇效。

3. 简单易学

所谓的简单易学，具体来说，指的是简便和医学两个基本的方面。所谓简便，是说头部按摩疗法不受时间、地点、环境以及条件的影响，也不需要任何的器械和药物，当身体中的某些脏器或者是部位出现了不适的话，随时可以在田野、工厂以及房室内外进行按摩，甚至在看书、看电视或者是做手工的时候也可以进行按摩，操作起来十分简便，也很容易为大众所接受。

易学指的是男女老幼都可以学会，如果具有一定的文化和生理解剖知识基础的人，学起来就显得更加容易了。学习穴位按摩的关键就在于记住穴位或者是反射区的位置，进行认真反复实践便能够很好地掌握方法。所以说穴位按摩是非常适宜于社会大众的医疗保健需要的。

4. 效果显著

除去具有易学、易掌握、易操作和见效快的优点之外，头部按摩还不受时间、地点、环境和条件的限制。同时，头部按摩具有奇特的疗效，是一种无针、无药、无创伤、无副作用的物理疗法，一种标本兼治的全身治疗方法，尤其是对于一些慢性病症和痛证的治疗，更能够显示出其独特的疗效，深受广大人民的喜爱。

通过目前大多数的医疗检查手段和方法进行身体健康检查，只有当人体的不适有明显症状或者是反应的时候才能够做出诊断。即使是这样，有时候也还是有误差的。比如冠心病在没有发作的时候，其心电图往往也并不会出现异常变化。并且有很多疾病一旦被现代手段所检查出来的时候，便往往已经是中、晚期了，这样的话也就在很大程度上增加了治疗的难度。因此，寻求疾病早期诊断、早期治疗，防病于未然，使机体保持旺盛的生命力，是目前医学发展的大趋势。头部按摩疗法正好符合这个大趋势。

当人们感觉到机体出现不适或者是精神不振的状况时，穴位反射区或者是穴位就会出现反应。我们通过观察、触摸和按压穴位等诊断方法，就可以发现很多疾病的早期症状，从而能够实现早期治疗的目的。

头部按摩的特点

头部按摩就是我们现在经常会提到的，通过对人体头部的特定区域进行一系列接触性操作而达到防病、治病效果的一类医疗保健方法。

在几千年的历史长河当中，我们的祖先经过不断的实践、积累和完善，最终形成了按摩相关理论体系。它是人类最古老的医疗方法，也是中医学的一个重要组成部分。在科技高速发展的当今社会，人们的生活节奏日益加快。随着对宏观世界和人体自身的认知水平的增长，人们对贴近自然的疗法日益关注，我国的针灸、刮痧、按摩等传统疗法受到了国际社会的大力推崇。头部按摩因为其有诸多的优越性，更值得我们进一步研究和推广。其优越性主要表现在以下几个方面。

1. 简单易学

头部按摩关联到的部位比较少，相对来说，手法也较为简单，所以只要对基本定位和常用手法有大致了解，就可以进行操作了。

2. 操作方便

在进行头部按摩之前，只要做一些非常简单的准备便可以进行操作了，所以说，头部按摩具有较强的可行性。

3. 经济实惠

通过头部按摩来治病，真的是可以不花一分钱就能达到预防和治疗疾病的效果。

4. 非常灵活

头部按摩的灵活性表现在两个方面。首先操作起来非常灵活，自己一个人便可以进行操作，不受时间、地点等外部环境的影响；其次选穴较为灵活，同一种病可以选择不同的治疗方案，并且操作频率也可以根据自己的情况进行灵活的安排。

5. 安全有效

长期大量的临床实践证明，穴位按摩不但疗效显著，而且相对安全，是一种没有创伤的自然疗法。

6. 具有神奇的疗效

头部按摩不仅学起来简单灵活，更重要的是其具有奇特的疗效，是一种无创伤、无副作用的标本兼顾的全身治疗方法，特别是对一些慢性病症和痛症的治疗，更是能够显示出非常神奇的疗效。

7. 辅助诊断

因头部穴位同人体的脏腑经络都有着互相对应的关系，在按摩头部相应穴位时有时会有意料不到的感觉，有助于我们提早发现和诊断疾病。

8. 治未病，以防为主，防治结合

经常进行头部按摩可以实现有病治病，无病健体的作用，防治结合的这一特点充分体现了中医理论中治未病的思想。

头为精明之府，是精神所居之处，中藏脑髓，而脑为元神之府。《灵枢·邪气脏腑病形》中提到“诸阳之会，皆在于面”“十二经脉，三百六十五络，其血气皆上于面而走空窍”。足少阳胆经和手少阳三焦经行于侧头部，手足太阳经行于头顶、后头及颈部，手足阳明经行于面部及前额部，足厥阴肝经、手少阴心经、督脉、阳跷脉、阳维脉等也行于头面部。头部按摩之所以会有较好的疗效，就是通过对腧穴和经络的刺激，致使全身脏腑、肢节气血运行舒畅而实现的。

头部按摩的四项原则

无论是做什么事情，都有一定的限定范围。比如说自由要控制在法律规定的范围内，只能够在这个范围内进行活动，不可以为所欲为；如吃饭最好只吃到七成饱，而不能够吃到“撑得慌”等。所以说，头部按摩也是一样的，在进行头部按摩的时候，也具有一些必须遵循的原则，具体来说共有以下几项。

原则一：按摩顺序要正确。

一般情况下，头部按摩要按照从头顶到四周、从头前到头后、从中间到两侧的顺序进行。值得注意的是，按摩的路线应该顺着皮肤、经络和血管的走向，才可以促进血液循环；如果同经络、皮肤和血流的方向相反的话，

则会阻塞血液循环的畅通，不仅不能够使人容光焕发，反而会使人的皮肤变得粗糙起来。

原则二：按摩时间有要求。

一般情况下，要在每日的早晚各进行一次按摩为好。早晨按摩应该在洗脸之后进行，这样可以避免将皮肤表面的灰尘揉入到皮肤中去。为了防止直接对皮肤造成刺激，可以在皮肤上面涂上少量的护肤品，以对皮肤进行保护，减少摩擦，这样操作起来也就更快了。早起按摩的话，一定要注意手法必须缓慢轻柔，对头肌、血管和经络进行轻微的刺激，从而使皮肤充满活力。晚上以10~11时为最佳时间，因为这个时候正是皮肤新陈代谢最为旺盛的时候。晚上按摩时，手法应该稍重一些，按摩的范围也可以更广，这样可以给头肌以较强的刺激，令松弛下来的皮肤能够变得兴奋和紧张，当面部发热时便可以了。平时头昏眼花的时候可以随时进行操作，手法要灵活掌握。

原则三：按摩力度有讲究。

按摩力度的大小会直接影响到疗效。力度太小的话，则达不到出现痛感的最小刺激量，也就没有办法达到预期的效果，不能引起适当的反应；力度过大的话，则会造成强烈的疼痛以及肌肉的损伤、神经的紧张，还有可能会引起自抑作用或者是神经麻木，使得按摩所产生的神经传输讯号变成无法改变病理反应所发出的紊乱传输信号。

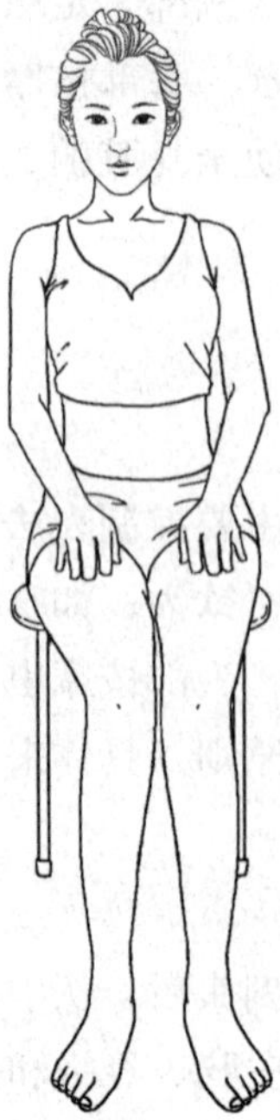

端坐位

所以在进行头部按摩的时候，建议在一般情况下，指压按摩的平均力道保持在3~5千克，务必要根据个人的忍耐度，在最大的限度之内，取得最好的效果，由轻到重、缓慢并且有规律地进行尝试，以给人又安全、又舒适的感觉。值得注意的是在按摩口唇周围的时候，手法必须要轻，尤其是青少年和女性在进行自我按摩的时候，如果刺激量过大的话，则会使汗毛孔扩张，令灰尘积存在毛孔内，而对皮肤造成损伤。

原则四：按摩体位应适宜。

按摩体位指的便是进行自我头部按摩治疗时所取的姿势。看起来这个问题似乎极其简单而又不值得一提，殊不知在按摩治疗过程当中，它的地位却是异常重要。就一般情况而言，常见的体位主要有以下几种。

1. 端坐位

正坐，屈膝、屈髋各 90 度。

2. 仰卧位

以仰面朝天的方式平躺在床上，不要枕枕头或者是使用低枕，双下肢自然伸直或者是自然屈曲。根据按摩的需要可以随时调整上下肢的位置。

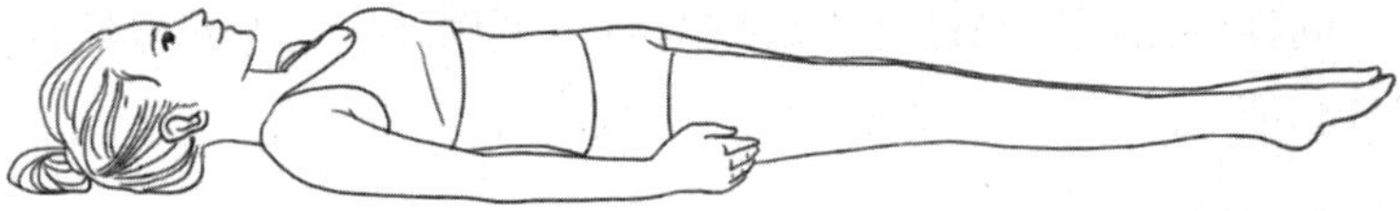

仰卧位

3. 侧卧位

身体的一侧在下；双腿自然屈曲，或者是将下侧腿伸直，上侧腿屈曲。

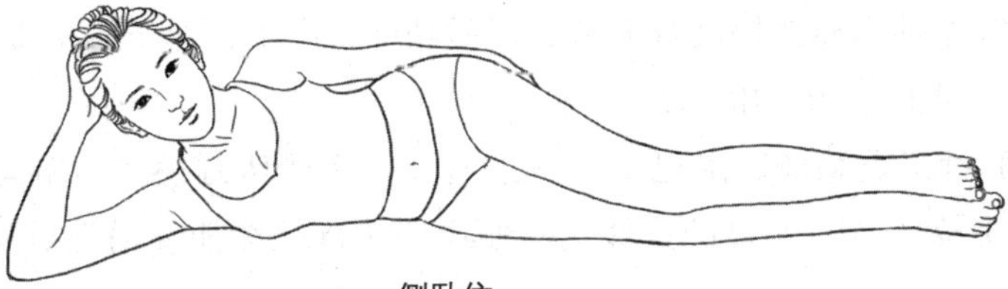

侧卧位

4. 俯卧位

腹部向下，去掉枕头，面部朝下，或者是将头歪向一侧，双下肢自然伸直，根据按摩的需要，可以随时对上下肢的位置进行调整。

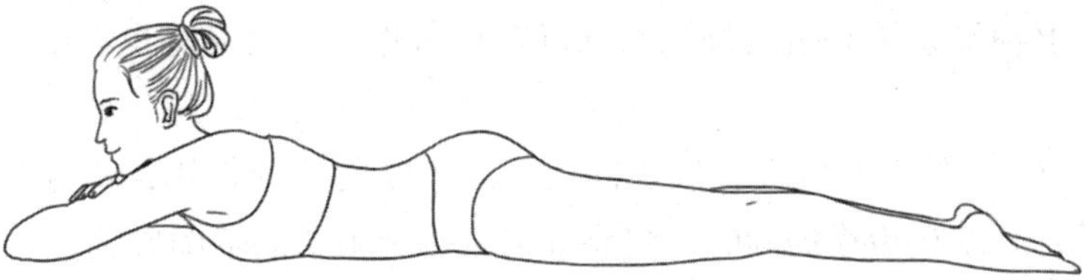

俯卧位

头部按摩适应证和禁忌证

众所周知，在服用中药的时候会讲究一个配伍问题，意思就是说有些药物是不能够彼此相配共同服用的，比如说甘草忌同甘遂、大戟、海藻相配使用；乌头忌同贝母、瓜蒌、半夏、白蔹、白及相配使用；藜芦忌同人参、沙参、丹参、玄参、细辛、芍药相配使用。硫黄畏朴硝，水银畏砒霜，狼毒畏密陀僧，巴豆畏牵牛子，丁香畏郁金，川乌、草乌畏犀角，牙硝畏三棱，官桂畏赤石脂，人参畏五灵脂，这都是在进行头部按摩的时候所需要注意的事项。同样的道理，在进行头部按摩时也不例外，它也同样具有一些适应证与禁忌证。

1. 适应证

（1）对于慢性胃肠道疾病具有一定的疗效。头部按摩对于改善消化系统的消化吸收功能具有很好的疗效。

（2）对于过敏性哮喘、过敏性鼻炎、过敏性皮炎等各种变态反应性疾病均具有一定的疗效。因为头部按摩能够较好地调整神经内分泌系统的平衡，所以能够明显地提高肾上腺的皮质功能，产生类似于应用皮质激素，如泼尼松、可的松的作用。

（3）对于乳腺炎、淋巴结及淋巴管炎、上呼吸道感染、喘息性气管炎等各种炎症，具有明显的疗效，这便说明头部按摩能够增强机体免疫系统的功能。

（4）对于动脉硬化和高血压等疾病具有明显的疗效，这说明头部按摩能够很好地促进血液循环。

（5）对于神经官能症，比如说下丘脑自主神经功能紊乱、各种脏器功能紊乱和各种神经痛等症都具有明显的疗效。这是因为头部按摩疗法对于中枢神经系统兴奋与抑制平衡具有调节作用，对痛觉也有明显的阻断作用。

（6）对于器质性疾病也同样具有一定的治疗作用，不过不应该单独使用，可以在治疗的同时，将头部按摩作为主要的辅助方法。

2. 禁忌证

虽说头部按摩的适应证非常广泛，但是它也不能够包治百病，下面的一些疾病便不适合通过头部按摩来进行治疗。

（1）患有严重内科病，比如严重的心脏病、肺病、肝病、急腹症，或者是脑部出现脑栓塞和处于急性发作期的脑出血患者，以及各种恶性肿瘤患者都应该禁止使用头部按摩。

（2）出现了皮肤破溃或者是患有妨碍按摩施术的皮肤病的，比如说患有脓肿、湿疹、风疹、癣、溃疡性皮肤病、烫伤、烧伤等症的患者，都要禁用或者是慎用头部按摩。

（3）对于患上了像骨髓炎、骨结核、化脓性关节炎、丹毒等疾病的患者，应该禁止使用头部按摩。

（4）对有流行性感冒、乙型脑炎、白喉、痢疾及其他急性传染病的患者不宜进行头部按摩。

（5）对皮肤常有瘀斑的血小板减少性紫癜或过敏性紫癜患者、皮肤容易出血的血友病患者禁用头部按摩。

（6）对于患有诊断不明的急性颈部脊椎损伤伴有脊髓症状的患者应该禁用按摩，要考虑进行手术等其他方式的治疗，以免延误病情。

（7）对于癌症、恶性贫血、久病体弱而又极度消瘦的患者要禁用头部按摩。

（8）带有开放性损伤，施用血管、神经吻合术的患者，都应该禁用头部按摩。

（9）对于处于特殊生理期，如月经期和怀孕期的妇女来说，头部按摩是比较危险的，一定要谨慎使用。

（10）像那些年老体弱、久病气虚等体质虚弱，甚至连轻微按摩手法都无法承受的患者，应该慎用或者是禁用头部按摩手法进行操作。

（11）疲劳过度、酗酒后神志不清、饥饿或者是饭后半小时以内的患者要慎用或者是忌用头部按摩。

头部按摩保健操

中医学认为，头为十二经络的诸阳经聚会之处，对控制和调节人体的生命活动起着极其重要的主导作用。经穴按摩头部，可以促进清阳上升，百脉调和，有健脑安神，聪耳明目的作用。按摩同时还能改善脑部的血液循环，提高大脑的摄氧量，有益于大脑皮质的功能调节，对益智健脑、增强记忆、缓解疲劳、消除紧张、焦虑，使大脑重新获得充足的精力和体力有益处，头部按摩，还对防止失眠、耳鸣、耳聋、目眩等有较好的辅助治疗作用。

现在有很多介绍头部按摩保健的内容，下面介绍几种简单、易学、实用的头部按摩方法。

1. 手指梳头法

首先，两手十指弯曲松开，如梳头状，以十指指肚着力，用中等稍强的力量，从前发根外疏到后发根处，从前到后疏理整个头部。重复做15~20次，用力的大小，以做完后头皮微感发热为宜。头部穴位较多，通过手的梳理按摩，可使气血流畅，头发光润乌黑。这种方法操作简单，无须道具，不限场地，是晨醒、午休、工作、学习、上网、玩游戏之余的必备放松良法。

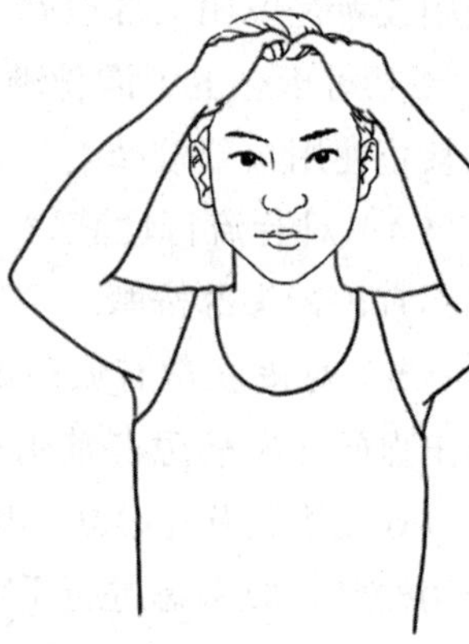

手指梳头法

2. 点按经络法

用两大拇指指端沿头部经络线依次点按。

按摩顺序为：自头发发际前沿正中开始到发际后沿正中为正中线；正中线旁开一横指为第二线；自额角处开始，平行于正中线至发际后沿为第三线；自太阳穴开始绕耳郭至发际后沿为第四线。点按的时候要注意力度，不可用力过重，以自己能耐受为度。

3. 揉搓头皮法

用双手十指指肚均匀地揉搓整个头部的发根，方法就如平时挠头状，但不可用指尖，而要用指肚。

按摩顺序为：先沿前发际由前额向头顶揉，接着揉向后脑，然后再由两鬓向头顶按摩，再转向后脑部。揉、擦用力均匀，切忌用力过重。每次按摩3分钟，以后逐渐延长至5~10分钟，每天睡前或洗完头按摩一次。此法配合点按经络法效果更佳，多在点按经络之后使用。

4. 提头发

双手五指分别插入头发中，五指并拢夹住头发轻轻向上。

5. 开天眼

也就是按摩印堂穴，印堂穴是人体经外奇穴，位于两眉间连线的中点处。用大拇指指面按于印堂穴皮肤，以前臂带动手指，自下而上，做双手交替、有节律的抹法。双手共 20 次，注意力量轻柔，以前额皮肤不变红为度。

6. 推前额

双食指分屈成弓形，以第二指节的桡侧面紧贴印堂穴（两眉间的中心），同时由眉间沿前额分向两侧抹推至脑后。重复 36 次。此法配合开天眼效果更佳。

7. 指尖扣打法

低头姿势，用双手指轻敲耳后头部，可根据自己的喜好弹出节奏。

有一点需要注意的是，在按摩前一定要洗干净手，或者洗洗头。头部按摩较为简单，每天早上锻炼结束后，可以边走边对头部进行按摩，能够对扩张的血管进行抚摸放松训练。

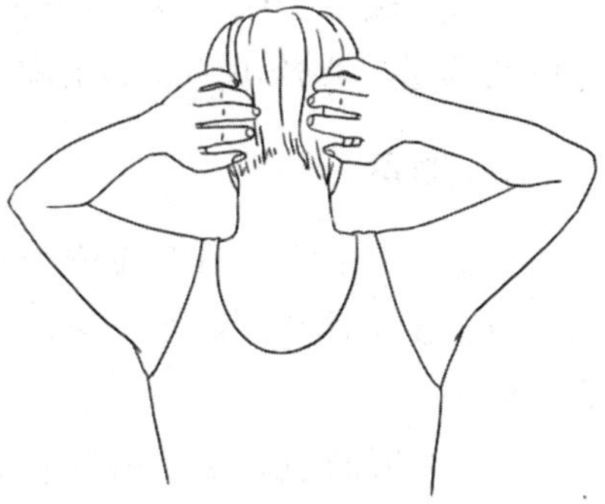

指尖扣打法

认准头穴线的位置和适应证

标准头穴线均位于头皮部位，按颅骨的解剖名称分额、枕顶、颞 4 个区和 14 条标准线。现将定位和主治分述如下。

1. 额区

（1）额中线：额中线位于额部正中发际内，自神庭穴向下引 1 寸长的直线即是，属督脉。主治癫痫、精神失常、鼻病等。

（2）额旁 1 线：额旁 1 线位于额中线外侧，直对目内眦，自眉冲穴向下引 1 寸长的直线，属足太阳膀胱经。主治冠心病、心绞痛、支气管哮喘、支气管炎、失眠等。

（3）额旁2线：额旁2线位于额旁1线的外侧，直对瞳孔，自头临泣穴向下引1寸长的直线，属足少阳胆经。主治急慢性胃炎、胃十二指肠溃疡等。

（4）额旁3线：额旁3线位于额旁2线外侧，自头维穴内侧0.75寸处，向下引1寸长的直线即是，属足阳明胃经和足少阳胆经。主治功能性子宫出血、阳痿、遗精、子宫脱垂、尿频、尿急等。

2. 枕区

（1）枕上正中线：枕上正中线位于枕部，枕外粗隆上方正中的垂直线，自强间穴到脑户穴，属督脉。主治眼病、足癣等疾病。

（2）枕上旁线：枕上旁线位于枕部，枕上正中线平行外移0.5寸即是，属足太阳膀胱经。主治：皮层性视力障碍、白内障、近视。

（3）枕下旁线：枕下旁线位于枕部，从膀胱经玉枕穴向下引1条2寸的线即是。主治小脑疾病引起的平衡障碍。

3. 顶区

（1）顶中线：顶中线位于头顶部的正中线上，自百会穴至前顶穴，属督脉。主治瘫痪、麻木、疼痛、皮层性多尿、小儿夜尿、脱肛、高血压、头顶痛等。

（2）顶颞前斜线：顶颞前斜线位于头部侧面，从前神聪穴到（百会前1寸）悬厘穴，有督脉、足太阳膀胱经、足少阳胆经经脉经过。

主治顶颞前斜线可被分为5等分，上1/5主治对侧下肢和躯干瘫痪；中2/5主治上肢瘫痪；下2/5主治中枢性面瘫，脑动脉粥样硬化和中风引起的偏瘫等。

头面部的九大健康要穴

头面部有着非常多的穴位，其中有九个是最为重要、最为常用的，它们都具有非常神奇的功效。下面就让我们来具体了解一下吧。

1. 四白穴——美白养颜就找它

四白穴位于眼球正中央下2厘米处。当你向前平视的时候，沿着瞳孔所在直线向下找，在眼眶下缘稍下方能够感觉到一个凹陷，这就是四白穴。

四白穴有着“美白穴”“养颜穴”之称，很多人不太相信，养颜美白靠这么一个小小的穴位就能实现吗？你不妨每天坚持用手指按压它，然后轻轻揉 3 分钟左右，在经过一段时间以后，观察一下脸上的皮肤，就可以发现要比以前细腻，而且也白了许多。

按摩四白穴时，为增强效果，首先要将双手搓热，然后一边吐气一边用搓热的手掌在眼皮上轻抚，上下左右各 6 次，再将眼球向左右各转 6 次。

2. 太阳穴——缓解抑郁的能手

相信每一个人都经历过伤心、焦虑、沮丧和抑郁等消极情绪，并且相信每一个人肯定都不希望这种情绪在自己身上停留太久，这个时候，你就需要太阳穴来帮忙了。按压太阳穴则可以加快恢复正常情绪的速度。

太阳穴位于眉梢与眼外眦之间向后 1 寸许的凹陷处。在这个穴位下边，有静脉血管通过。因此，用指按压这个穴位，会对脑部血液循环产生影响，不仅能够缓解抑郁，对于头痛、头晕、用脑过度造成的神经性疲劳、三叉神经痛，按压太阳穴都能使症状有所缓解。

按压太阳穴时要两侧一起按，两只手十指分开，两个大拇指顶在穴位上，用指腹、关节均可。顶住之后逐渐加力，以局部有酸胀感为佳。产生了这种感觉后，就要减轻力量，或者轻轻揉动，过一会儿再逐渐加力。如此反复，每 10 次左右可休息较长一段时间，然后再从头做起。

3. 睛明穴——让你不再眩晕

到目前为止，还没有人能说清楚眩晕症的真正成因，但却有无数人深受其害。能够有效地治疗眩晕症的穴位主要在头部，包括睛明、印堂、太阳、听宫、翳风、风池、百会等。找到这几个穴位后，就可以按以上顺序加以按揉。需要注意的是，在按揉睛明穴时，最好连带着按揉一会儿眼睑；按揉太阳穴时，最好连带着推抹一下前额，这样效果会更好一些。

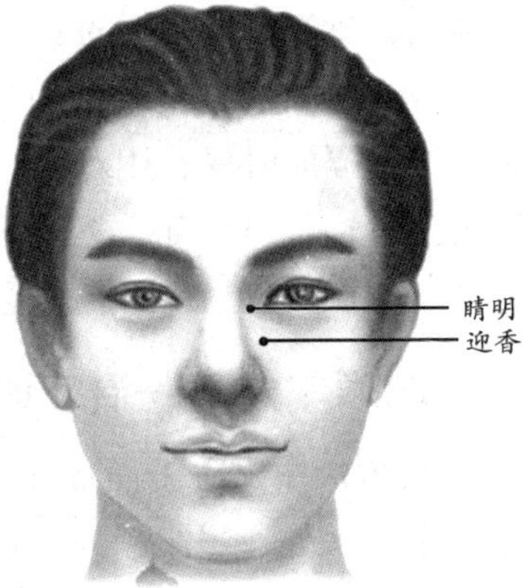

睛明、迎香穴

以上方法要反复进行，每次应坚持 10 分钟左右。

4. 迎香穴——呼吸疾病的克星

春天是呼吸道疾患的好发季节，做好这类疾病的预防工作十分必要。采用按摩迎香穴的方法，对很多呼吸道疾患都有一定的预防作用，而且十分简便，现与大家分享。

迎香穴的具体位置，大约在鼻翼外缘中点 5~8 毫米处，左右各一个。

将双手拇指分别按于同侧的下颌部，中指分别按于同侧迎香穴，其余三指则向手心方向弯曲，然后使中指在迎香穴部沿顺时针方向按摩 36 圈，每天 3 次，天天坚持，将能够有效地减少呼吸道疾患的发生。

5. 承泣穴——治疗眼部疾病的法宝

承泣穴位于人体面部、瞳孔直下、眼球与眶下缘之间，是足阳明胃经上的穴位。眼泪流出来的时候，受到重力因素影响，最先流到这个地方，所以这个穴位被称为“承泣穴”。

对于治疗眼病来说，承泣是非常重要的穴位之一，具有祛风清热、明目止泪的功效。如果你想有一双明亮、健康的眼睛，可以每天早起坚持做眼保健按摩，即早起时用食指肚按摩承泣穴 36 次，使之有酸重感即可。在日常生活中，也可以通过一些日常调整来保护视力。

6. 攒竹穴——制止打嗝的奇效穴

攒竹穴在眉内侧，就像竹叶从这里开始长出来，而且眉头是眉毛最粗的地方，就好像将所有的眉毛攒在了一起，所以这个穴位被称为攒竹穴。

很多人都有打嗝的经历，那是很不舒服的，攒竹就是治疗打嗝的好穴位。当打嗝的时候，用双手大拇指直接按压双侧的眉头，使劲一点，按压下去几秒钟，再松开。然后再按压，松开，这样反复进行几次，打嗝就停止了。同其他止嗝方法相比，这样方法更加健康安全。

7. 颊车穴——治疗面部疾病效果好

人体颊车穴位于面颊部，下颌角前上方约 1 横指（中指）处，当咀嚼时咬肌隆起，按之凹陷的地方就是颊车穴。

颊车穴有个很大的作用就是可以治疗牙痛，我们也知道合谷穴也可以治疗牙痛，它们是有分工的。

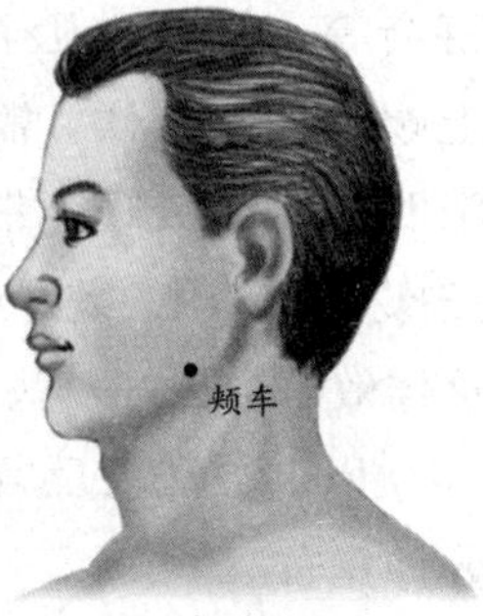

颊车穴

颊车治疗上牙齿痛，而合谷穴则是治疗下牙疼痛的好手。当感觉上牙齿痛的时候，鼓起腮帮子，找到颊车，轻轻地按摩 3~5 分钟即可以收到效果。

值得注意的是，点、按颊车穴时力度要稍大，使之出现酸胀的感觉即可。对本穴的施治时间一般为 2~3 分钟，每天进行 2~3 次。

8. 人中穴——急救时少不了它

有人突然晕倒时，有经验的人往往会先掐他的人中，很多时候，晕倒的人就会苏醒了，这是为什么呢？

人中是人体上一个很重要的穴位，它关涉到两个很重要的经脉：人体从前阴和后阴的中间叫会阴穴，从会阴穴的里面延伸出一条经脉，叫督脉，这是人体的一条大阳经，而且是最重要的阳经；从前胸正中线一直上来，到头部这里也有人体的一条重要的阴经的脉，叫任脉。人中就位于这两条最重要的任督二脉的交汇处，人突然晕倒时掐人中就是通过刺激这个穴位，使其阴阳交合，从而苏醒。

9. 印堂穴——清头明目，通鼻开窍

印堂穴在前额部，位于两眉头间连线与前正中线的交点处。这个穴位在我国医籍中早有记载。在《素问・刺疟》中就有“刺疟者……先头痛及重者，先刺头上及两额、两眉间出血。”的记载。这里提及的“两眉间出血”实际就是今天所说的印堂穴。

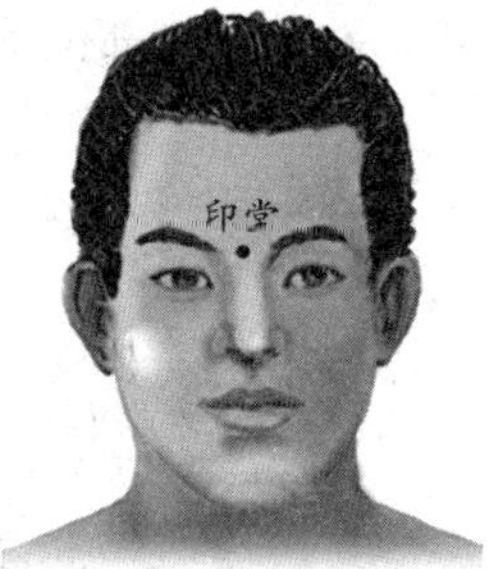

印堂穴

印堂穴主要用来治疗头部疾病，如头晕目眩，神志不清等。在按摩印堂穴的时候可用大拇指指腹轻柔地回旋按摩，力度要适中，不要深力度按压，每天施治 3~5 分钟即可，每日 2~3 次。

头面部的主要反射区

中医认为：“十二经脉，三百六十五络，其血气皆上于面而走空窍……其气之津液，皆熏于面……”也就是说，面部是人身各部气血会聚之所，是全身脏腑、肢节、经络的反映中心。由于面部气血丰富，皮肤薄嫩，故反映体内疾病也最为灵敏。人体一旦发生病变，往往可以在面部有所反映。下面介绍一下各种头面部反映的疾病：

1. 心脏：反射区域为两眼角之间的鼻梁处

此处若出现横纹深而且舌头上面也有很深的竖纹（沟），可能是有比较严重的心脏病。若出现横纹或横纹比较明显，证明心律不齐或心脏状况不好。心脏病者一般小肠功能不好，还能引发血管、脑、甲状腺、甲状旁腺等疾病。

2. 心理压力：反射区域在额上1/3至发际处（即发际一圈）

此处出现青春痘，或和面部额色不一样，说明此人心理压力比较重。若出现斑，说明心脏有疾病（如心肌无力）；有痣、瘩子，说明心脏功能先天不足。

3. 脑：反射区域在两眉头之间

此处出现竖纹，竖纹很深并且本部位发红的话，证明此人心脑血管供血不足、头痛、神经衰弱、多梦、睡眠不良、心悸、烦躁等。

4. 胸（乳）：反射区域在两眼角与鼻梁之间

若女性此部位晦暗或发青，说明她经期时胀痛。如果男性此部位晦暗

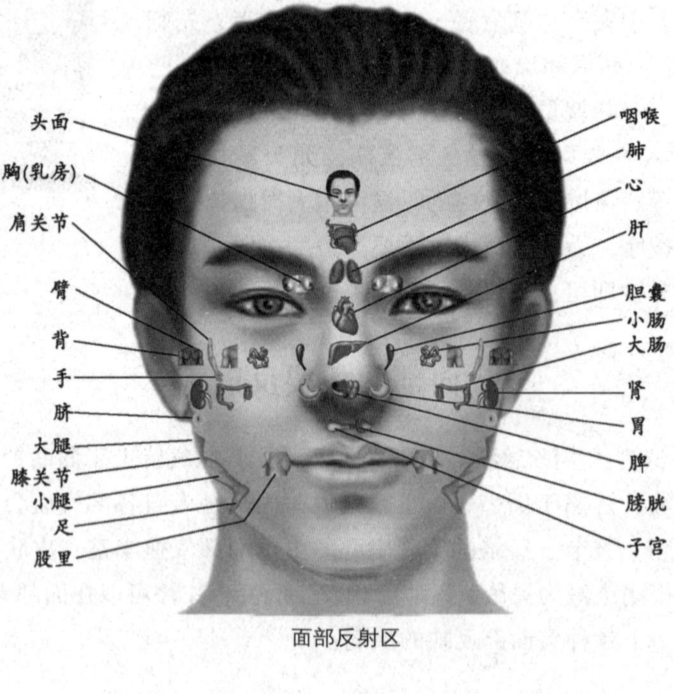

面部反射区

或发青，说明胸闷气短。若女生眼角部位有小包，说明女性乳腺增生。

5. 肺：反射区域在两眉 1/2 之间，额头 1/3 以下的部位

若出现横纹深而且舌头上面也有很深的竖纹（沟），可能是有比较严重的心脏病。若额头中间比较凹，且颜色晦暗或发青或有斑，说明此人肺部有疾病，呼吸不畅；若有粉刺证明此人近期患过感冒或喉咙疼。

6. 胃：反射区域在鼻翼

若鼻翼有红血丝且比较严重，一般是胃炎。饭前胃疼，一般是胃炎。饭后 1~2 小时腹疼是胃溃疡，压痛点在腹部正中或稍偏左处；饭后 2~4 小时腹痛是十二指肠溃疡，痛法在两排肋骨中间靠近心窝的地方，类似针刺一般，严重者可痛到后背，压痛点在腹部稍偏右处。而鼻翼部青瘪者，一般以前胃痛，形成病根，可引起萎缩性胃炎，而萎缩性胃炎引发胃癌的可能性较大。

7. 肝：反射区在两眉 1/2 处至太阳穴以上，额头 1/3 以下的部位，及鼻梁中段

若这两个部位或其中一个部位有青春痘，证明此人肝火旺。若这两个部位或其中一个部位，有青春痘的话，证明此人肝火旺。若太阳穴处有斑，证明肝功能衰弱。

8. 胆：反射区域在鼻梁高处的外侧部位

眼皮上长斑点，月事不畅。人肾功能先天不足，也若此部位若有斑，可能有胆囊炎。若有红血丝状、青春痘，或早晨起床后嘴里发苦，说明胆部有了较微炎症。若此部位有痣、痦子，证明胆功能先天不足。若把右手放在右肋下（胆就在此部位），左手握拳击打右手背，若此部位疼痛的话，即是胆囊炎，若刺痛厉害的话，可能是胆结石。

9. 肾：反射区在眼外角平线与耳中部垂起直线相交向下至巴下部位

若此部位有红血丝、青春痘，或有斑，证明此人肾虚，肾虚可导致膀胱、生殖系统、性腺等疾病。眼角有很深的鱼尾纹。耳旁有竖褶，也是肾虚的表现。此部位有很深且很大的斑，极可能是肾结石。

10. 脾：反射区域在鼻头

若鼻头发红或酒糟鼻者或鼻头肿大，证明脾虚或脾大，一般感觉头重，脸颊疼，心烦等。若鼻头发黄，也是脾虚，会出现汗多、畏风、四肢懒动、倦怠，不嗜食等。

11. 小肠：反射区域在颧骨下方偏内侧部位

若此部位有红血丝、青春痘、斑、痣或痦子，证明小肠吸收功能不好，一般人大便溏稀或一天两次大便。

12. 大肠：反射区域在颧骨下方偏外侧部位

若此部位有呈半月状的斑，证明此人是便秘或痔疮。鼻根下部线和外眼角下垂线交点处是直肠反射区，此处有斑是痣。若此部位有红血丝、青春痘、斑、痣或痦子，一般会大便干燥、便秘或两天大便一次。

13. 膀胱：反射区域在鼻下人中两旁的鼻根部位

此部位发红，有红血丝、青春痘、生疮等，证明有膀胱炎，会出现小便赤黄、尿频急等症，膀胱炎也可引起腰部酸痛。女性患膀胱炎，有时是妇科有问题。

14. 生殖系统：反射区域在人中及嘴唇四周部位

若男性嘴唇上周有痣、痦子，而肾反射区域也不好，说明此人生殖系统有问题。若 40 岁以上男性的上嘴唇比较厚，可能是前列腺增大。男性上嘴唇不平，有沟，是男性性功能障碍，男性上嘴唇两边发红，也是前列腺炎。若女性嘴唇下面有痣、痦子、下巴发红，而肾的反射区域比较光洁的话，证明此人子宫后倾，腰部酸痛。

头面部自我按摩常用手法

头面部按摩通过刺激神经，促进皮肤内血液循环，使新陈代谢旺盛起来。这种触压刺激动作能刺激到神经，从而使麻痹神经快速恢复，调整内脏正常发挥作用。同时，还能有效去除角质和废弃物，并补充营养及水分，从而改善肤色，使皮肤得到完全的放松和恢复。

按摩根据头面部的具体部位或所期待的效果不同，它所需要的方法也不同。

1. 擦法

用手指或手掌在皮肤表面往返摩擦。按摩时，动作应缓慢，不要用力，要有节奏地进行，切不可以忽快忽慢，要均匀适度。擦法按摩能够舒筋活骨，提高皮肤温度，洁肤，使皮肤具有光泽，改善汗腺与皮脂腺的功能。

2. 揉法

用手指指腹或手掌轻按一定的穴位或皮肤部位，做轻柔的小幅度环形按摩。揉动幅度的大小视其按摩部位范围而定，揉动时手指（掌）应始终接触皮肤，使被按摩部位皮肤随着揉动而滑移，以感觉平和、舒适、深透为宜。使用揉法能够调和气血，宽胸理气，消肿止痛，并能加强血液循环，提高皮肤及组织的再生能力。

3. 按法

用中指的指腹在合适的穴位有节奏地、一起一落地进行按摩。按摩时，用手腕的力量带动操作部位，配合呼吸有节奏地平衡操作。力度应由轻到重，逐渐增加。用力的轻重应视按压的部位不同，也应考虑人体的舒适程度。

按法按摩能够疏通经络、开导闭塞、化滞镇痛、舒展皮肤。还可以降低过度的神经兴奋，放松肌肉，改善组织的血液循环，改变淋巴管内的瘀滞状态。

4. 拍法

双手或单手手掌附着于皮肤，上下交替，有节奏地轻拍所选定的穴位或某一部位。拍法按摩时，要注意节奏，不可重拍，要用腕力而不是臂力。拍法按摩具有行气止痛、放松肌肉、消除疲劳的功效。

5. 摩法

用手指或指腹在所选定的穴位或体表的某部位上做与皮肤平行的轻缓的回旋移动。按摩时，要轻柔，缓和，不要时轻时重。摩法按摩能够和中理气、消积导滞、消炎退热、消肿散寒、调节气血、止痛消皱。还能改善汗腺和皮脂腺的功能，提高局部皮肤温度，促使衰老细胞脱落，加速血液，淋巴循环。

6. 敲法

两手和掌上下做有节奏地击打。使用敲法时，腕关节放松，手指要有反弹力，速度可快可慢，以被敲部位感觉舒服为宜。敲法按摩具有镇静安神、消除肌肉疲劳的功效。

7. 啄法

双手自然弯曲，指端方向与面部垂直，在面部皮肤上做快速的连续点状接触，以雀啄式做上下击打动作。

啄法全靠腕力，两手指尖触及被按摩处，用力不可过重，尤其是按摩眼部的时候，应以被按摩部位感觉舒服为宜。啄法按摩用力轻而缓慢，能起到抑制神经，镇静安神的作用。作用于眼部时，有消除眼部疲劳，预防眼袋的作用。

8. 拿捏法

将拇指与食指，中指或用拇指与其余四指卷曲成弧形，在所选定的穴位或肌肉丰满的部位，一握一松地用力拿捏。

拿捏法按摩常用于颈背部斜方肌或肩部三角肌部位的按摩。拿与捏是有区别的：从手形上看，拿法是呈弧形的，捏法是呈钳形的；拿法施力的面积比较大，捏法则比较小；操作时，以手指的活力来带动操作部位，拿法刺激性较小，操作时应舒缓有力，动作要连贯、协调，由轻渐重。

拿捏法按摩能够开导闭塞的经脉、调和气血、疏松肌腱。可以加强血液的循环，改善局部新陈代谢，增强关节的灵活性和肌肉的收缩能力。

9. 捏提法

用拇指和食指捏起面部皮肤做一个瞬间动作。使用捏提法时，力度要轻，捏提面部皮肤的面积要小，一捏一放要有规律。

捏提法能够刺激皮肤，防止肌肉松弛，延缓皮肤衰老。还能刺激皮脂腺体与汗腺，保持皮肤光滑，润泽。

10. 震颤法

双手一手托下颌，一手扶头顶，通过其手臂肌肉的收缩来形成震动的感觉，由指尖传达到被按摩处。使用震颤法时，用力不可以过重，应以被按摩部位感觉舒服为宜，能够达到解除肌肉疲劳、增加皮肤弹性的功效。

脸部是机体健康的晴雨表

中医理论认为，人是一个有机的整体，构成人体的各个组成部分，在结构上是不可分割的，在功能上是相互协调的，在病理上也是相互影响的。人体某一区域内表现出来的局部的变化，往往会是全身脏腑、气血、阴阳的一个缩影。由于各脏腑、组织、器官在生理和病理上的相互联系、相互影响，就决定了可以通过局部的外在变化，了解和判断内脏病变，继而做出正确的诊断和治疗。头面部能反映全身的健康状况就是这样一个道理。

另外，中医认为："十二经脉，三百六十五络，其血气皆上于面而走空窍，其气之津液，皆熏于面……"在十二经脉当中，手足三阳经及手少阴心经、足厥阴肝经均分布到面部，其余的阴经通过表里两经的经别相合而上头面部，奇经八脉除带脉外也都经过头面，这样，通过遍布全身的经络，使面部与全身的脏腑、肢体、关节联系为一个有机的整体，因此，面部是人体全身各部分气血会聚的地方，也是全身脏腑、肢节、经络的反映中心。

再加上头面部血管和神经丰富，皮肤薄嫩，所以反映体内疾病也就最为灵敏。如果人体有什么地方发生问题，可能自己还没有意识到的时候，在脸上就已经显现出来了。

头面部和人体的健康是息息相关的。人体在生病时，往往会在颜面部有所反映。《黄帝内经》中就系统描述了五脏六腑、四肢百骸在面部的特定投射区域。《灵枢·五色》中指出："五色各见其部，察其沉浮，以知浅深；察其色夭，以观成败；察其散败，以知远近；视色上下，以知病处。"说明人体一旦发生病变，在面部相应部位就会出现色泽和形态的变化。所以，通过观察五色及形态异常的部位所在，就可以判断具体病变的脏腑。后世的许多医家，也对此进行了进一步的研究，使中医逐渐形成了"望而知之"的神奇诊断方法。而且，头面部的改变不但能被用来诊断疾病，而且还能用来治疗疾病。现代研究表明，《黄帝内经》这种根据面部形色变化测知脏腑病变的诊断方法具有一定的科学道理。

现代，有人从中医传统理论出发，结合现代医学的生物全息理论，提出了"现代面诊法"。这种方法在面部相应脏器分布、诊察方法上与传统中医面诊有所不同。身体的各种异常变化，有可能发生在面部变化出现之前，也有可能发生在面部变化之后。检查面部时，可能会发现有骨的形状、肌肉紧张度、弹性、收缩力的变化，还可能有肿胀、皱纹、结痂、缺陷、面部皮肤颜色改变及充血、疼痛等。如果想要知道是哪一个脏器出了问题，只要看一下面部，如果在什么地方出现刚才说的那些异常改变，就说明它所表示的部位或者脏器出了问题，我们要采取措施了。一般来讲，如果在面部出现皱纹、斑点和皮色改变，表明所在部位的相应脏器失调；如果面部出现小疙瘩或者充血、肿胀，表明所在部位的相应脏器可能遭受了病菌病毒的感染；如果出现黑眼眶，表明肾脏、卵巢或膀胱有病，不过也有可能是休息不好；巩膜黄染表明肝脏有病。

当出现疾病时的面部表现

为了在进行自我按摩的时候能够更加对症，少走弯路，便需要对一些常见病症在面部反射区的表现有所了解。

如果有小痘痘出现在了发际圈处，或者是发际圈的颜色和面部其他部位的颜色不一样的话，则说明心理压力比较重。如果在这个部位出现了斑，则说明心脏出现了疾病。如果有痣、瘖子的话，则可能是心脏功能先天不足。

如果原本没有横纹的鼻梁处出现了横纹，或者是原来的横纹变得比较明显，就说明心脏状况已经不是太好；如果出现的横纹深且舌头上面也有很深的竖沟，则可能是有比较严重的心脏病。

嘴唇变得发紫，是心脏或者肺脏功能不太好的表现。

两个眉头之间如果出现了竖纹，很深并且本部位发红的话，那么便可能是心脑血管供血不足，这个时候，便会很容易出现头痛、神经衰弱、多梦、失眠、心悸、烦躁等症状。

如果额头中间比较凹，颜色晦暗或者发青、有斑，则说明肺部有疾病，呼吸系统不畅；如果有粉刺，则证明此人近期患过感冒或者嗓子疼。若两眉头部位有痣、瘖子或发白，则此人可能有咽喉炎或扁桃体炎、胸闷气短等。

鼻梁同两个眼角之间的部位晦暗或是发青，说明胸闷气短。如果女性的这个部位晦暗或发青，说明她在经期时会出现乳房胀痛的状况。如果女性上眼皮内侧部位有痣、瘖子或者闭上眼睛时此部位有粉痘状的突起时，则说明乳房有乳腺增生的可能性。

眉毛中间 1/2 处往外到眉尾这个三角区和鼻梁中段都是肝区，如果肝反射区发青暗，或者是出现了黑褐色的斑点、斑片，便有可能是脂肪肝。

如果出现了青春痘，便证明此人肝火旺。如果太阳穴处有斑，证明肝功能衰弱。若鼻梁高处有斑，还可能是肝火大，情绪不稳定、更年期等。眉中央有痣，眼球发黄，且面色非常黄可能是肝炎；肝区出现如蟹爪状的毛细血管扩张并向眉心延伸者，多有肝硬化。

鼻梁中段外两侧的部位是胆的反射区。如果胆反射区出现了红血丝状、青春痘，或者是在早晨起床后感觉嘴里发苦，说明胆部有了炎症；若有斑，可能有胆囊炎。若此部位有痣、痦子，胆功能先天不足。若把右手放在右肋下（胆就在此部位），左手握拳击打右手背，若此部位疼痛的话，即是胆囊炎；若刺痛的厉害，可能是胆结石。眼下面胆区有一对明显的斑或有痣、痦子，是胆结石。

肾的反射区在眼外角平线与耳中部垂直线相交向下至下巴的部位。如果肾反射区出现了青春痘、红血丝，或者是有斑的话，则证明此人肾虚，可能还会伴有倦怠、腰背及腿部酸疼等症状。这个部位出现很深并且很大的斑的话，便极有可能是肾结石。如果此部位有病或出现了痦子，则证明此人肾功能先天不足，肾功能先天不足的话，腰、腿及背部便会经常酸疼。眼角有很深的鱼尾纹、耳旁有竖褶，也是肾虚的表现，肾虚可以导致膀胱、生殖系统、性腺等产生疾病。

人中沟的上部则是子宫与膀胱的反射区，一般情况下，正常的人中沟应该整齐端直，上宽下窄，深浅适中，沟缘清晰对称，如果人中沟处于这种正常状态的话，表示子宫、阴茎等生殖泌尿器官发育良好，女性月经、生殖等功能正常。人中沟狭长的女性，则易出现痛经、子宫下垂；人中沟上窄下宽，多提示子宫后倾或后位，常出现月经时期腰酸的状况，严重者还有可能会影响受孕；人中沟短浅的话，男性可能有阳痿、遗精之患；人中沟部位色黑，可见于肾病综合征及尿毒症患者；人中沟部位颜色灰暗，没有光泽，多见于男性不育、阳痿、房劳过度、遗精及男性泌尿系疾病，以及女性宫颈炎、附件炎、卵巢囊肿等。

鼻头和鼻翼则分别是脾区和胃区，正常人的鼻子外观端正，色泽红黄隐隐，明润含蓄。如果长期喝酒，人的鼻头及鼻翼就会比较红，甚至形成“酒糟鼻”，这说明脾胃湿热。鼻头黄而无光泽，为脾气虚有痰；鼻头色白为气血虚少，表现在孩子身上则是脾虚泄泻、乳食不化；脾胃虚弱、消化不良的人鼻子及其周围的皮肤便会发黄。

在颧骨下方偏外侧部位从眼珠到外眼角往下至嘴角，这个位置是大肠的反射区。如果在大肠反射区内出现了红血丝、青春痘、斑、痣、痦子，说明大肠排泄功能失调，一般会大便干燥或便溏的问题。如果在这里出现呈半月状的斑，证明此人是便秘或痔疮。鼻根下部线和外眼角下垂线交点处是直肠反射区，此处有斑是痔疮，若此处发红或有白点，有直肠癌变的可能，需提高警惕。

颧骨下侧到内眼角的区域为小肠区。如果在小肠反射区内出现了红血丝、青春痘、斑、痣或痦子的话，证明小肠吸收功能不好。一般来说，这个人会比较瘦弱。

总体来说，脸上长痣、痦子代表着该部位脏器先天功能不足。如果脸上长斑，表示该部位长期慢性耗损形成的慢性疾病（3~5 年形成）。如果脸上长青春痘，表示该部位脏器现阶段正存在炎症病变（短期形成）。如果全脸长青春痘、斑，是内分泌失调或肝脏免疫功能下降的表现。

如果出现了上述的问题，便可以选择相应的反射区进行按摩。按摩的时候，可以不必只揉面部反射区，还可以同耳部、手部、足部的有关反射区进行配合，这样会收到更好的效果。

看面色便可以了解体内病变

古有“望面色，审苗窍”之说，这说明通过面相辨疾病的做法在古代就已经被应用起来了。那么，该如何根据自己的面相审视其中透露出的疾病呢?

1. 脸色苍白

白色见于两眉之间，是肺脏有病；甲状腺功能减退症，慢性肾炎等患者的面色，较正常人苍白；铅中毒时，患者以面色灰白为主要特征，医学上称为“铅穿”，寄生虫病、白血病等患者，长期室内工作及营养不良者亦见此色；肠道寄生虫病，面部可见白点或白斑。此外，出血性疾病，如经常痔疮出血、妇女月经过多，也会造成面色苍白。

脸色苍白也是贫血的表现。久病卧床者脸色会发白。各种原因引发的大出血、白血病及其他多种疾病引起的慢性失血等，都会令脸色苍白。面色灰白而发紫，并且表情冷漠的人，往往是陷入了心脏病晚期，已经到了病危的程度了。

2. 脸色赤红

如两颧部呈现绯红色，则是结核病的信号，尤以下午症状更明显。面颊与腮边出现赤色是心脏病的表征。面颊如出现对称的“蝶斑”，则为红斑狼疮病症的表现。

3. 脸色潮红

这种潮红有生理性的与病理性的两种。生理性脸部潮红与饮酒、日晒、剧烈运动或情绪活动、愤怒或害羞等有关；病理性面部潮红主要是由于感染引起的高热性疾病，如伤寒、疟疾、肺结核、肺炎等。

4. 脸色发黑

面部呈现黑色是慢性病的表征，应引起特别注意。面部黑色多是肾上腺皮质功能减退症、慢性心肺功能不全、肝硬化、肝癌、慢性肾功能不全等病症的表征。中医认为，面部黑色的原因为肾精亏损，可用补肾药物治疗。至于因生理现象而形成脸色变黑、老年性色素斑、妇女妊娠斑等则属正常现象，不是疾病。

5. 脸色发绿

是脾脏疾病的表征。这种脸色的人容易感染痢疾、肠伤寒、白血病。

6. 脸色呈橙色

这种颜色是胆结石、胆囊病的表征。

7. 脸色青紫

脸部及嘴唇青紫，医学上称为“发绀”。是由皮下瘀血所致。一般来说，是因为缺氧。可见于严重的哮喘、肺气肿、肺炎、肺梗死、慢性支气管炎、气管异物及小儿发高烧等。由缺氧引起的剧烈疼痛、肺源性心脏病、先天性心脏病、心力衰竭等疾病都可能出现面色青紫。胃肠道寄生虫病、肠部痉挛性疼痛、胆道疾病引起的胆绞痛可使面色出现青紫色。

8. 脸色发黄

要区别由疾病引起发黄或进食引起的发黄。胡萝卜素为黄色，许多新鲜的瓜果和蔬菜如胡萝卜、南瓜、菠菜、木瓜等，它们的胡萝卜素含量都很高，当进食过多，特别是甲状腺功能减退或肝功能不全时，被吸收的胡萝卜素在肝内转化为维生素 A 的过程发生障碍，就会导致鼻旁发黄，停食后很快消退。如果不是进食引起的发黄，那么面黄通常是黄疸病的表现。如巩膜及全身都为黄色，多见于黄疸型肝炎、胆道结石、胆囊炎，胆囊癌和胰腺癌等病症。钩虫病病人由于长期慢性失血，造成面色发黄，俗称“黄胖病”。

不祥的面部斑点要警惕

雀斑是一种多发于面部的病症，一般为圆形或者是椭圆形，大小不等，多为淡黄色、浅褐色、暗色的斑点或是黑色斑。特别是鼻部、颊部尤为容易出现。

从面部斑点的部位来分，常见的面部斑点有以下几方面。

1. 太阳穴、眼尾部斑点

这个部位斑点的出现和甲状腺功能减弱、妊娠、更年期、神经质及心理受到强烈打击等因素有关。

2. 眼周围斑点

这种斑点大多会出现于患有子宫疾病、流产过多及激素不平衡引起的情绪不稳定者的面部。

3. 眼皮部斑点

妊娠与流产次数过多及女性激素不平衡者多出现这种类型的斑点。

4. 面颊部斑点

多见于肝脏疾病患者，更年期老人、肾上腺机能减弱者面部也会有所显现。

5. 额头斑点

多见于性激素、肾上腺皮质激素、卵巢激素异常者。

6. 发际边斑点

这种斑点和妇科疾病有关，常预示着女性激素不平衡、内分泌失调等。

7. 鼻下斑点

多见于卵巢疾病患者。

8. 下颌斑点

见于血液酸化、白带过多等妇科疾病患者。

当面部出现斑点的时候，一定要提高警惕，及时对疾病进行治疗，这样可以从根本上消除雀斑产生的诱因。除此之外，长雀斑的女性在饮食上还应经常食用富含维生素 C、维生素 A、维生素 E、维生素 B_2 的食物，如香菜、油菜、青椒、苋菜、芹菜、白萝卜、黄豆、枣、杧果、牛奶、优酪乳及奶油等。少吃不易消化和刺激性强的食物，并少喝浓茶、咖啡等可增加皮肤色素沉着的饮料及食物。

鼻子：报告疾病的“面王”

在中医面诊当中，鼻子有“面王”之称，具有很大的价值。鼻子及其四周的皮肤色泽最能反映五脏六腑是否出现了什么疾病。

鼻子在预报脾胃疾病方面显得尤其准确。病人出现恶心、呕吐或者腹泻之前，鼻子上会冒汗或者鼻尖的颜色会有所改变。一些容易晕车的人感觉会尤其明显。

如果鼻梁高处外侧长有痣或者痦子的话，说明胆先天不足，这是因为鼻梁是胆的反射区，如果这些部位出现了红血丝，或者年轻人长了青春痘，再加上早上起来嘴里发苦的话，多半就是胆囊有轻微的炎症了。

如果鼻子的色泽十分鲜明，这说明患者的脾胃消化功能不好，水汽滞留在胸膈，导致四肢关节疼痛。

如果鼻头发青，而且通常伴有腹痛，这说明脾胃的消化功能出了问题，应服用一些泻肝胆和补脾胃的药。

如果鼻尖微微发黑，说明身体里有水气，应尽快排除。

如果鼻子发黄，则说明胸内有寒气，这样的人的脾胃失于运化，吃下去的冷食或者凉性食物积聚在脾胃中，这些寒气上升就滞留在了脏腑当中。如果鼻子发黄，但光泽明润，那就不用担心了，这是即将康复的好兆头。

在懂得了这些鼻子和疾病之间的规律之后，便可以在平时多对鼻子进行观察，争取尽早发现疾病，并且尽快对其进行治疗。令鼻子这个“面王”的作用得到更为充分的发挥。

第八章
颈肩、手臂按摩保健法

颈部正常解剖结构及功能

颈部解剖所包括的内容比较多，其中有结构解剖、功能解剖、病理解剖和临床解剖等，解剖内容是与人体的结构、功能和疾病密切相关的，当谈到解剖的时候往往要谈谈颈部位正常的结构、功能和颈部得病时的结构、功能变化。

首先了解一下颈部的解剖结构，可将颈椎分为颈段脊柱和颈椎前方的气管、食管和咽喉。颈段脊柱即平时听说的颈椎，其功能主要是支撑并保持头部的活动，属于运动系统的一部分。

一般来说，运动系统由骨、骨连接、肌肉组成。骨为支架；骨连接，包括关节，是运动的枢纽；肌肉是运动的发动机。骨与骨连接组成的骨架，在肌肉收缩时发生运动。骨是支架的硬性结构，骨连接即骨与骨之间连接的关节软骨、关节囊、韧带等，骨与骨连接是保持骨支架稳定的主要结构；肌肉是软性结构，除收缩时能产生运动外，肌肉的肌腱部分附着于关节周围，也能起到一定的稳定作用。骨、关节、肌肉，任何一部分出现问题或功能不协调，都会出现颈椎整体的功能失常。

颈椎连同头颅“坐落”于胸椎及胸廓之上。

膀胱经在颈部有天柱穴，颈椎就是擎起人身之天——头颅的大柱。而两旁的肌肉就像固定大柱的钢索，使颈椎连同头颅挺立于胸椎、胸廓之上。

颈段脊柱由 7 块颈椎椎骨连接而成，椎骨包括前面的椎体和后方的椎板，还有棘突、横突、上关节突、下关节突。横突、上关节突、下关节突左右各一，后方的棘突是单一的，一个椎骨共有 7 个突起。

椎体之间由椎间盘连接，椎间盘是中间有软性果冻样髓核的软骨组织，比较坚韧。上一椎骨的下关节突与下一椎骨的上关节突构成关节突关节，由关节囊、韧带连接。上下椎骨加上其间的椎间盘、关节突关节组成一个脊柱的运动节段，前后有韧带连接，棘突之间有棘间韧带，棘突的端部有项韧带连接。第 1 颈椎向上与头颅的枕骨相连，第 7 颈椎向下与第 1 胸椎相连，与胸椎、肋骨、胸骨组成的胸廓相比邻。枕骨、胸廓以及椎骨的突起上有肌肉附着，共同组成颈部脊柱的动态稳定结构。这种结构由血管营养，其运动、感觉由神经支配。

项背部的肌肉较多，分为深浅不同层次，左右两侧是对称的。如斜方肌、菱形肌、肩胛提肌、头夹肌、头半棘肌等。这些肌肉就相当于拉起颈椎、头颅大旗的绳索。

正常的颈段脊柱从前后看是直柱状，从侧面看呈凸向前的圆弧状，当低头、仰头、左右旋转头部时，颈椎的运动是由上下相邻的椎骨之间的运动节段叠加合成的，每个脊柱节段产生一个小的位移变化，颈椎整体就产生了较大的运动。因此每一个椎间盘、关节突关节、韧带以及肌肉的结构和功能良好，才能保持良好的颈椎前屈、后伸、左右侧屈、左右旋转功能，才能保持良好的颈椎动态稳定功能。

颈段脊柱的内部，即前方的椎体和后方的椎板构成的椎管中有脊髓上下贯通，每个脊髓节段发出脊神经，神经根穿过椎骨之间的椎间孔通向上肢，颈项、肩背以及内脏。

在颈椎部的周围还具有一个特殊的结构，那就是在颈椎侧方的横突当中，有椎动脉穿过，椎动脉向上进入了头部，并且形成了大脑血液供养的很大一部分。

颈项肩背部的经穴、解剖关系

颈部的触诊可以被分为 5 条线，现在进行简要的介绍。

（1）颈部的正中部位是第一条线，即督脉。从解剖上讲是由椎骨的棘突相连而成。各颈椎棘突大小不一，第 2 颈椎、第 7 颈椎的棘突较长、较大，触摸比较清晰。从枕骨正中线垂直向下摸，到颈椎的上部是一处凹陷，再往下触到的第一块骨头是第 2 颈椎的棘突，左右推动一下，往往可以发现，第 2 颈椎棘突的端部是分叉的。用力向前低头，可看到在颈部与背部交界处正中是一骨性突起，这一骨突多为第 7 颈椎的棘突。触摸第 7 颈椎棘突，嘱患者左右旋转头颈部时会有左右移动的感觉，而下位的第 1 胸椎棘突活动度较小或不动，上位的第 6 颈椎棘突活动度也较大。第 3、4、5 颈椎棘突的触摸，不是特别清晰，但左右推动时，可有坚韧感，并感到有坚韧组织之间的摩擦感，通常称为“韧带剥离感”，是附着于棘突之上的项韧带增厚、变性、钙化所致。

颈部的正中，后发际正中直上 1 寸的位置，枕骨与第 1 颈椎后弓之间的部位是风府穴所在的位置。低头时，后脑勺中央处的凹陷处即是。哑门在风府穴下 0.5 寸，也在颈部正中，第 1 颈椎下。从枕骨正中向下摸，触到的颈椎第一个棘突是第 2 颈椎棘突，第 1 颈椎没有棘突，故第 2 颈椎棘突上方即是哑门穴。

（2）紧贴在棘突线的旁边是第二条线，在左右各有一条，即颈夹脊线和足太阳膀胱经线。夹脊线为督脉旁开 0.5 寸，膀胱经线为督脉旁开 1.5 寸。用拇指触摸到的是肌肉的弹性感觉，浅层是斜方肌及颈部的骶棘肌，深层是椎骨的椎板。

（3）第三条线便是足少阳胆经线，也就是关节突关节线，同样也是左右各一。患者向前低头，颈部正中为一条凹陷，即棘突线；两旁是突起的肌肉，即第二条线，颈夹脊线和膀胱经线；再往两旁又是凹陷，从上到下即第三条线。沿第三条线向下用力按压，可触到硬性的骨头，即上、下关节突。上下推动可触摸到相连关节突之间的关节突关节间隙。

（4）第四条线是颈椎横突线，位于胸锁乳突肌的后方，左右各一。可先找第 2 颈椎的棘突，然后向旁边找到第 2 颈椎的关节突，再向颈椎的侧面胸锁乳突肌的后方可触摸到第 2 颈椎的横突，为一骨性突起。

（5）第五条线则是颈椎横突前后的结节线，也就是椎间孔线，这条线位于胸锁乳突肌下段的后方，左右各一。在缺盆的上方、胸锁乳突肌的后方按压，可触摸到骨性结节。骨性结节的浅层为中斜角肌、后斜角肌。此线为颈神经根出椎间孔处。

颈部肌肉触诊包括项背部骨骼及中层肌肉，项背部浅层及中层肌肉，颈部深层肌肉的触诊。

（1）斜方肌项背部的斜方肌起于枕骨下缘、颈部后正中的项韧带，肌束向外下止于锁骨最外侧及肩胛骨的肩峰、肩胛冈。当耸肩时，可在颈肩交界处触摸到收缩的斜方肌上部。

（2）菱形肌位于斜方肌的深部，是位于脊柱与肩胛骨之间呈菱形，起于第 6、7 颈椎及第 1、2、3、4 胸椎的棘突，肌束斜向外下方，止于肩胛骨的内侧缘。

当沿颈椎棘突从上向下触摸到第 6、7 颈椎时，会感觉到突然出现的斜方肌、菱形肌肌束。沿着凸起的肌束向外下方触摸，可感觉。

（3）肩胛提肌位于颈部的两侧，起于上四个颈椎的横突，止于肩胛骨的内侧角及其内侧脊柱缘的上部。其作用是上提肩胛骨，若肩胛骨固定则使头颈向同侧屈曲。找肩胛提肌应先找到两个起止点：第 2 颈椎的横突和肩胛骨内侧角。找第 2 颈椎横突，可先找第 2 颈椎的棘突，向旁边找到第 2 颈椎的关节突，再向颈椎的侧面，胸锁乳突肌的后方可触摸到第 2 颈椎的横突，为一骨性突起。找肩胛骨内侧角，可顺肩胛骨内侧缘向上逐渐触摸，当感觉到突然骨头消失，并从内下向外上拨动感到指下有较硬的肌肉时，即是肩胛提肌的附着处，肩胛骨内侧角。

（4）头、颈夹肌与头、颈半棘肌两者都位于斜方肌的深面。其中夹肌位于浅层，半棘肌位于深层。两者皆起于上背部，颈肌止于颈部，头肌止于头颅枕骨。虽然触诊不清晰，但深部肌肉的按摩十分重要。根据其起止点，按摩项背部时，上下应包括胸以上的上背部和后枕部肌肉的附着处。

（5）斜角肌则位于颈部的前外侧，共分为前、中、后斜角肌三部分。其中前斜角肌位于胸锁乳突肌的深面，起于第 3、4、5、6 颈椎横突前结节，向外下止于第 1 肋骨内侧；中后斜角肌则起于第 2 颈椎横突的后结节。斜角肌肋骨裂隙则是由前、中斜角肌和第 1 肋骨共同形成的，有臂丛神经以及锁骨下动脉穿过，这个部位大概相当于经络腧穴当中的“缺盆”穴处。

颈肩部按摩常用的穴位

现在的人越来越忙，每天都要工作十几个小时。紧张的一天下来，整个人都僵硬了，脖子动不了。这时，按摩颈肩部的穴位是非常必要的，不但可以放松身体，还有助于健康。

颈部按摩常用经穴包括风府、天柱、天鼎、风池，各穴位位置和功效如下。

1. 风府穴

出自《素问・气府》：“风气循风府而上，则为脑风。”风府穴位于在后发际正中直上1寸处，是头部最薄弱的受邪之地。风邪从风府而入，最易伤到人体内的阳气，轻则易出现头痛、恶寒、咽喉肿痛、颈脖僵直等症状，严重的可引起“偏枯”（中风后半身不遂）。

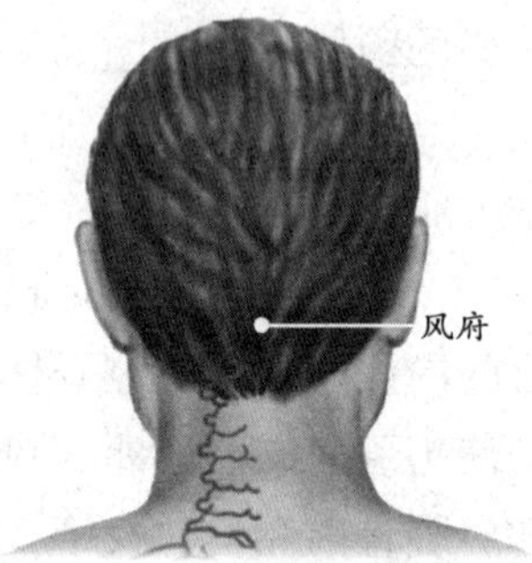

风府穴

取此穴时，通常采用俯伏、俯卧或正坐的取穴姿势，风府穴位于后颈部，触摸耳垂后面，有称为“乳突”的凸骨，从此骨下方沿后缘，触摸上方的骨头，有一个浅凹，一压即有震动感，这就是此穴。其主要功效为散热吸湿，主治癫狂、痫症、癔症、中风不语、悲恐惊悸、半身不遂、眩晕、颈项强痛、咽喉肿痛、目痛、鼻出血等。

2. 天柱穴

《穴名释义》载：“人体以头为天，颈项犹擎天之柱，穴在颈部方肌起始部，天柱骨之两旁，故名天柱。”天柱穴位于后头骨正下方凹处，也就是颈脖子处有一块突起的肌肉（斜方肌），此肌肉外侧凹处，后发际正中旁开约2厘米即是此穴。

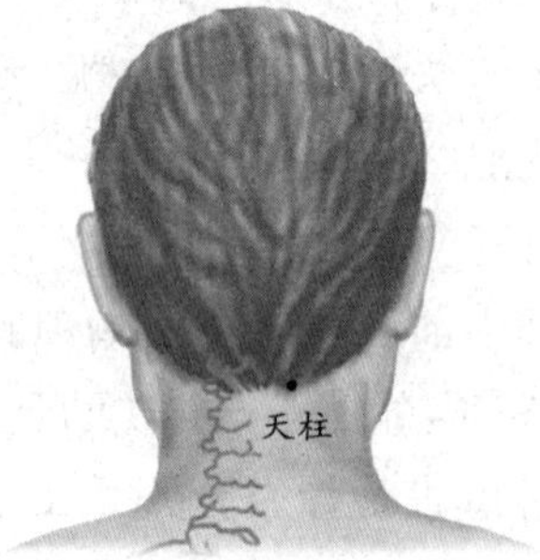

天柱穴

天柱穴的主治病症为：颈椎酸痛、睡扭了脖子（落枕）、五十肩、高血压、目眩、头痛、缓解眼睛疲劳等。该穴道是治疗头部、颈部、脊椎以及神经类疾病的中药首选穴之一。有关此穴道的指压法列举如下：按摩治疗肩膀肌肉僵硬、酸痛、治疗疼痛、麻痹等后遗症、治疗宿醉、穴道指压法治疗忧郁症等。

3. 天鼎穴

出自《针灸甲乙经》：“天鼎，在缺盆上，直扶突气舍后一寸，手阳明脉气所发，刺入四分，灸三壮。”天鼎穴位于人体的颈外侧部，胸锁乳突肌后缘，当结喉旁，扶突穴与缺盆穴连线中点。其主要功效为向头面部传送大肠经的气化之气。主治气梗、咽喉肿痛、瘰疬、瘿气。

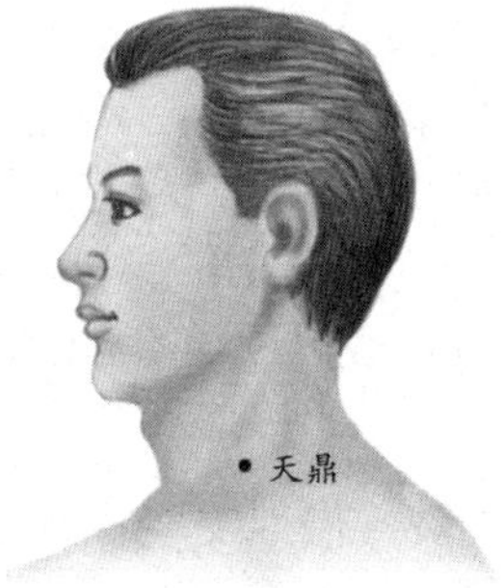

天鼎穴

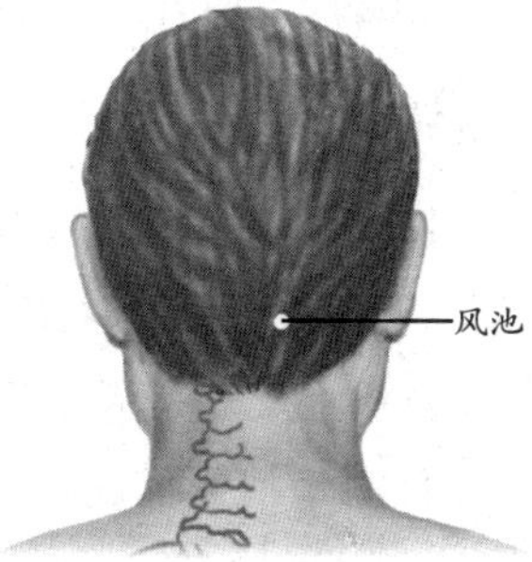

风池穴

4. 风池穴

风池最早见于《灵枢·热病》篇，在《谈谈穴位的命名》中这样说："风为阳邪，其性轻扬，头顶之上，唯风可到，风池穴在颞颥后发际陷者中，手少阳、阳维之会，主中风偏枯，少阳头痛，乃风邪蓄积之所，故名风池。"风池穴的位置在头额后面大筋的两旁与耳垂平行处。

风池穴的主要功效为壮阳益气，主治头痛、眩晕、颈项强痛、目赤痛、目泪出、鼻渊、鼻出血、耳聋、气闭、中风、口眼㖞斜、疟疾、热病、感冒、瘿气、落枕。

肩部按摩常用经穴包括肩髃、肩贞、天宗，各穴位位置和功效如下：

1. 肩髃穴

出《针灸甲乙经》，属手阳明大肠经。肩髃穴位于人体的臂外侧，三角肌上，臂外展，或向前平伸时，当肩峰前下方向凹陷处。

肩髃穴常用于治疗肩周炎、上肢瘫痪、臂神经痛等。配肩髎、肩贞、臑腧等主治肩周炎；配曲池、外关、合谷主治上肢不遂。

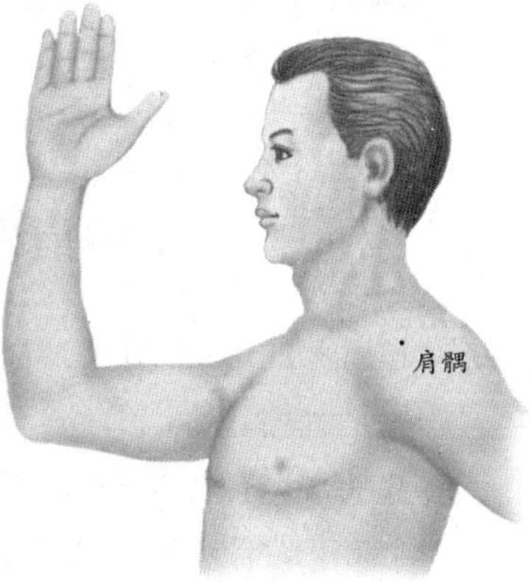

肩髃穴

2. 肩贞穴

肩贞在肩关节后下方，臂内收时，当腋后纹头上 1 寸。取穴时正坐垂肩，上臂内收，当腋后纹头上 1 寸，1 寸约是大拇指的指节宽度。

肩贞穴主治肩臂疼痛、瘰疬、耳鸣，配肩髃穴、肩髎穴治疗肩周炎；

配肩髎穴、曲池穴、肩井穴、手三里穴、合谷穴治疗上肢不遂。

3. 天宗穴

天宗穴位于肩胛部，岗下窝中央凹陷处，与第 4 胸椎相平。取穴时，上半身保持直立，左手搭上右肩，左手掌贴在右肩膀 1/2 处。手指自然垂直，中指指尖所碰触之处就是天宗穴。

天宗穴常用于治疗肩胛部疼痛、肩关节周围炎、慢性支气管炎等。配秉风主治肩胛疼痛。

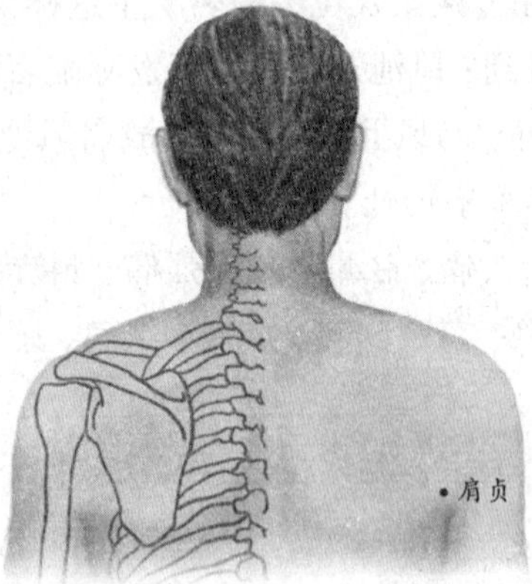

肩贞穴

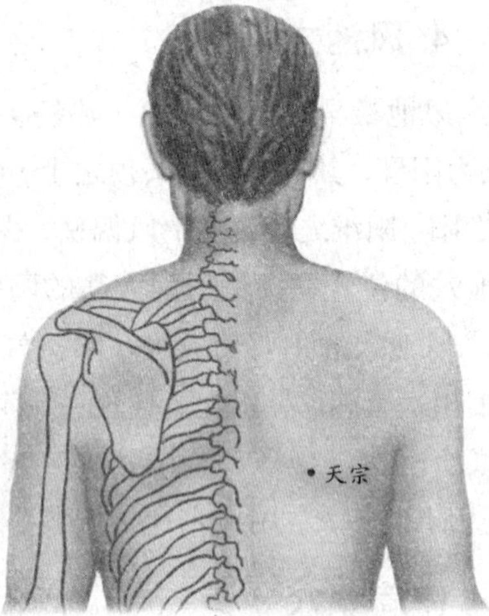

天宗穴

了解肩部解剖结构及功能

说起肩部的解剖结构，共包括骨骼和肌肉两部分：

首先是骨骼。

肩部的骨骼包括锁骨、肩胛骨、肱骨。肩胛骨前面靠肌肉贴于胸壁，还借锁骨连于胸骨。而肱骨以关节形式连于肩胛骨。

平时所说的肩关节是肩胛骨与上肢肱骨所组成的肩肱关节。但当肩部活动时，除肩胛骨与肱骨之间发生运动外，锁骨也参与了运动。锁骨内侧端是搭在正中的胸骨上，外侧端是搭在肩胛骨的肩峰上。另外肩部运动时，肩胛骨也在肋骨组成的胸廓上滑动。故当肩部运动时，胸骨与锁骨之间的胸锁关节、锁骨与肩胛骨之间的肩锁关节、肩胛骨与胸廓之间的肩胛胸壁关节、肩胛骨与肱骨之间的肩肢关节都参与了运动，当然，仍然是以肩肱关节运动为主。

肩肱关节是肩胛骨的关节盂和肱骨的肱骨头两个关节面通过外围的关节囊和韧带相连接而构成。由于肩胛骨的关节盂比较平浅，肱骨头在关节盂上可以做各种运动，故肩关节相当灵活，可以做各个方向的运动。

其次便是肌肉。

跨过肩肱关节，收缩时使肩肱关节产生运动的肌肉群，以及不跨肩肱关节，收缩时使肩胛骨稳定的肌肉共同构成了肩部的肌肉。使肩胛骨稳定或运动的肌肉包括项背部的斜方肌、菱形肌、肩胛提肌、前锯肌等。使肩肱关节产生运动的肌肉包括三角肌、冈上肌、冈下肌，大圆肌、小圆肌、肩胛下肌、肱二头肌、肱三头肌、胸大肌等。

（1）三角肌：位于肩关节的外侧，从前、外、后三面包裹肩关节，使肩部呈现圆隆的外观。起于锁骨外侧端、肩峰和肩胛冈，止于肱骨中段外侧的三角肌粗隆。其作用是使肩关节外展、前屈、后伸。

（2）冈上肌：位于肩背部的肩胛骨冈上窝内，被斜方肌覆盖。起于冈上窝，肌束向外跨过肩关节之上，止于肱骨大结节。其作用是使肩关节从 0 度位外展 15 度，其后与三角肌共同使肩关节外展。因此冈上肌在肩关节开始外展的过程中尤为重要。当肩关节外展无力，特别是在开始外展无力时要考虑是否是冈上肌腱断裂。

（3）冈下肌：位于冈下窝中。起于冈下窝的骨面，肌束向外跨过肩关节后方，上于肱骨大结节。其作用是使肩关节外旋。

（4）小圆肌：起于肩胛骨腋缘上 2/3 的背面，止于肱骨大结节的后面，其作用是使肩关节外旋。

（5）大圆肌：在小圆肌之下，起自肩胛骨腋缘的下 1/3 和下角的背面，肌束向上外，绕至肱骨之前，止于肱骨小结节下方的骨嵴。其作用是使肩关节内收、内旋、后伸。

（6）肩胛下肌：位于并起自肩胛骨前面的骨面，肌束斜向外上，过肩关节之前。止于肱骨小结节。该肌肌腱与肩关节囊前面之间有肩胛下滑囊，常与肩关节腔相通。其作用是使肩关节内旋及内收。

（7）肱二头肌：位于上臂之前。长头起于肩胛骨关节盂的盂上结节，短头起自肩胛骨的喙突，两头相会，肌腹向下延续为肌腱，经肘关节前方，止于桡骨粗隆。主要起屈肘的作用。

（8）肱三头肌：位于上臂之后，长头起于肩胛骨关节盂下方的粗隆，向下行至大圆肌和小圆肌之间；外侧头则位于外侧桡神经沟的外上；内侧头则被外侧头所覆盖，起自桡神经沟的内下，三头合成为一个肌腹，以扁腱止于尺骨鹰嘴处。肱三头肌的作用是使肘关节伸直。

了解肩部经穴及解剖特点

提到肩部触诊，首先涉及的是触摸肩部运动所涉及的几个关节，即胸锁关节、肩锁关节、肩肱关节和肩胛胸壁关节。胸锁关节由正中的胸骨与锁骨内侧端构成；肩锁关节由锁骨外侧端与肩胛冈外侧端的肩峰构成；肩肱关节即通常所说的肩关节，是肱骨头与肩胛骨的关节盂之间的关节；肩胛胸壁关节则是肩胛骨前面与胸壁之间的贴合，主要是靠肌肉进行连接的。

通过肩关节前后左右运动，可从关节前方、后方体会到肩肱关节的间隙。

肩部后方可触及肩胛骨。肩胛骨的最下部是肩胛骨下角，先沿肩胛骨脊柱缘（内侧缘）向上触摸到肩胛骨内角，再沿肩胛骨腋缘（外侧缘）向上触摸到肩胛骨外角。在肩胛骨背面中间，可摸到明显、横向的骨性突起，即是肩胛冈。

肩胛骨内角、脊柱缘、肩胛冈之间即冈上窝。在冈上窝，从肩胛骨脊柱缘开始，触摸到冈上肌，边拨边向肩峰方向移动，至锁骨与肩胛冈会合处的肩锁关节后方（巨骨穴处）。冈上肌穿过肩峰与肱骨头之间止于肱骨大结节前方(肩穴处),可点按肩穴,并前后拨动,体会经筋的感觉及酸胀感。

从肩胛骨下角到肩胛冈这一部分，称为冈下窝，是冈下肌的起始处。先触摸到肩胛骨下角及肩胛骨的腋缘，在腋缘中点附近向冈下窝移动 1 寸，从外下向内上点拨推动，可触到冈下肌的外侧缘，可沿冈下肌的外侧缘向外上方进行体会。可跨过冈上肌肌腹至内上方，体会冈下肌起始纤维的感觉。手指在这部分滑动触摸时可清楚地摸到冈下肌。天宗穴即位于冈下肌处。冈下肌止于肱骨大结节的后方，大致在肩腧穴前后，可在肩关节内收位弹拨，进行体会。

在肩胛骨的外侧缘，也可感到有肌肉附着，外侧缘上 1/3 的部分是小圆肌的附着处。当肩部肌肉出现劳损时，肩部的后方会出现酸困难当的感觉，酸困疼痛可牵扯到上臂甚至手的小指侧。按压冈下窝处的冈下肌及肩胛骨外侧缘的小圆肌可找到明显的压痛点。

先摸到肩胛骨下角和肩胛骨腋缘，沿肩胛骨腋缘从内下向外上推动触摸。首先可触到起于腋缘下 1/3 的大圆肌。跨过大圆肌可感到一个凹陷，稍加用力推动可体会到小圆肌。再向外上可感到腋缘方向发生变化，即盂下结节处，为肱三头肌的附着处。在肩胛骨的腋缘，腋后纹上 1 寸为肩贞穴，再垂直向上至肩胛冈下即臑腧穴。臑腧穴位于冈下肌肌腱和肩巩关节间隙后方。

肩前肱骨头的内侧的拇指大小的骨性凸起即喙突。它是肱二头肌短头及喙肱肌的附着处。在喙突的外下方触摸可有肌束感。

肩峰下的外侧是肱骨的大结节，而肱骨大结节的内侧小骨突则是肱骨的小结节。大、小结节之间的部分即为肱骨结节间沟，在这里有肱二头肌长头肌腱通过。当上臂处于下垂、屈肘位的时候，以对侧中指、拇指对大、小结节进行捏法操作，食指抵于大、小结节之间，内外旋转肱骨的时候，食指下可出现肌腱滑动的感觉。在外旋的时候，肌腱滑向食指的外侧；内旋的时候，肌腱滑向食指的内侧。这个肌腱就是肱二头肌长头肌腱。

需要进行肩部按摩的人群

上肢是人体最为灵活的部位之一。肢体的灵活以及稳定是不能够兼得的，所以灵活的肩部与身体连接的稳定性就自然会差一点。再加上肩部是人体当中运动最多的部位之一，在各种运动中便会不可避免地产生各种各样的运动损伤。也许在打羽毛球、玩篮球的时候，不知不觉便会拉伤肌肉和肌腱，产生疼痛和酸楚的感觉，从而影响了上肢以及肩部的活动。

随着电脑时代的到来，鼠标随着手臂的滑动而飞奔，使用鼠标或以手指击打键盘，肩部后方及上肢后方的肌肉长期处于紧张状态，局部血管痉挛，血液供应差，代谢产物堆积在局部，产生局部的肌肉、肌腱、关节囊的无菌性炎症及疼痛；加上空调环境，受风、受寒更加重了局部的血管及肌肉痉挛与疼痛，使损伤长期得不到有效恢复。

特别是人到中、老年，人体组织的退化也会发生在肩部关节。肩关节稳定性变差，在活动时“咯吧”作响。最常听到的“肩周炎”也会发生在自己的身上，疼痛自不必说，肩关节的关节囊发生粘连，还会引发日常活动受限。胳膊外展外旋受限则不能梳头，胳膊后伸内旋受限则不能提裤子、系腰带。

对于这些肩部筋伤所造成的不适，按摩是很好的治疗保健方法，出现了以上症状的朋友不妨试试肩部自我按摩。相信肩部自我按摩能够帮助解决掉这些令人心烦的问题。

肩部按摩通常这样做

肩部放松是很重要的，但却经常被人忽略。研究发现，如果肩部保持一个姿势，超过 15 分钟，就会产生僵硬、紧张的后果。长期如此，肩部就会很容易感到疲劳，有时甚至什么都不做，也能感到隐隐的不适。

现在每天坐办公室上班的人，基本上肩部都会有问题，这是长期坐椅子，造成肌肉伸缩麻木惹的祸。下面介绍几种肩部按摩的手法，经常坚持按摩，肩部酸痛便会得到改善。

1. 搓掌热肩

按摩时，双掌快速对搓 20 次致热，用热掌捂肩，将掌心对准痛处或发凉的部位。时间与搓掌用的时间相同，反复 3 遍。捂 3 次后肩部局部会感到温暖、舒适。

2. 揉肩

按摩时，一手伏案，另一手掌揉对侧肩部，以肩前部为主，时间 1~2 分钟。此手法可使肩部血管扩张，有消肿止痛作用。

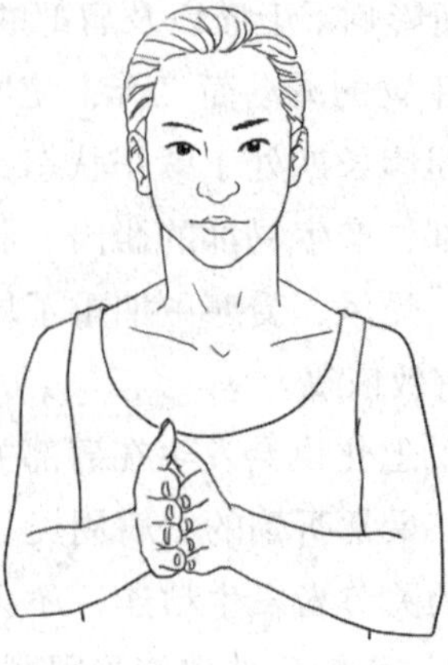

搓掌

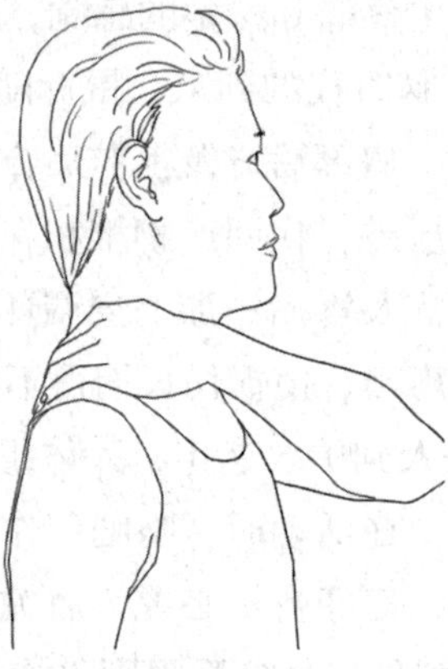

揉肩

3. 揉胸大肌

按摩时，一手伏案，用对侧手四指并拢推揉胸大肌外上部 1~2 分钟，对改善肩周组织的血循环，防治肩周痛有益。

4. 弹拨肱二头肌腱

按摩时，一手伏案，用对侧手的并拢四指左右弹拨肱二头肌长头肌腱，由上到下，从轻逐渐加重手法。时间为 1~3 分钟。该手法能使肱二头肌长头肌腱和腱鞘消肿止痛，解除粘连，是肩周炎的主要防治手法。如果肱二头肌短头有压痛，可以用同样手法进行治疗。

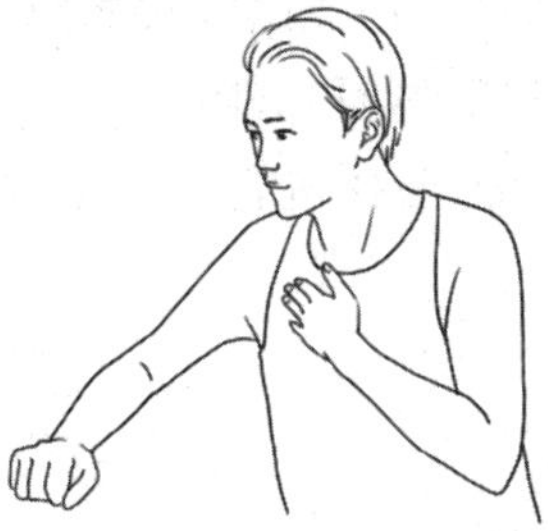

揉胸大肌

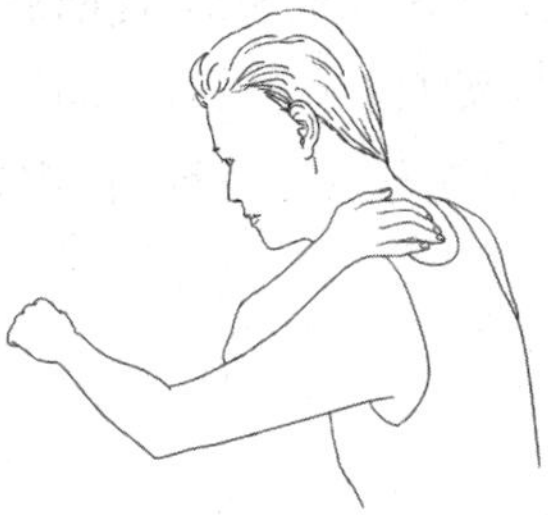

弹拨肱二头肌腱

5. 拿捏圆肌

按摩时，身体伏案或以患侧手抓住对侧肘部，用对侧四指按揉患侧的大小圆肌 1 分钟。

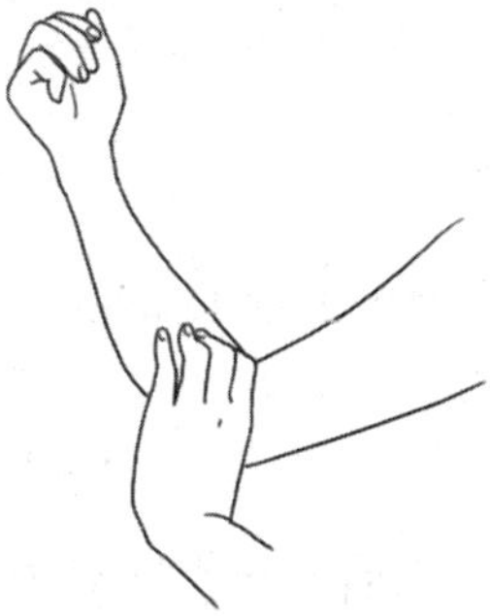

拿捏圆肌

6. 按揉斜方肌和提肩胛肌

按摩时，一手伏案，肩向前向内倾，使该部肌肉放松，用对侧并拢的四指绕过颈前按揉肩胛骨内上角附近的斜方肌和提肩胛肌附着部，时间为 1 分钟，是防治颈肩痛的常用手法。

7. 拿揉三角肌

按摩时，一手伏案，用对侧手大把拿揉三角肌 1 分钟，可促进该部的血液循环。

8. 叩肩

按摩时，身体伏案，用对侧手掌根和虚拳叩击肩前部，由轻渐重，时间为 1~2 分钟。

9. 肩部练功

（1）摸耳：双手交替用手经脑后摸对侧耳郭，捏住耳朵可坚持片刻，重复数次。

（2）爬墙：用患肢的手逐渐向上摸墙，越摸越高，牵动肩部恢复功能。

（3）背牵：双手在背后相握，分别向左和右牵动，幅度渐大，重复数次。

（4）轮转双肩：两臂先交替前后摆动 10~20 次，再做双臂大轮转 10 次。此法一方面可以健身，一方面有助于患肩恢复功能。

肩部练功方法较多，根据自己情况选择进行，但需循序渐进，持之以恒。

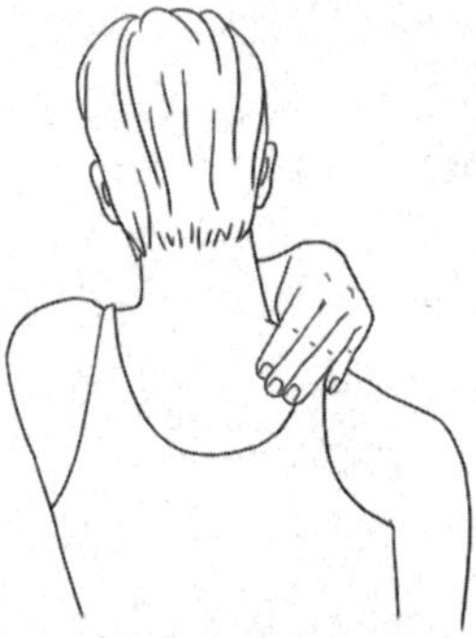
按揉斜方肌和提肩胛肌

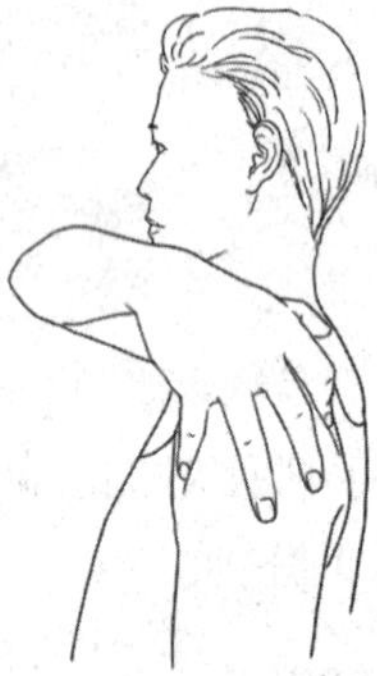
拿揉三角肌

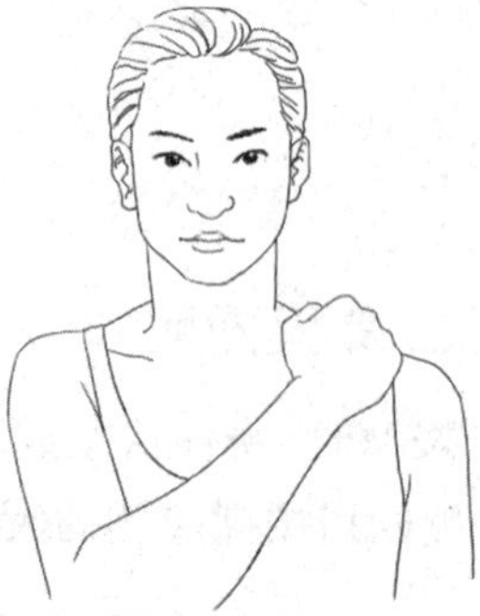
叩肩

颈部按摩应该这样做

时下许多办公族日复一日从早到晚伏案工作，使颈椎长时间处于屈曲位或某些特定体位，不仅使颈椎间盘内的压力增高，而且也使颈部肌肉长期处于非协调受力状态，颈后部肌肉和韧带易受牵拉劳损，椎体前缘相互磨损、增生，再加上扭转、侧屈过度，更进一步导致损伤，易于发生颈椎病。

颈部按摩手法对大部分颈椎病疾患多能收到良好效果，达到症状之改善，部分则可获痊愈。按摩之流派甚多，手法不一。下面介绍几种常用的治疗颈椎病的手法，大部分手法是针对软组织的，小部分为针对关节的手法。

1. 分筋法

按摩时，首先用拇指指腹按住颈部皮肤，向上或向右将皮肤略予推移，然后向深部重压。反复重复上述动作即为分筋法，可重复多次。每次所用力量以人体感到疼痛，然能忍受为标准，手法太轻不能起治疗作用。第一、二次治疗时力量不能过大，以使人体有一适应过程。向深部按压进行治疗时应逐步加力，结束时亦应逐渐减力，此乃“刚中有柔，柔中有刚”。手法宜缓慢、深沉，使指力达到深部病变处，以起治疗作用。

2. 弹筋法

按摩时，将拇指及四指相对，捏起肌束，然后稍加挤捏由手指间将肌束挤弹而出。操作时不可急于用力抓捏，如过于急躁用力，肌肉紧张，就不可能将肌束捏住，而往往仅捏住了皮肤有皮下脂肪。手法应沉着缓慢，用手指轻轻逐步向肌束两侧深部插入，然后轻轻地捏住肌肉进行弹筋手法。此手法较痛，因此仅能重复 2~3 次，而且手法结束后常配合推法。对颈肩痛常用的弹筋部位为颈根部两侧的斜方肌、肩胛骨内侧的斜方肌及背阔肌的外侧缘，对神经干有时亦可用弹筋法 1~2 次，如腋窝内的大神经干，用此手法更应注意轻柔。

3. 拨络法

此手法为用拇指或食指与肌束作垂直方向地来回拨动，亦可同时用四指的指端来拨动肌束或神经干。此法的作用与弹筋法类似。弹筋法用于活动度大的肌束及神经干，而拨络法则用于比较固定的肌束及神经干，或由于病变肌束有变性、粘连不能被捏起时。

4. 推法

按摩时，用拇指或数个手指的指腹，从病变近端给予轻微的压力，压向皮肤及其腔部组织，然后以平稳的力量推滑到病变处并滑向病变处的远端一定距离，称指推法。对胸背、腰背等平坦的部位可用整个手掌掌面进行推滑动作，则为掌推法。推法常应用于分筋法，弹筋法及拨络法后，亦常需重复数次。

5. 点穴法

按摩时，一般用拇指指腹的前部按压患处有关之穴位。可按压片刻后放松，然后再按压，反复按压时可配合局部揉压动作，除拇指外，有时亦可用中指或食指做点穴法。

6. 捏按法

按摩时，一手扶住被按摩者的手，另一手对按摩者的上肢由近端向远端予以抓捏，一捏一放，用力平稳，重复数遍。捏按法常在整套手法结束前与点穴法配合交叉进行，可促使血流通畅，经络舒展。

7. 滚摇法

此法操作时为做关节的旋转划圈活动。动作由小到大，力量由轻到重，可按顺时针方向旋转 10~40 次，然后再做逆时针方向同样遍数的旋转划圈。

下面再介绍一下颈部自我保健按摩手法。

1. 搓擦法

按摩时，单手搓擦颈项、肩背，为尽量搓擦到更大面积，可以用一只手托着另外一只手的胳膊肘。搓擦时手可以放平，也可以稍微勾住手指。要搓擦到感觉局部发热为止，但别搓过劲了。

2. 多指揉拨法

按摩时，单手食指、中指、无名指自下而上揉拨颈椎棘突两旁条索状硬物 2~3 遍，但年纪大者尤其要注意不能太过用力，只要感到舒服就行，避免肌肉损伤。

3. 拿揉法

按摩时，单手自上而下拿揉颈项、肩部 3~5 遍，手法一定要从上到下、由轻到重。

需要注意的是，夏天人们衣着单薄，加上长时间吹空调，就可能引发颈椎病。为预防颈椎病，首先别让空调的凉风直接吹向颈部，空调房里最好穿有领子的衣服。睡觉时可以用被子或柔软的围巾轻轻地包裹颈部。另外，如果长期保持一种坐姿、睡姿，如伏案工作、使用电脑，也都可能导致颈椎病。此外，外伤也是颈椎病的主要致病因之一，打球或乘车时发生追尾或急刹车时头部大幅度甩动，都可能伤害颈椎。

颈部按摩的注意事项

在进行颈部按摩的时候，同样具有一些一定要引起人们注意的注意事项，要求人们在进行自我按摩之前，必须要对这些注意事项有所了解，这样可以正确、有效地对颈部位进行治疗，令颈部按摩的作用真正地发挥出来。

首先是按摩部位的问题。

在对颈部进行按摩的时候，实际上不仅仅是局限于颈部，同时还要将与颈部向上下连接的后枕部和上背部包括进去。颈部的按摩主要指的是按摩颈椎的后方和侧方，并不包括前方的气管。

其次便是按摩的程序和方法。

项背部的按摩是以项背部按摩的基本程序进行操作的，先进行上背部，再进行颈部。不论是在背部还是在颈部，都应该先采用大面积的掌揉法、拿法来对局部的肌肉进行放松，然后再沿着经络线性放松，并寻找压痛点；在找到压痛点之后，在压痛的部位进行拇指点按、拨揉，在操作的过程当中，对劳损的局部经筋、压痛点应该施加稍大的力量。最后再用轻柔、舒适的掌揉法、拿法、拍法和推法来结束治疗，在结束治疗之后，不要忘记采取适当的放松手法使患者恢复舒适的感觉。即整个按摩过程要遵循放松—治疗—放松的按摩顺序。

另外，还可以采取牵拉法和摇法，并在上肢的远端取穴，如果能够配合患者颈部主动向各个方向活动的话，便可以取得更好的效果。

颈部按摩保健操

颈部是人体上下过渡的桥梁，它向上连接着我们的大脑，向下连接着我们的颈椎和背部。当一个人肩膀疼痛的时候，就会有僵硬紧张的症状发生，肩部紧张又会导致颈椎紧张，长时间使颈椎处于紧张的状态，就会导致颈椎病的发生。

要减少颈椎病的发生，不但应注意纠正不良的工作和生活习惯，避免急性颈椎损伤，做到颈部防寒，还应在紧张的工作之余常做自我保健按摩，可缓解颈部疲劳，预防颈椎病的发生。下面介绍一种自我按摩操，有利于防治颈椎病。

1. 按摩百会

用中指或食指按于头顶最高处正中的百会穴，用力由轻到重按揉20~30次，具有健脑宁神、益气固脱的功效。

2. 对按头部

双手拇指分别放在额部两侧的太阳穴处，其余四指分开，放在两侧头部，双手同时用力做对按揉动20~30次，具有清脑明目、振奋精神的功效。

3. 按揉风池

用两手拇指分别按在同侧风池穴，其余手指附在头的两侧，由轻到重地按揉20~30次，具有疏风散、开窍镇痛的功效。

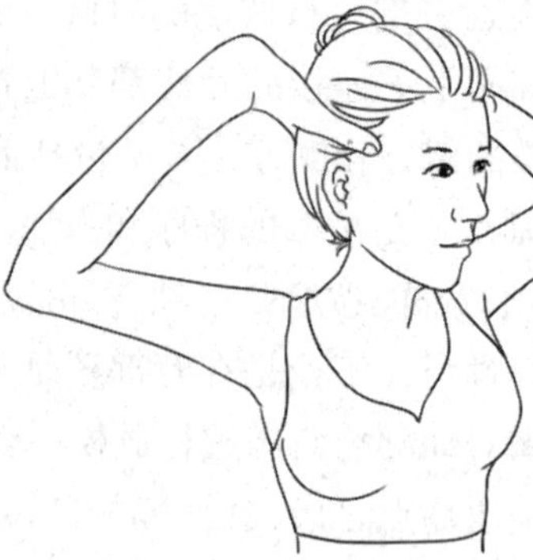

按揉风池

4. 拿捏颈肌

将左（右）手上举置于颈后，拇指放置于同侧颈外侧，其余四指放在颈肌对侧，双手用力对合，将颈肌向上提起后放松，沿风池穴向下拿捏至大椎穴20~30次，具有解痉止痛、调和气血的功效。

5. 按揉肩颈

以左（右）手中指指腹按于对侧肩井穴，然后由轻到重按压10~20次，两侧交替进行，具有通经活络、散寒止痛的功效。

6. 按摩大椎

四指并拢用力按摩大椎穴，左右手交替按摩各8下，至局部发热为佳，两侧交替进行，具有疏风散寒、活血通络的功效。

7. 对按内外关

左手拇指放在右手内关穴，中指放在对侧外

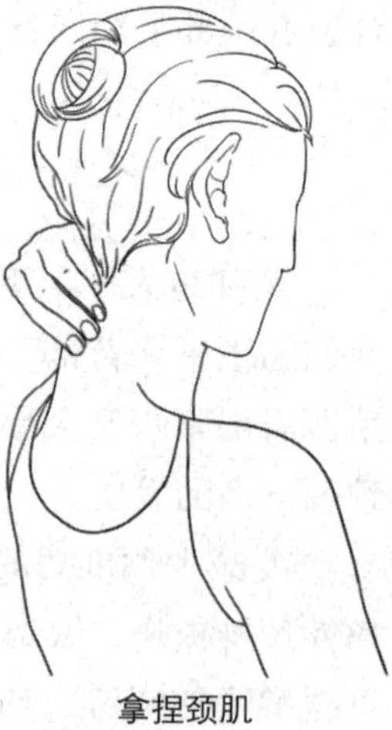

拿捏颈肌

关穴，用力按揉1分钟，双手交替进行，具有宁心通络、宽胸行气的功效。

8. 掐揉合谷

左手拇指放在右手合谷穴，用力掐揉1分钟，双手交替进行，具有疏风解表、开窍醒神的功效。

9. 梳摩头顶

双手五指微曲分别放在头顶两侧，用力从前发际沿头顶至脑后做梳头状动作16下，具有提神醒目、清脑镇痛的功效。

自我按摩时，动作要轻柔、缓慢，尽量达到各个方向的最大运动范围，可改善颈部血液循环，有效缓解颈肩背部疲劳和不适症状，每天可在工作间隙做1~2次。

按摩手臂时的有用穴位

手臂虽然纤细，但也有许多重要的穴位，经常按摩，对身体健康有好处。下面介绍一下手臂按摩常用的穴位。

1. 曲池穴

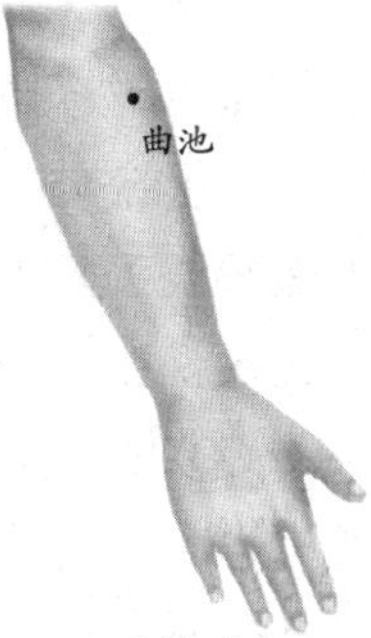

曲池穴

曲池穴别名鬼臣穴、洪池穴、阳泽穴，是手阳明大肠经的合穴。曲池穴位于肘横纹外侧端，屈肘，当尺泽穴与肱骨外上髁连线中点。取该穴道时，采用正坐、侧腕的取穴姿势。

主治：咽喉肿痛、牙痛、目赤痛、瘰疬、热病上肢不遂、手臂肿痛、腹痛吐泻、高血压、癫狂。

2. 合谷穴

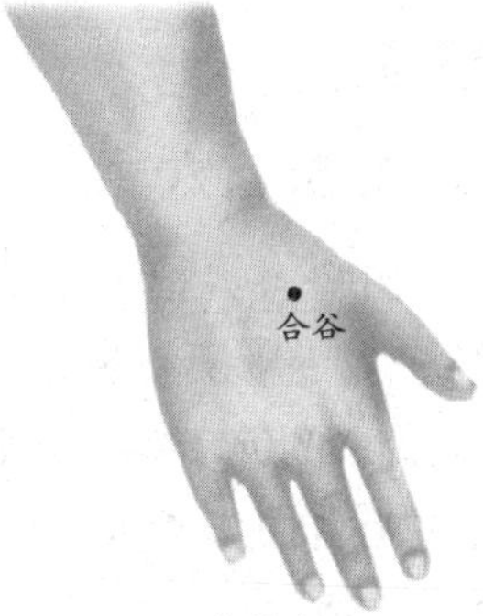

合谷穴

即虎口，属于手阳明大肠经。合谷穴位置在一手的拇指第一个关节横纹正对另一手的虎口边，拇指屈曲按下，指尖所指处。只要按摩合谷穴，就可以使合谷穴所属的大肠经脉循行之处的组织和器官的疾病减轻或消除。

合谷穴主治：头痛、目赤肿痛、鼻出血、牙

痛、牙关紧闭、口眼歪斜、耳聋、痄腮、咽喉肿痛、热病无汗、多汗、腹痛、便秘、经闭、滞产。

3. 尺泽穴

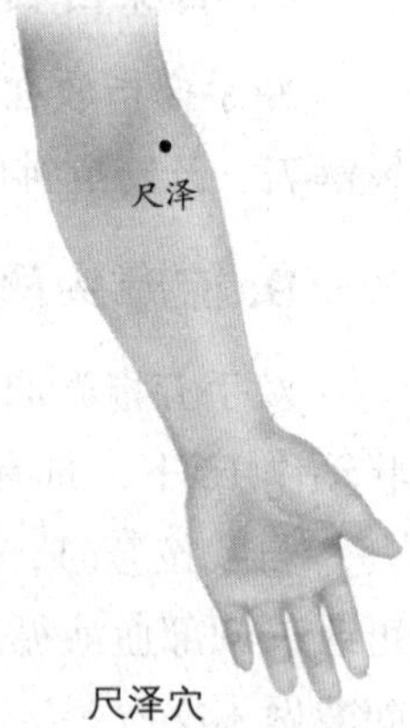

尺泽穴

出自《灵枢 · 本输》，别名鬼受、鬼堂。尺泽穴位于人体的手臂肘部，取穴时先将手臂上举，在手臂内侧中央处有粗腱，腱的外侧即是此穴(或在肘横纹中，肱二头肌桡侧凹陷处)。该穴上方 3~4 厘米处用手强压会感到疼痛处，就是“上尺泽”。

尺泽穴具有清宣肺气、泻火降逆的功效。主治：感冒、咽喉肿痛、扁桃体炎、喉炎、咽炎、支气管炎、百日咳、肺炎、胸膜炎、肋间神经痛、丹毒、胎位不正、麻疹、高血压、肺炎、支气管哮喘、肺结核、急性胃肠炎、肘关节及周围软组织疾患。

4. 内关穴

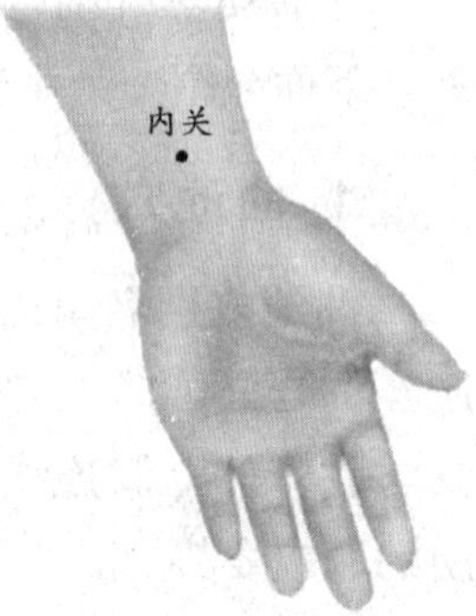

内关穴

内关穴最早见于《黄帝内经·灵枢·经脉篇》，它所属的这条经络叫心包经，通于任脉，会于阴维，是八脉交会穴之一。寻找此穴时，手掌朝上，当握拳或手掌上抬时就能看到手掌中间有两条筋，内关穴就在这两条筋中间，腕横纹上两寸。

内关穴是心脏的保健要穴，能够宁心安神，理气止痛，属手厥阴心包经。主治：孕吐、晕车、手臂疼痛、头痛、眼睛充血、恶心想吐、胸肋痛、上腹痛、心绞痛、月经痛、呃逆、腹泻、精神异常等。

5. 劳宫穴

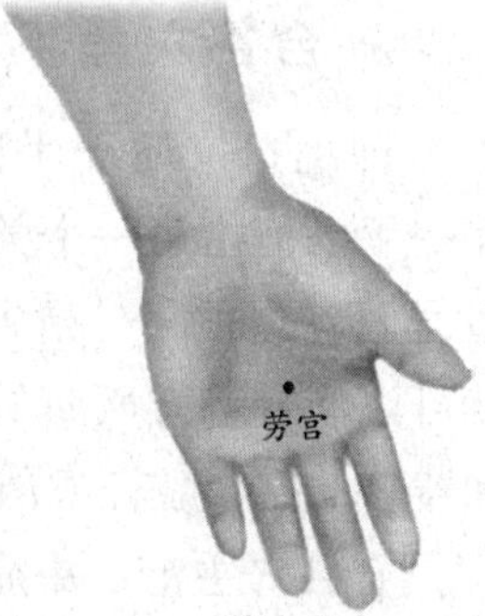

劳宫穴

出自《灵枢 · 本输》，别名五里、掌中、鬼路，属手厥阴心包经。劳宫穴在手掌心，当第 2、3 掌骨之间偏于第 3 掌骨，握拳屈指时，位于中指和无名指指尖处。在手掌有两条比较大的掌纹相交成“人”字形，沿中指中线向手掌方向延伸，经过“人”字相交点的下方区域，这个重合的地方即是劳宫穴。

劳宫穴五行属火，具有清心火，安心神的作用，主治心痛、心悸、癫狂、口疮、口臭、中风、善怒、发热无汗、两便带血、胸胁支满、黄疸。

手臂按摩保健操

按摩的医疗作用已是众所周知的了。它不仅能够医治某些疾病，而且还可以发挥保健作用，下面介绍的手臂自我按摩法。这种按摩可以促进手臂血液循环，通经活络。局部按摩可以防治手臂麻木、上肢瘫痪、肩周炎、网球肘等症；整体按摩可防治感冒、呕吐、胃痛、恶心、失眠、心脏病等；经常按摩，有滑利关节，增强手臂机能，减少手臂疲劳，同时还可以健全头脑。

1. 点穴通经

用拇指指尖掐拿腕部太渊、列缺、阳池、大陵、内外关等穴，再揉捏肘部曲池、少海、尺泽、手三里等穴，还有肩部、臂等部位，以产生酸麻胀感为度。

2. 擦摩六经

一手掌紧贴另一手腕内侧，沿臂内侧，自下向上沿手三阴经擦至肩膀腋下；再翻转手腕由肩膀转擦手臂外侧，即沿手三阳经而下擦至手背。可根据逆经为补、顺经为泻的原则进行辨证擦摩治疗，以温热感为度。

3. 展臂伸筋

采取端坐或站立的姿势，先分别以两手中指分按于两肩端的肩穴，两臂向内旋转 5 圈，再向外旋转 5 圈。再展臂扩胸 5 次，肩、肘、腕三节一线，手臂尽力向外扩展，然后屈肘翻腕，做摇橹式摇动 5 次，最后两臂伸直，以肩为圆心，做正、反两向大圆圈旋转动作，此为环向展臂。

需要注意的是，在做此操前，最好先活动一下身体，放松下关节。

在日常生活中，手臂是活动最多的部位，但其运动的方向大多为向前或向侧，由于较少有向后的运动，因而手臂内侧容易造成肌肉松弛、脂肪沉积缺少弹性，下面再介绍一组恢复双臂弹性的锻炼方法，也可以尝试一下。

（1）双手交叉向前推，至两臂完全伸直，手心向前，保持静止2~3秒。双手旋转收回。重复10~20次。

（2）双手交叉放于脑后，双臂用力向上伸直、手心向上，保持2~3秒，放松收回。重复5~10次，对改善内臂的松弛十分有效。

（3）使双臂紧张，一只手放于另一侧肩部垂直下压，被压肩用力向上耸起。左右各3~4次，共进行5次。

（4）双臂向前伸展，手心向下，手臂肌肉绷紧，同时外旋双臂至手心朝上，并渐向两侧打开。重复1~20次，有助于锻炼上臂，使之匀称。

了解肘部和前臂解剖知识

在对肘部和前臂进行按摩之前，应该对其相关解剖知识有所了解，这样在具体进行按摩操作的时候，才能够更加得心应手。

1. 肘部体表标志

在肘部的两侧为肱骨内、外上髁，后方为尺骨鹰嘴。外上髁的下方可触及桡骨头。屈肘时，在肘关节前方可扪到肱二头肌腱。

2. 肘部骨和关节

肘关节是由肱骨下端和桡、尺骨上端的关节面所构成的，其中包括肱骨滑车与尺骨滑车切迹构成的肱尺关节，由肱骨小头和桡骨头关节凹构成的肱桡关节，由桡骨头环状关节面与尺骨桡切迹构成的桡尺近侧关节，三个关节共同包在一个关节囊内，有一个共同的关节腔。肘关节可以做屈伸运动和旋前、旋后运动，屈伸运动是肱桡关节和肱尺关节同时产生的联合运动，旋前、旋后运动是肱桡关节和桡尺近、远侧关节同时产生的联合运动，足桡骨围绕尺骨的旋转运动。

3. 肘部肌肉结构组成

肘部的软组织可被分为肘前区和肘后区，其中肘前区的皮肤较薄，在浅筋膜内具有浅血管和皮神经等结构。浅血管主要为头静脉、腰静脉、肘正中静脉，皮神经主要有前臂内侧皮神经和前臂外侧皮神经。前区肌肉群主要是外侧的肱桡肌和旋后肌，内侧的旋前圆肌、桡侧腕屈肌、掌长肌和指浅屈肌，中间的肱二头肌腱和肱肌。

肘后区的皮肤较厚，同时移动性也很大，浅筋膜不发达，在尺骨鹰嘴后面和皮肤之间常有一个皮下滑囊，称鹰嘴皮下囊。该区深筋膜是臂筋膜的延续，在肱骨内、外上髁及尺骨后缘处，此神经为桡神经的皮支。肘后上部有肱三头肌下端的强韧扁腱。在鹰嘴的外侧皮下，有一短小的呈扇形的肘肌。肘后部外侧有前臂伸肌的起始部分，在此起始部的深面尚有旋后肌的上部。

肘前区分布的动脉主要有肱动脉、桡侧返动脉、尺侧返动脉前、后支和骨间动脉，其中后三者为尺动脉的分支。在动脉的两侧部伴随有同名静脉。主要神经为来自臂部的正中神经和桡神经。

在肘后区，分布着肘关节动脉网，同时在这里还分布着尺神经等神经，尺神经走行于肱骨内上髁与尺骨鹰嘴之间的尺神经沟当中，继经尺侧腕屈肌两头之间进入到前臂，尺神经在尺神经沟中非常容易触及，因为它仅有深筋膜固定。

肘部这样时，就是需要按摩了

正常情况下，肘关节的“携带角”为5° ~15°（携带角指的是手掌朝前，上臂的纵轴和前臂形成的一个向外翻的角度）。大于此角为肘外翻，小于此角为肘内翻。在肘部受到挤压伤时，可以看到肘部弥漫性或者局限性肿胀。肘部常见病症为疼痛性疾病，其压痛点常见于肱骨外上髁，前臂伸肌群起于外上髁和髁上线上，当伸腕肌肉拉力过大发生损伤时，可在肌肉走行部位和肘部外上髁处有触痛；肱骨内上髁，前臂屈肌群附着，可因炎症而有压痛，检查时，从屈腕肌在内上髁和髁上线的起点处向前臂方向进行触诊，可有触痛；尺骨鹰嘴滑囊可因滑囊炎或增厚在触诊时有压痛和肥厚感，沿尺骨后缘检查，偶尔可发现类风湿结节；桡骨小头位于肘后桡侧窝处，骨折或脱位时局部有触痛；内侧副韧带自内上髁至尺骨滑车切迹内缘，外侧副韧带自外上髁至环状韧带的侧面，损伤时在肘内、外侧有触痛。

可能当你在羽毛球、网球场地一展风姿之后，就会感觉到自己的肘部已经出现了不适症状。或者是身为父母，操劳了一生的你，当真正闲下来的时候，才发现自己因为一生的劳碌而导致的肘关节疼痛会时时令自己感到不安。你有没有想到过，通过进行自我按摩，便可以令自己已经持续了多年的疼痛得到缓解呢?

其实肘部按摩便可以有效地缓解以上这些由于运动和劳累而导致的肘部不适，令肘部及前臂的肌肉得到放松，帮助肘关节恢复原有功能，如果肘关节出现了以上症状的话，便可以试一试肘部自我按摩疗法。

肘部按摩的常用穴位及程序

肘部按摩所用穴位主要为手阳明大肠经经穴，部分涉及手太阴肺经、手少阴心经、手太阳小肠经和手少阳三焦经。

手阳明大肠经循行于上肢外侧前方，所涉及的穴位由上而下主要有肘髎、曲池、手三里、合谷。另外在不同的原因引起的肘部疼痛不适中，可能会用到手太阴肺经的尺泽穴、手太阳小肠经的小海穴、手少阳三焦经的天井穴，按揉刺激这些穴位可以起到很好地疏通经络、调和气血的作用。

肘部按摩的具体程序如下。

（1）放松肘部及前臂部位的肌肉：用轻柔的滚法对前臂背侧以及掌侧的肌肉进行放松，重点在肘部。

（2)点按穴位：按揉肘部的肘髎穴、曲池穴、手三里穴和合谷穴等穴位，对这些腧穴进行点按可以很好地放松肘部的肱桡肌、肘肌、桡侧腕长伸肌、桡侧腕短伸肌等肌肉。顺势搓揉上肢，重点在前臂。

（3）弹投疼痛点：在疼痛处进行由轻到重的弹拨，反复进行3~5次，顺势将左手拇指放在尺骨后部鹰嘴远端附近，右手拇指沿着肘肌滑动，斜至它连接的肱骨外侧髁处实施拨法。若疼痛点在内侧髁，则弹拨的重点为前臂屈肌群（尺侧腕屈肌、旋前圆肌及位于尺神经沟中的尺神经）；若疼痛点在尺骨鹰嘴，则重点操作在尺骨鹰嘴部。

（4）以搓揉法对肘上部进行放松，反复进行5~10次。

肘部按摩的细节问题

当肘部出现问题，需要通过自我按摩来解决的时候，要注意一下其中的细节问题，细节决定成败，也许一个小疏忽，便会令按摩的功效大打折扣，所以说，这些值得注意的细节，必须要牢牢记住，在应用的时候才不会出现手忙脚乱的局面。

有过外伤史的患者，一定要注意，当肘部受伤时，只有排除骨折之后，才可以进行保健按摩。在没有诊断清楚之前，建议前往医院由专科大夫给出专科检查和诊断之后，再进行保健按摩，在这之前，一定要谨慎行事，否则便有可能会耽误病情，甚至是令病情更加严重。

肘部按摩的整个过程要按照放松—治疗—放松这个三部曲来进行，在治疗的时候要注意由面到线，由线到点，最后再由点到线、到面的这个过程，这样能够令患者在得到治疗的同时，还能获得肉体和精神上的放松。

在对肘部进行痛点弹拨的时候，力量要保证由轻到重，不可以使用蛮力，否则容易导致局部组织的损伤。但是弹拨按揉手法以及关节运动手法也务必要做到位，不可以流于形式，那样的话起不到什么实际的效果。

在治疗的过程当中，疼痛点可能会因为病种的不同而在不同的部位出现，所以在寻找疼痛点的时候便要分外认真，不要根据以往的经验，每次都去老地方寻找，那样做的话只能是耽误病情。在找到疼痛点之后要进行重点的治疗。

第九章
腰背部按摩保健法

腰背部的作用是不可替代的

在人体腰背部的构造中主要包括：脊柱、腰背部肌肉与筋膜、腰背部神经与血管。除去这些之外，腰背部还分布着很多的重要经络和穴位。

1. 脊柱

在人的生命活动当中，脊柱是一个非常重要的环节。成人的脊柱是由7块颈椎、12块胸椎、5块腰椎、1块骶骨以及1块尾骨借椎间盘、韧带、关节连接而成的。脊柱能够上承头颅，并且调节上下肢的各种活动，保持身体平衡，减少身体的震荡感。不过，由于脊柱在人体活动当中受力最多、最复杂，所以便非常容易受到损伤，许多人在其一生当中脊柱都或多或少地出现过一些问题。

2. 腰背部肌肉与肌筋膜

脊柱肌肉可以根据肌肉的作用范围分为两大类：其中一类肌肉的起点和止点均在脊柱，像多裂肌、棘间肌、横突间肌等都属于这类肌肉，这类肌肉的主要作用是维持脊柱的稳定；另外一类肌肉便是直接附着于胸廓与骨盆部位的肌群，比如说骶棘肌和腹肌，这些肌肉都比较粗壮，对于维持脊柱的整体稳定以及抵抗外来的负荷都起着重要的作用。腰背部肌筋膜位于腰背部肌肉的表面，它的主要作用是在肌肉收缩时能够参与肌肉的位移活动，同时提高肌肉收缩的张力，充分保证肌肉收缩的正常功能。

3. 腰背部神经与血管

在腰背部的神经和血管当中，有一部分是受到脊神经后支的支配的。例如，在寒冷的环境下，神经受到冷刺激的时候，可以使腰背部的血液循环发生改变，比如说血管收缩、缺血等。

另外，潮湿的环境也有可能改变皮肤的代谢功能，特别是降低皮肤的排汗功能，导致腰背部肌肉、筋膜等组织的血液流速减慢。

4. 腰背部经络与穴位

人体的经络能够联系脏腑、沟通内外、运行气血、营养全身。在不同的经络上面，还分布着300多个穴位。例如，足太阳膀胱经，主要分布在腰背第一、第二侧线及下肢外侧后缘，其上有67个穴位，膀胱经也是十二经脉中最长的一条经脉，膀胱经中的穴位都非常重要，此经脉发生异常时，会影响全身，并引起各种症状。

腰背部肌肉、筋膜、神经、血管、各种经络、穴位和脊柱等共同构成了腰背部这个复杂，同时又非常重要的系统。如今，越来越多的人都开始将腰背部的护理保健看成是身体保健当中的重中之重了。

正常腰部的解剖结构与功能

腰背部指的是身体躯干的背面，其中上半部分胸椎的背面为背部，下半部分腰椎的背面为腰部。通常情况下，我们所说的腰部实质上包括了骶部，即腰骶部的下界为两髂嵴至尾骨尖的连线。

腰骶部指的是腰骶椎的后方。腰骶椎由5个腰椎与融合在一起的5个骶椎连接而成。其上通过胸12与腰1之间的椎间盘和椎间关节，与胸椎联系；其下通过骶髂关节与骨盆联系。因此，我们谈到腰痛，就包括了从胸12到骨盆这一区域的急慢性软组织损伤疼痛。

腰椎共有5个，腰椎的特点便是前方的椎体较大，上连胸椎及胸廓，下连骶椎及骨盆，从正面看，自上而下腰椎依次增大，第3腰椎横突最长，第4腰椎横突最小呈尖刀状，第5腰椎横突宽大。正常时两侧髂嵴最高点的连线通过腰4~5椎间隙。腰椎棘突居中线，棘突几乎呈板状，水平向后伸出。从侧面看，腰椎呈生理前屈，即站立位或俯卧位时腰部有凹陷。第3腰椎位于生理曲度的最高点。

腰椎之间的连接与颈椎、胸椎的连接相仿，也是前有椎间盘，后有椎间关节，在椎骨周围有韧带等软组织加强。各椎体的前面为前纵韧带，后面为后纵韧带，棘突之间有棘间韧带，棘突之上有棘上韧带，椎板之间有黄韧带。

腰椎的椎间关节也是由上位椎体的下关节突和下位椎体的上关节突构成。上关节突偏外，关节面朝内；下关节突偏内，关节面朝外。上下椎体之间的椎间关节基本上呈矢状位，上关节突后缘有乳突。横突根部有向后方突起的副突。第5腰椎与第1骶椎间也靠椎间关节连接，称为"腰骶关节"。

骶骨外侧缘的耳状关节面与髂骨翼后下方的耳状关节面连接形成了骶髂关节，前后有骶髂前、后韧带加强。骶髂关节属于微动关节。

上下椎骨以及其间的椎间盘和椎间关节共同组成了脊柱运动节段。数个运动节段的运动叠加在一起，构成整个腰段脊柱的总运动。腰段脊柱可发生各个方向的运动，如前屈（向前弯腰）、后伸（向后伸腰）、左右侧屈，左右旋转等。在腰部活动时，往往伴有髋关节的连带活动。

腰椎的前面有椎体，后有环绕的椎弓和突起、在椎体与椎弓之间是椎管，内有脊髓及马尾神经。脊髓比脊柱短，脊髓的下端平第1腰椎椎体的下方。而从脊髓发出的腰部神经、骶部神经、盆腔神经继续沿椎管内下行，从相应的椎间隙穿出。马尾神经就是这些神经在椎管内的部分，因与下垂的马尾相仿，故称马尾神经。

腰部的肌肉是附着于胸腰骶椎以及肋骨和骨盆部位的，收缩时带动腰部的运动，腰椎后方有骶棘肌（竖脊肌），腰椎侧方有腰方肌，腰椎侧前方有腰大肌、腰小肌等。

腰骶部的骶棘肌起自骶骨背面和髂嵴的后面，向上止于上方的椎骨和肋骨。主要作用是伸展脊柱，维持脊柱的平衡。从内到外，骶棘肌分为二束:棘肌最长肌及髂肋肌。

腰髂肋肌起自骶骨和髂骨，止于下6个肋骨的下缘。肌束走行方向是从内下向外上。故腰髂肋肌除可伸展脊柱外，还可以向同侧侧屈，旋转脊柱。

胸最长肌则位于腰髂肋肌的内侧，起自于骶椎后面的筋膜、腰椎的副突和横突，止于所有胸椎横突的尖端和下数肋骨结节和肋骨角。

棘肌起自于上腰段、下胸段的棘突部位，止于上胸段、颈段的棘突部位，紧附于棘突的两侧，自上腰部一直延展至下颈部。

腰椎后方的深层肌肉还有多裂肌、回旋肌等。腰骶部的多裂肌非常强壮，类似于帆船桅杆的支柱。起于骶骨、骶髂韧带和腰椎乳突，止于上方椎骨的棘突。可伸展、旋转和稳固脊柱。回旋肌起于一个椎骨的横突。止于上方靠近的2个椎骨的棘突根部。相对于跨度较长的骶棘肌。经筋学称

多裂肌、间旋肌为“椎旁小筋”，是急慢性腰部损伤的好发组织结构，

在腰椎侧方，骶棘肌的深层有腰方肌。起自髂嵴的上缘、髂腰韧带和下部腰椎的横突，止于第 12 肋下缘和上部腰椎的横突。

位于腰椎椎体的侧方，腰椎横突的前方是腰大肌。而起于第 12 胸椎至第 5 腰椎的椎体，横突并且斜向外下，在腹股沟处同髂肌会合的肌肉，合称髂腰肌，止于股骨内侧的股骨小转子，具有屈髋的作用，对于维持站立位和坐位的腰骶髋姿势具有非常重要的意义。

了解背部的解剖结构与功能

胸段脊柱以及胸廓的后方这段位置为背部所在的位置。胸廓是由前方的胸骨、后方的胸段脊柱以及连接脊柱和胸骨的肋骨所组成的。

12 块胸椎连接成了胸段脊柱。第 1 胸椎向上与颈椎相连，第 12 胸椎向下与腰椎相连。与颈段脊柱相同，上下椎骨之间也是由椎间盘、椎间关节及关节囊、深层的韧带连接而成。

一般情况下，我们所说的背部是指肩、锁骨平面一直到肋骨下缘水平的区域。中间是胸段脊柱，两边是与胸段脊柱相连的肋骨。胸椎是 12 块，肋骨也是 12 根，一根肋骨与一块胸椎相连。肋骨与胸椎之间的关节是肋椎关节，它的活动能起到升降肋骨的作用。当肌肉收缩肋骨上升时，空气吸入肺中；而肌肉收缩肋骨下降时，空气从肺中排出。肋骨前方以肋软骨与胸部正中的胸骨相联系。也就是说，胸椎、肋骨、胸骨组成环状，上下相连形成胸廓，当挤压胸廓的前、后或两侧的时候，挤压力会沿着肋骨传到相应的部位。如背部受力，全传到胸部；胸部受力也会传到背部，这就是背、胸疼痛相互影响的力学原因。

位于背两侧的肩胛骨是背部的另外一个结构。肩胛骨贴附在肋骨上，两者之间没有关节，它的附着主要靠脊柱、肋骨、肱骨等与肩胛骨之间的肌肉。

背部拥有众多的肌肉，从浅到深都有，分别是斜方肌、菱形肌、肩胛提肌、竖脊肌等。按肌肉的功能与作用，可分为 3 类：与运动胸段脊柱有关的竖脊肌，与运动肋骨有关的上、下、后锯肌，肋横突肌、肋间肌、胸大肌、胸小肌等。

其中斜方肌、肩胛提肌、菱形肌等肌肉与运动肩胛骨有关。当然每块

肌肉的功能是多方面的，这里只是提及它的主要功能。

（1）斜方肌：起于枕外隆凸、项韧带及全部胸椎棘突及棘上韧带，上部肌束向外下，中部肌束平行向外，下部肌束斜向外上方；止于锁骨的肩峰端、肩胛骨的肩峰及肩胛冈。其作用是牵引肩胛骨向脊柱靠拢；若肩胛骨固定，一侧收缩可使头向同侧侧屈，两侧收缩可使头后仰。

（2）菱形肌：位于斜方肌的深部，为菱形的扁肌。起于第 6、7 颈椎及第 1、2、3、4 胸椎的棘突，肌束斜向外下方，止于肩胛骨脊柱缘的下半部。其作用是使肩向脊柱缘靠拢，并使其略向上内方。

（3）肩胛提肌：位于颈部两则，部分被斜方肌和胸锁乳突肌所遮盖。起于上四个颈椎的横突部位，止于肩胛骨内侧角及其内侧脊柱缘的上部。肩胛提肌的作用是上提肩胛骨，如果肩胛骨固定则令头颈向同侧屈曲。

（4）骶棘肌：为背肌中最长、最粗大者。与夹肌同是腰背部探层肌肉中的一部分。它纵列于脊柱两侧的棘突和肋骨沟内。在背部位于斜方肌、背阔肌、肩胛提肌、菱形肌的深层，是强有力的伸肌，骶棘肌起于骶骨。

（5）骶髂韧带和髂峭上部，纤维向上，至肋下缘稍上延展成为 3 柱，从内至外分别是棘肌、最长肌及髂肋肌。肌肉外面包有筋膜，筋膜部分和腰背筋膜后层相融合。

胸髂肋肌起自下数肋角，止于上数肋角，为外侧柱，肌束稍斜向外上，其主要作用是收缩时可使脊柱背伸、侧屈和旋转。

（6）最长肌：最长肌为中间柱，是 3 柱当中最宽最厚的，它可以被分为以下 3 组。

胸最长肌。止于腰椎的副突和横突、胸椎的横突尖及其附近的肋骨部分。

颈最长肌。位于胸最长肌的上内侧，起于上 6 个胸椎，止于第 2~6 颈椎横突后结节。

头最长肌。从上数胸椎横突开始，与下数颈椎关节突成一宽条，在头夹肌和胸锁乳突肌的深面。最长肌恰巧将肋骨与背最长肌的缝隙中穿过。其作用是伸直脊柱。

（7）棘肌：棘肌为内侧柱，是 3 柱当中最短的，主要是由筋膜部分构成，宽大约有 1 厘米，扁平，紧附于棘突的两侧，起于下数棘突，止于上数棘突，自上腰部一直延展至下颈部。

（8）骶棘肌深层的肌肉：这个部位的肌肉为横突棘肌（半棘肌、多裂肌、回旋肌）。更深的肌肉包括棘突间肌、横突间肌和肋提肌等。

半棘肌开始于胸椎的横突部位，向上止于上数椎骨的棘突。回旋肌则主要在胸部，开始于一个椎骨的横突，止于上方彼此靠近的2个椎骨的棘突根部。

怎样进行腰背部触诊

腰部触诊是同背部触诊有着较大相似性的，也分为7条线：其中正中的为棘突督脉线，除此之外还有棘突旁的夹脊线、膀胱经第一条线和膀胱经第二条线。分布情况为：正中一条，两边各三条，共七条线。

督脉线可触到从上而下排列的棘突。腰段脊柱呈生理性前凸，而骶段脊柱、胸段脊柱皆呈生理性后凸，故腰部整体感觉是上下高，中间凹陷的船体形。骶骨后正中线是骶骨棘突合成的骶正中嵴。棘突上仅有筋膜、棘上韧带、皮肤，缺乏肌肉，故触诊力量应稍小，可采用环形揉动、上下推捋，左右拨动等不同触诊方式，看棘上韧带、棘间韧带是否有损伤性疼痛或棘突是否有偏歪。

夹脊线在旁开棘突正中线0.5寸处，可协助进行棘突偏歪、棘间韧带损防、多裂肌、回旋肌损伤的触诊。

第11胸椎棘突至第3腰椎棘突旁开1.5寸，从上而下即膀胱经第一条线。由于骶棘肌丰厚，故触诊时力量宜重，所谓“推筋着骨”，才能触到深层骨突感，即腰椎的上下关节突、乳突。即膀胱经第一条线沿腰椎椎间关节从上而下。由于腰椎形态从上而下有增大趋势，故椎间关节离开正中线的距离也相应增大，即上窄下稍宽。触诊时应沿骨突感顺势而下。至骶椎的后方大约相当于八髎穴的位置。

棘突旁开3寸，从上而下即膀胱经第二条线。在肋骨与髂骨之间，向前用力可触到腰椎横突的端部。腰方肌位于腰椎旁，在骶棘肌的深部，手法触及较为困难。可在外侧用拇指斜向接近。当医生用拇指从侧面去探及腰椎横突时，拇指与横突端部之间就是腰方肌。最下方到髂后上棘的外缘。

取穴时，两侧髂嵴最高点的连线与腰部正中线的交点即第4、5腰椎棘突之间，大约相当于腰阳关穴。可依据这些骨性标志，向上或向下定位其他椎骨的棘突。如向上数2个棘突即第2腰椎棘突。棘突下为命门穴，旁开1.5寸即肾腧穴。

腰骶部的另一重要结构是腰骶髂交接区。第4、5腰椎棘突，骶椎上缘，以及髂骨的内后缘围成一个凹陷区，周围为骨性结构，中央为软组织区域。腰椎间盘突出症好发于腰4~腰5和腰5~骶1节段，局部的压痛点即处于腰骶髂交接区。

在骶髂关节后方的是骶髂韧带，这也是一个损伤的好发部位。在对这个部位进行触诊时，首先望到的便是腰骶部的髂后上嵴的左、右两个皮肤凹陷。用手对这连个凹陷进行触摸，便可以摸到骨性的髂后上嵴。顺着髂后上嵴内侧和骶骨之间向下，就到了骶髂关节的后方，总长度5~10厘米。

腰部是人体的重要部位

作为人体脊椎的重要组成部分，腰部既承担着体重又配合着人体的各种活动，如果没有一个健康正直的腰部，人体的一切活动便都会无法正常进行。

腰部不仅支撑着人体，还起到配合各种运动，维持人体的体型、体态，保护腹腔内的脏器等作用，所以说，腰部的活动是全身运动的基础。然而一旦发生了腰痛的话，不但影响工作和生活，还会影响到人的情绪，甚至还会造成心理障碍。所以拥有健康的腰部便显得非常重要了。

目前，人们开始越来越清楚地认识到了，腰痛不但在中老年人中常见，在青少年中也开始很多见了，一些妇女在月经前后、妊娠期、分娩前后、产后哺乳期内也经常会发生腰病，人们在劳动、运动、汽车事故中更是容易对腰部造成各种各样的损伤。不同程度的椎间盘膨出、突出，加上其他因素而致的腰腿痛，已经成为影响和干扰人类生活和工作的重要因素。

现代人的生活、工作方式的变化，为人的肉体以及精神带来了前所未有的负担。人类腰椎也开始变得越来越脆弱，有的时候甚至连轻微的扭挫都经不起。几乎任何人，无论是农民、工人还是知识分子，也不分性别和年龄，都有可能会受到腰痛的困扰，中老年人就更加容易感觉腰痛了。

了解腰部病理解剖、临床表现

腰部出现疼痛不适的原因当中最为常见的便是腰部劳损。与项背部劳损一样，腰部劳损是指腰部软组织（肌肉、筋膜、韧带、关节囊）的慢性、积累性损伤。它的发生是一个逐渐的过程，常因工作或生活体位、姿势不良，一个姿势保持过久，腰部某部分肌肉长期、过度受力；或腰部软组织急性损伤恢复不彻底或反复损伤；每次都可出现肌肉、筋膜局部的微小损伤，局部出血、渗出，随后自我愈合而出现粘连、纤维化，可能刺激或压迫腰背部的感觉神经纤维，从而产生疼痛。临床上以腰部上段（胸 12、腰 1、腰 2）及下段（腰 4、腰 5、骶 1）的关节劳损及腰 3 横突、腰骶部肌肉、筋膜、韧带的劳损最为常见。

通过对患者进行询问，可以发现这种腰痛一般呈反复、间断性出现，时轻时重，缠绵不愈，影响患者的工作或生活。劳累后加重，休息后减轻。可能与天气变化或吹空调等受凉有关。腰部活动时可能有不适感，但活动范围一般不受影响。腰扭伤也是临床常见病，多发病。虽然腰部用力过猛或运动幅度过大会造成腰部肌肉、筋膜、韧带、椎间盘、椎间关节等软组织的损伤，但临床更常见的是在慢性软组织劳损基础上的，轻微不协调动作而发生的软组织劳损急性发作。

这种腰病的患者大多都有腰部扭伤史，有时从沙发上站起来、弯腰扫地、洗脸等轻微活动也可引发。较重者，损伤后即感腰部剧烈疼痛；较轻者，数小时或 1~2 日后腰痛逐渐加剧。疼痛可位于胸腰连接部或腰骶连接部，较重者可有臀部及下肢牵扯痛，其部位及疼痛性质较模糊，多是由腰椎椎间关节损伤与脊神经后支受刺激或损伤而引起，一般不会超过膝关节，与腰椎间盘突出症引起的坐骨神经痛一直到脚底有区别。腰运动功能及负重功能受限：活动不便，坐、卧、翻身困难。压痛点常在胸 12~ 腰 3 或腰 4~ 骶 1 旁、骶棘肌起点处、腰 3 横突处，按压时常为剧烈疼痛，痛点固定。

作为一种临床常见病，腰椎间盘突出症是由于腰椎间盘变性，纤维环失去弹性，产生裂隙；在外力作用下，造成椎间盘纤维环破裂髓核脱出，压迫神经根产生腰腿痛等症状。以腰 4~5、腰 5~ 骶 1 椎间盘突出多见，也就是说本病的病变主要在腰骶部，在腰部的下段。

该病可反复发作，在急性发作时，患者腰腿疼痛明显，可持续 2~4 周，影响患者的工作与生活。

椎间盘的退行性变是本病的内因。即腰部椎间盘发生一定的退化，但椎间盘仍有一定的弹性。只有这样，才会在外力的作用下，发生椎间盘外围纤维环的破裂而出现椎间盘突出。本病好发于 20~40 岁的中青年人。

椎间盘物质突出之后便会对局部的神经根造成刺激和压迫，从而引发深在的腰痛。如果突出物压迫了从脊髓发出的组成坐骨神经的腰 4、腰 5 脊神经，就会出现压迫一侧的、至脚的坐骨神经痛。故本病的主要临床表现是患者感觉腰腿痛，腰痛并伴有小腿至脚的疼痛或麻木。

从 CT 等检查结果可以看出，椎间盘突出在平常人身上出现率很高，但并不是 CT 检查有椎间盘突出的人都会有腰腿痛；即便是有典型椎间盘突出、坐骨神经痛发作病史的人，急性期过后腰腿痛已经消失，但 CT 检查突出依然存在。这就是为什么本病称为“腰椎间盘突出症”的原因，仅有 CT 上的突出，而没有腰痛、腿痛等症状，是不能下诊断的。

腰腿痛产生的原因是在局部出现压迫的情况下，发生了神经的水肿、炎症。当神经水肿、炎症消失后，疼痛也会随之缓解。而腰部的急性扭伤、慢性劳损及受寒着凉，都会引发神经炎症的出现及加重，是腰椎间盘突出急性发作的诱因。

在对腰椎间盘突出症患者进行询问和检查时，会发现一个有趣的现象。除去腰部下段突出节段以及小腿的疼痛麻木之外，患者还会出现与急性腰扭伤、慢性腰部劳损相似的压痛部位，也就是说腰椎间盘突出症的急性发作是由急性腰扭伤、慢性腰部劳损或者是受寒凉所致使的。治疗中，还会发现随着局部软组织损伤获得好转，腰腿痛的症状也会逐渐好转。腰部软组织损伤之后，椎间盘的损伤会加重，同时还会加重神经的水肿和炎症；对周围软组织进行放松会减轻对椎间盘、神经的压迫，从而促进局部的血液循环，减轻神经水肿、炎症，从而缓解腰腿痛症状。

腰背部按摩的常用大穴

腰背疼痛是老年人常见的病痛，这主要与脊柱功能退行性变化有关。但现在不少中年人甚至年轻人也经常感觉腰酸背痛，这往往与他们平时运动不足、工作紧张，尤其是与伏案久坐等有密切关系。腰背痛是可以预防的，平时保持生活规律，注意劳逸结合，经常进行腰背部肌肉锻炼，可减少腰背痛的发作。除此之外，按摩腰背部的穴位也是防治腰背痛的一个不错的方法。

腰背部按摩常用经穴包括大椎、肩井、风门、肺腧、心腧、肝腧、脾腧、肾腧、华佗夹脊，各穴位位置和功效如下。

1. 大椎穴

出自《素问・气腹论》，属督脉穴。寻找此穴时，头部稍微往前放低，肩膀不动把头部缓慢向左右摆动，会发现后颈根正中央，有会动的突起与不动的突起处。会活动的突起处为颈椎，其最下端即第七颈椎的下端为大椎。过敏性体质的人，对于本穴位的刺激特别敏感。

大椎穴主治幼儿体质虚弱、哮喘、颈酸疼、肩部酸痛、手臂疼痛、手臂麻痹等、热病、疟疾、咳嗽、喘逆、骨蒸潮热、项强、肩背痛、腰脊强、角弓反张、小儿惊风、癫狂痫症、五劳虚损、七伤乏力、中暑、霍乱、呕吐、黄疸、风疹。

2. 肩井穴

出《针灸甲乙经》，别名膊井、肩解，属足少阳胆经。肩井穴在大椎穴与肩峰连线的中点，处于肩部最高处。取穴时首先找到肩的外侧，然后找到大椎穴，肩井穴就在两者的中点上。

肩井穴主治项强、肩背痛、手臂不举、中风偏瘫、滞产、产后血晕、乳痈、瘰疬及高血压、功能性子宫出血等。

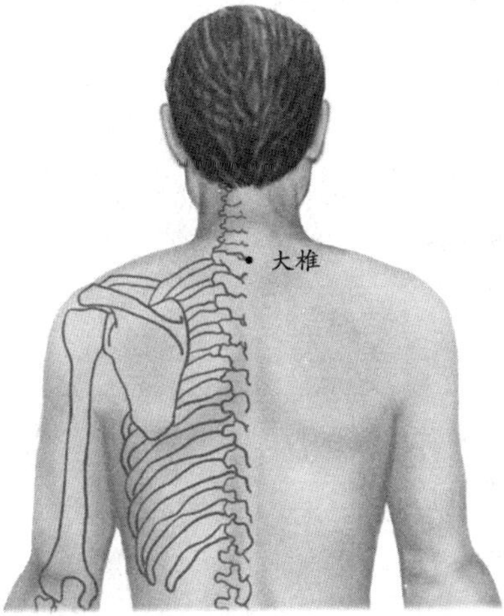

大椎穴

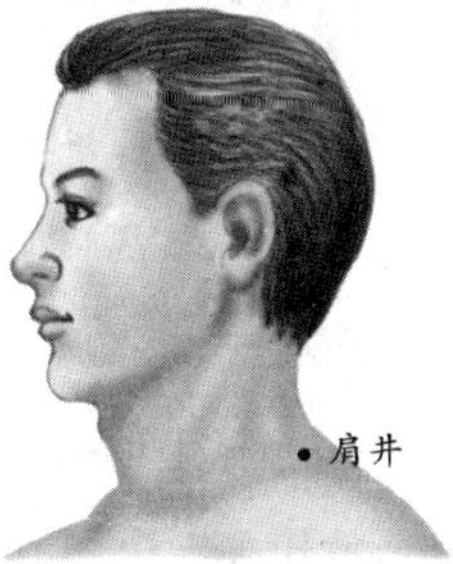

肩井穴

3. 风门穴

出自《针灸甲乙经》，属足太阳膀胱经的经穴，别名热府。取穴时通常采用正坐或俯卧姿势，风门穴位于背部，从朝向大椎下的第 2 个凹洼（第 2 胸椎与第 3 胸椎间）的中心，左右各 2 厘米左右之处（或以第二胸椎棘突下，旁开 1.5 寸）。此两处就是“风门穴”。

风门穴是临床祛风最常用的穴位之一，主治疾病为：感冒、伤风、咳嗽、发热头痛、颈椎痛、项强、肩膀酸痛、胸背痛等。

4. 肺腧穴

肺腧穴属足太阳膀胱经，位置在第三胸椎棘突下旁开 1.5 寸。取定穴位时，一般采用正坐或俯卧姿势，肺腧穴位于人体的背部，当第三胸椎棘突下，左右旁开二指宽处。

肺腧穴具有调肺理气、退热的功能，主治疾病为：肺经及呼吸道疾病，如肺炎、支气管炎、肺结核等。

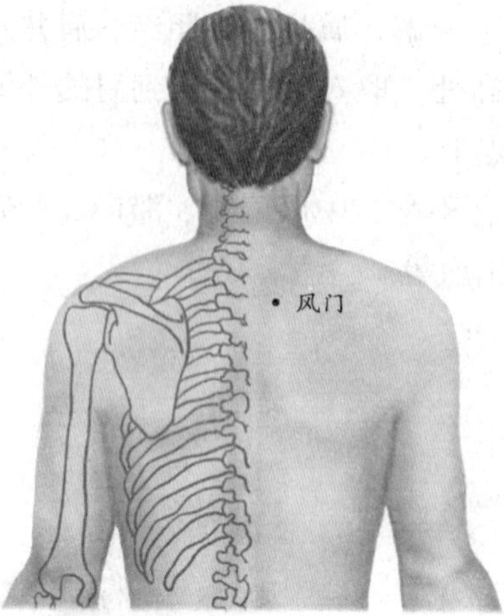

风门穴

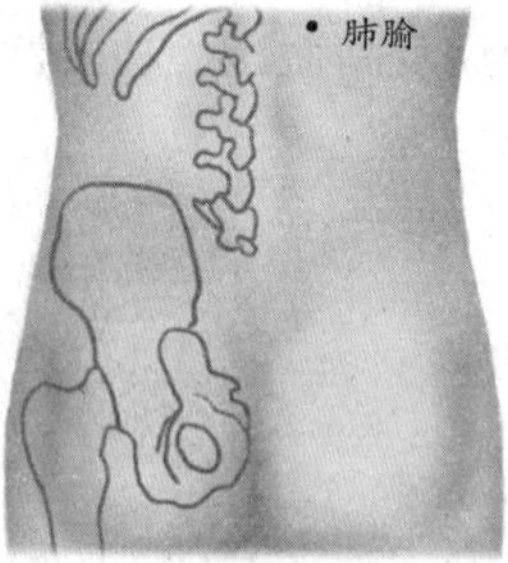

肺腧穴

5. 心腧穴

心腧穴属足太阳膀胱经，位于第五胸椎棘突、旁开 1.5 寸。取穴时一般可以采用正坐或俯卧姿势，心腧穴位于人体的背部，当第五胸椎棘突下，左右旁开二指宽处（或左右约 1.5 寸）。

心腧穴能够宁心安神、理血调气，主治病征为：心经及循环系统疾病，胸痛、心悸亢进、晕车、头痛、恶心想吐、神经官能症等。

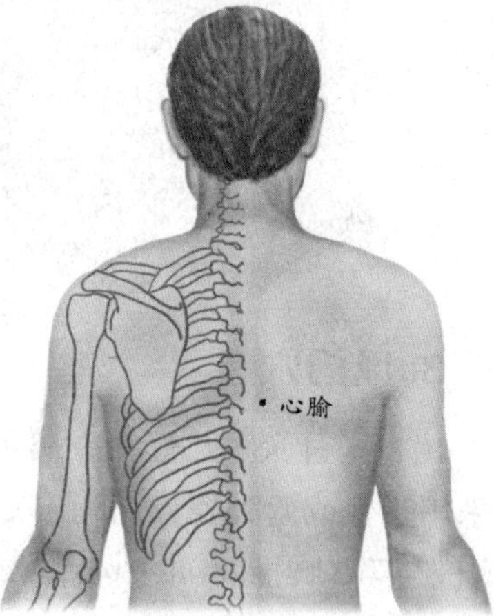

心腧穴

6. 肝腧穴

出自《灵枢·背腧》，属足太阳膀胱经。肝腧穴在第 9 胸椎棘突下，旁开 1.5 寸。取穴时，常采用正坐或俯卧的取穴姿势，肝腧穴位于背部脊椎旁，第九胸椎棘突下，左右二指宽处。

肝腧穴利肝胆、清湿热、调气机、明目，主治疾病为：急慢性肝炎、胆囊炎、胃痛、眼痛、肋间神经痛、神经衰弱、月经不调、背腰痛等症。

7. 脾腧穴

脾腧穴在第十一胸椎棘突下旁开 1.5 寸，能够调脾胃、助消化、除水湿，主治胃病、神经性呕吐、肠炎、水肿、贫血、背腰痛、慢性出血性疾病等。

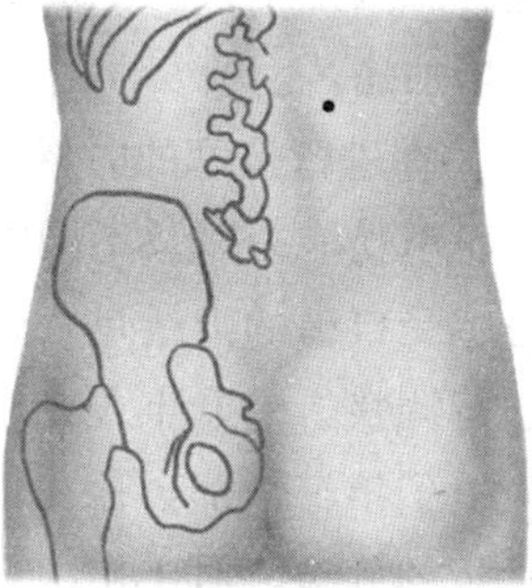

脾腧穴

8. 肾腧穴

属足太阳膀胱经，位置在第二腰椎棘突下旁开 1.5 寸。取定穴位时，通常采用俯卧姿势，肾腧穴位于人体的腰部，当第二腰椎棘突下，左右二指宽处。

肾腧穴能够调补肾气、强腰脊、平耳眼，主治肾病、腰痛、遗精、遗尿、月经不调、哮喘、耳鸣、耳聋、脱发、腰肌劳损等症。

9. 华佗夹脊

位于第一胸椎起至第五腰椎止，每椎棘突下旁开 0.5 寸。左右各 17 个穴。其主要效能为调理气机，调理内脏机能。主治背腰部疼痛，神经衰弱，五脏六腑机能失常等。

腰背部按摩的必知要素

在进行腰背部按摩之前，有一些要素需要事先进行了解，这些必知要素是一定要熟记于心的。

1. 进行腰部自我按摩前的放松方法

在进行自我按摩之前，要想办法让自己放松下来。因为只有当身体放松了，心情才会变得更为平静，按摩也就能够取得更好的效果。

在选择放松方法的时候，可以选择有规律的、轻松、缓慢但又有节律的呼吸运动。在做呼吸运动时要利用膈肌而不是靠提升胸和肩部来进行，这样可以增加放松的程度。当吸气和呼气时，要把注意力集中在空气吸入和呼出时产生的感觉上，尽量清除心中的杂念。

2. 进行腰部自我按摩时的力量

也许有很多人都会认为，在按摩的时候用力越大效果就会越好，其实这种想法是错误的。过重的手法刺激有时不仅不会解除病痛，还可能给自己增加痛苦。

在进行按摩的时候，按摩力量的大小一定要根据被按摩者的体质、年龄、承受能力以及不同的按摩部位来进行决定。最好是一边按摩一边去用心感受自己的力量是否合适，如果出现了不适感的话，便要对自己的力量进行调整。中老年人在进行按摩的时候，应该酌情减轻按摩的力量，因为人上了年纪，都会存在不同程度的骨质疏松，按摩力量过大的话，便会有骨折的危险。对于初次进行自我按摩的人，所用的力量要小一些；对经常进行按摩的人，力量则可以大一些。在腰部、臀部以及大腿后侧等一些肌肉较为丰厚的部位，可以适当加大按摩的力量，在头面胸腹部则需要轻柔一些。

3. 进行腰部自我按摩时的技巧

按摩并不是要一味地使用蛮力，而是需要一定的技巧的。如果自己肌肉较为丰厚的话，按摩力量不足的话，则往往达不到治疗的目的，特别一些女性朋友因为本身力量就小，就更需要运用一些技巧来弥补自身力量不足的情况了。

（1）在进行自我按摩时，要准确地找到自己身上的压痛点，也就是按摩时感觉最紧张的部位，同时也是自己在按摩的时候感到最痛的部位。一般情况下，压痛点都是进行疾病治疗的关键点。有针对性地对压痛点进行按摩，会取得令人满意的结果。

（2）要合理地运用手法，就是在按摩一些肌肉较为丰厚的被按摩者或肌肉丰厚的部位时，我们要选择一些刺激量较大的手法。如肘部的点法、肘部的滚法等。这样做不仅省力，还会取得较好的治疗效果。

4. 进行腰部自我按摩时的环境准备

在进行自我按摩之前，要做好充分的准备，把按摩过程中所需要的东西准备好，避免操作过程的中断。

（1）温度：室温要保持在 26~28℃，冬天的话可以加暖气，但是如果是夏天的话，却不可以在按摩的过程当中使用空调、电扇等对人进行直吹。

（2）房间布置：要尽量将房间布置得温馨一些，可以播放一些柔和，并且能够使人放松下来的音乐。

（3）采用舒适的体位：在进行自我按摩的过程当中，一定要注意，应该采取比较舒适的体位。

（4）自我按摩者在进行操作之前，一定要令自己的双手保持清洁、温暖，并且还要经常修剪指甲，以免划破皮肤。

5. 进行腰部自我按摩的时间

（1）自我按摩最适宜在沐浴后、睡觉前进行。

（2）自我按摩应该在两次进食之间进行，在进食后的 1 小时之内最好不要进行自我按摩。

（3）当身体过度疲倦、饥饿或者是过饱、心情不平静的时候，尽量不要进行按摩。

6. 进行腰部自我按摩时的着装

在进行按摩的过程当中，为了舒适和操作方便，一定要注意选择较为宽松的衣服，以短袖 T 恤最为适宜，同时还要取掉所佩带的手表和戒指等物品，以防划伤自己的皮肤和为按摩带来不便。

7. 进行腰部自我按摩时的禁忌

（1）具有严重的心、脑、肺部疾病患者或者是极度衰弱者不适合进行腰部自我按摩。

（2）具有出血倾向和血液病的患者要谨慎进行腰部自己我按摩。

（3)腰部皮肤有严重的损伤以及皮肤病患者不要进行腰部自我按摩。

（4）具有骨结核、骨肿瘤及严重的骨质疏松等严重骨关节病的患者不要进行腰部自我按摩。

（5）诊断不明的脊柱损伤或者伴有脊髓症状的患者不要进行腰部自我按摩。

（6）妊娠以及月经期的妇女不要进行腰部自我按摩。

（7）剧烈运动后或者是处于饥饿时不要进行腰部自我按摩。

（8）下肢静脉炎或者栓塞患者，精神病患者以及其他可疑症状诊断未明确者都不要轻易进行腰部自我按摩。

腰部自我按摩方便易行，平时可以常做，这样的话便可以起到有病治病、没病防病的作用了。在进行腰部自我按摩之前，先要留意一下那些注意事项，如果自己有不适合进行腰部按摩的症状的话，便一定要禁止腰部自我按摩。

腰痛时应该怎样按摩

引发腰痛的原因有很多很多，常见的如软组织损伤、全身性疾病带来的体虚无力和风寒湿侵袭等，但是其中最为常见的引发腰痛的原因便是软组织损伤、受到寒凉侵袭以及过度劳累。

对腰部及其相关部位进行按摩的目的便是缓解和消除腰部疼痛。

在进行腰部按摩的时候，首先要轻轻用力开始进行浅层的按摩，然后再层层深入，这个过程是需要充足的时间的，充足的按摩能够令患者感觉到舒适，还可以令肢体接收到许多良好的信息，这便为消除腰痛打下了基础。其次，按摩的时候要先按摩大范围，然后再到局部，这样不仅可以按摩到腰部，还能够按摩到与腰部相关的部位，比如说腰与背、腿有关，腰痛与腹部脏器有关，腰痛与情绪有关，甚至还与失眠和内科疾病相关。在按摩的时候就需要将这些相关的部位都包括进来，这样一来，不但能够将腰痛治好，同时还可以治好一些其他的疾病。再次，按摩还可以解除如由于筋出槽、骨错位、软组织损伤以及慢性瘢痕粘连等引起腰痛的主要损伤，所以在按摩的同时还应该充分使用由浅入深、以柔克刚的技巧，这样在解决病变组织的同时，也还能够有效地解决病人的疼痛问题。在对腰部进行按摩的过程当中，有时候还需要加用一些辅助性的治疗，比如说热疗、贴敷膏药以及功能锻炼等。

要知晓腰部的生理结构

在对腰部进行按摩之前，一定要对腰部的生理结构有所了解，只有这样，才能够更好地、有针对性地对腰部进行按摩治疗，并在治疗的过程中对一些应该引起注意的事项多多留意。

1. 脊柱

正常的脊柱是由33个脊椎共同构成的，这其中共包括7个颈椎，12个胸椎，5个腰椎，5个骶椎和4个尾椎。当到了成年的时候，人的5个骶椎便会互相融合成为骶骨。脊柱的功能是支持体重、维持一定的姿势以及保护脊髓和胸腹部中的内脏器官。

2. 椎骨

典型的椎骨是由大并且呈柱状的椎体，椎体后伸出一对椎弓根，由椎弓根连接的椎板所构成的。椎弓与椎体间为椎孔，各椎孔连成椎管，椎管内便是脊髓。椎弓根下有深沟，深沟与下一脊椎椎弓根上方的沟形成椎间孔，孔内有脊神经通过。在椎弓根与椎板的交界处有一对关节突伸出来，伸向上方的为上关节突，伸向下方的为下关节突。

每个椎骨都有两对这样的关节突，在关节突的顶端具有小关节面，这个小关节面连接着上下脊椎，形成了后关节。椎弓根和椎板连接处向西侧伸出为横突，两侧椎板会合向后伸出为棘突，棘突是肌肉和韧带的附着处，在按摩的时候便是依靠触摸棘突而进行定位的。

各段椎骨的结构都有所不同。胸椎上关节突的关节面朝向后方，下关节突的关节面朝向前方，这便使得后关节面成为冠状面排列。第1~10胸椎横突顶端具有与肋骨相接的关节面。在椎体与目力骨相接，在一个椎骨上有4个半关节面，胸椎棘突细长，彼此重叠，朝向后下方。下段胸椎棘突则渐渐朝向后方，接近腰椎形态。

（1）腰椎

腰椎具有较大的椎体，椎体横径大于前后径，前缘长于后缘。上关节突的关节面朝内，下关节突的关节面朝外，这便使得后关节面呈耳状面排列。横突较长，棘突短且又粗，朝向后方。第5腰椎棘突更为短小，在上关节突的背面，有一个大而又不规则的突起，被称为乳状突，这个乳状突为肌肉所依附。腰椎孔要比胸椎孔大。

（2）骶骨

位于骶骨前面的 4 个前骶孔，为 1~4 骶神经前枝所通过。骶侧方互相融合和骨骼连接成骶骼关节。骶骨的背面为凸面，肌肉依附粗糙不平。中线为棘突，嵴旁为 4 个骶后孔，为 1~4 骶神经后支通过，也是中医八髎（上髎、次髎、中髎、下髎）穴。在骶骨的末端，骶管大多都是无底的，只是为韧带所覆盖，被称为骶孔。

从脊柱的后面看上去，各个棘突都在中线凸出，两旁则为脊沟。脊沟的底是椎板和关节突，在胸部是椎板和横突。胸椎后是向后凸出的曲线，腰段形成前凸后凹的生理曲度。

3. 腰椎间盘

将上下椎体之间紧密连接起来，同时又有着一定弹性的圆盘状结构为腰椎间盘。

（1）软骨环

软骨环指的是椎间盘上面和下面周围的一个软骨环，也被叫作骨骺环，在人年轻的时候是椎体生长发育期，在成为成年人之后便成为椎间盘的纤维环附着处；透明软骨板围在该骺环以内。

（2）纤维环

位于椎间盘外层的是纤维环外壳，内部则是富含胶质的髓核。纤维环互相交错在一起，非常坚韧，最外层的纤维环附着于椎体末端以及骺环的周围，中间联合于上下两个椎体的骺环之间，最内层纤维环附着于透明软骨板之间。

（3）纵韧带

在椎体的前方有坚强的前纵韧带加固，后方的纵韧带则较弱。前、中部纤维多后部少，大部分纤维都环附着在软骨板之间。

（4）髓核

髓核是一种胶状物质，位于椎间盘的中间，髓核中的 80% 都是水分，这些水分将髓核包藏在中心，并令其受到了来自不同方向的压力，使椎间运动呈摇椅状，椎体间弹力纤维处于适度紧张的状态。髓核内耐压力平常可达到 300 千克，随着年龄的增大，当人成年之后核内的水分便会逐渐减少，椎间也相对变窄。随着营养供应的减少，椎间盘的退行性开始变成不可避免的了。腰5~骶1椎间盘的厚度明显减少，腰骶部承受的压力大，后纵韧带开始变窄，形成弱点，髓核则容易从后外侧膨出、突出甚至压迫到腰部神经。

4. 后关节

在上下两个腰椎的后方，由下关节突和上关节所共同组成的后关节，被人称为是小关节，这是一种具有滑膜、关节腔内有关节液的摩动关节。

在正常的时候，胸椎小关节面是呈直立冠状面排列的，可以侧屈，而屈、伸和旋转则会受到一定的限制。腰椎小关节逐渐变为矢状位，可伸、屈、旋、侧屈和旋转联合运动。

腰5和骶1间的后关节经常会产生不同程度的变异，特别是当两侧形成了不对称的角度，或者是两侧在运动当中受到了不等的力量时，腰骶后关节则更容易形成创伤。腰以上躯干在屈伸运动的时候所产生的重量都是由腰骶后关节所支撑的。

腰部常用的保健按摩手法

要想做好腰部保健其实并不困难，在日常生活当中，随时都可以进行，只要学会了几个简单的按摩手法，便可以随时随地为自己进行按摩，来护腰健体了。下面就向大家介绍一些常用的腰部自我保健按摩手法。平时通过使用这些手法进行自我按摩，可以有效地起到温肾补肾、强壮腰膝、润肠通便的作用。

1. 推搓腰部

在对腰部位进行推搓之前，一定要先将两个手掌擦热，然后再将其置于腰的部位，并对腰部位进行上下快速的推搓，使得推搓所产生的热量透达到深层组织。在推搓的时候一定要注意速度宜快，尽量将往返的距离拉长，时间保持在3~5分钟最好。

2. 横擦腰髓

横擦腰髓的时候，要将两个手掌重叠，然后将其置于腰髓部位，左右往返对腰髓部进行横擦，横擦时用力要深沉，只有这样才能够使摩擦所产生的热量透达至组织深处。按摩时间大约控制在3分钟为好。

3. 轻叩命门

将两只手半握成拳状，并且一直保持这个形状，用拳眼处对两侧的肾腧穴以及命门穴进行轻轻地叩打，在进行叩打的时候要注意用力需轻，并且还要令左右手交替进行。

这些手法是不是简便而又有效呢？学会了这些手法，你的工作便是照着去做了，只要长期坚持着做下去，相信一定能够收到不错的保健、治疗效果。

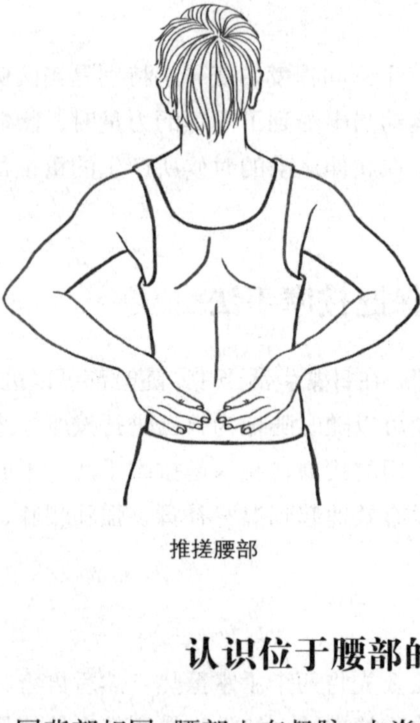
推搓腰部

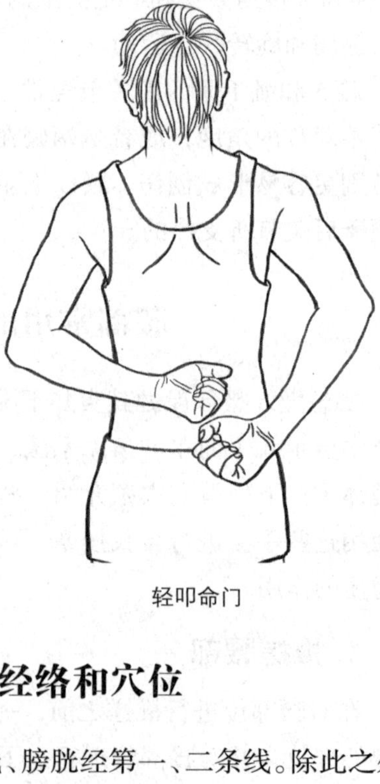
轻叩命门

认识位于腰部的经络和穴位

同背部相同，腰部也有督脉、夹脊线、膀胱经第一、二条线。除此之外，横行的还有带脉。

督脉位于腰部的正中间，腰部的督脉穴位从上到下分别为悬枢穴、命门穴、腰阳关穴、腰腧穴。

在腰部正中旁开 0.5 寸处的地方有夹脊线。夹脊线是由督脉两侧旁开 0.5 寸的夹脊穴相连而成的。在每个棘突下旁开 0.5 寸处的地方即有一对夹脊穴。

位于腰部正中旁开 1.5 寸处的是膀胱经第一条线。从第 12 胸椎棘突下旁开 1.5 寸到第 4 骶椎骶正中嵴旁开 1.5 寸的地方，分布有胃腧穴、三焦腧穴、肾腧穴、气海腧穴、大肠腧穴、关元腧穴、小肠腧穴、膀胱腧穴、中膂腧穴。在骶 1、2、3、4 后孔处还有上髎穴、次髎穴、中髎穴、下髎穴，两侧合成“八髎”穴。这些分布于膀胱经第一条线的背腧穴与人体内在脏腑密切相关，特别是与下腹部、盆腔脏器关系密切，是反映内脏病变的体表敏感点，也是调节内脏功能的有效治疗点。

膀胱经第二条线则位于腰部正中旁开 3 寸的地方。从第 12 胸椎棘突下旁开 3 寸到第 2 腰椎棘突下旁开 3 寸的地方，分别是胃仓穴、肓门穴、志室穴。平 2、4 骶后孔，骶正中嵴旁开 3 寸，分别是胞肓穴、秩边穴。

带脉则是从第 2 腰椎棘突下方，即命门穴处发出，经过两旁的肾腧穴之后，向前下方走向腹部。

腰部按摩的注意事项

如果腰部受到了损伤，特别是患上了慢性劳损的时候，便应该在腰部常规按摩程序基础上，对劳损的部位进行有针对性的重点按摩。

腰部常规按摩的程序共包括：先以掌揉法、滚法、掌指拨法放松背部脊柱两侧肌肉，再以拇指揉法揉腰背部五条线，寻找压痛点，然后以拇指点揉或拨法治疗压痛部位，最后重新用掌揉法及拍法、擦法结束。

由于急性扭伤具有非常明显的疼痛感，所以有时很小的体位改变也会引发腰部的剧烈疼痛，因此应避免用揉等产生摇晃的手法，可直接用拇指点，揉法查找压痛点、找到后在压痛点采用点、拨手法，往往可起到明显的效果，治疗后疼痛可得到缓解。

在寻找压痛点的时候，除去要按照腰部七条线进行外，还要考虑压痛点在腰部上段还是下段。上段指靠近胸部与肋骨相近的部位，即胸 12、腰 1 、腰 2 、腰 3 。下段指靠近骨盆的部位，即腰 4 、腰 5 、骶 1 。通常情况下，两侧髂嵴最高点的连线通过腰 4 、腰 5 棘突间，可参照数出相应的棘突部位。一般来说，腰部上段的扭伤治疗效果优于腰部下段的治疗效果。

在对腰部进行按摩治疗时，急性损伤往往采用简单的手法，慢性劳损则可以将手法时间延长。

突出物压迫周围的脊神经，产生神经水肿和炎症，这是腰椎间盘突出症引发腰腿痛的主要原因。按摩的目的便是将这种压迫减少，以促进神经水肿和炎症的消退。最为有效的方法就是对腰部进行纵向牵引，卧床休息能够减少体重对于椎间盘的压力。点按镇痛、放松腰部痉挛的肌肉可以将腰部软组织损伤对于椎间盘和神经的影响减到最小。对于腰椎间盘突出症的急性期，患者应该卧硬床，进行卧床休息。这个时候能躺不站，能站不坐。躺卧位可减少椎间盘的压力，从而将突出物对神经根的压迫减到最小。经过 2 ~ 3 周，腰腿痛缓解后，就应该开始加强腰部功能的锻炼，注意腰部保暖，防止腰腿痛的复发。严重的腰椎间盘突出症急性发作病例，应该前往医院就诊。符合手术指征的需要进行手术治疗。

了解不同类型的腰痛

腰痛是有着很多的类型的，只有弄清了腰痛的类型，在进行腰部自我按摩的时候才能够做到对症下药，以取得最佳的治疗效果。

由于腰部的结构比较复杂，所以，运动、损伤、劳损、椎间盘损伤、骨质增生、神经血管受压、内脏疾病、炎症、肿瘤等许多种原因都可能会引发腰痛。

在由众多原因所引发的腰痛当中，绝大多数的腰痛其实都是由腰部肌肉、韧带和筋膜等软组织损伤所引起的。而且，腰痛都是从轻到重逐渐发展，最后才引起或加重骨与关节的病理变化的。

通常情况下，腰痛的发生和发展会是一个非常漫长的过程，腰痛的发病原因除去腰椎本身的解剖生理特性之外，还常与身体素质、职业、生活习惯、环境因素等有关。腰部长期处于同一种姿势不变的人，腰部活动频繁以及从事腰部容易受伤职业的人，尤其是长期弯腰负重进行体力劳动的人，腰椎退行性变的速度会更快，发生腰腿痛的概率也高于其他职业。

腰部外伤也是诱发腰腿痛急性发作或者是令腰痛的病情恶化的一个重要因素，随着发病次数的增多，腰痛症状也会逐渐加重。

那些生活不规律、长期处于紧张、思想高度集中状态的人群，是腰腿痛的高发人群。

另外，各个年龄组的人都有可能会腰疼，从青壮年到老年人都有可能因为各种原因而导致腰痛。青壮年容易患腰椎间盘突出症或者腰肌劳损，中老年人容易因为腰椎的退行性变而形成腰椎管狭窄症或者因退行性变或骨质疏松而致腰背痛。

虽然大多数腰痛都是由软组织损伤所引起的，但是具体是属于什么类型的腰痛，还是需要进行相关的检查才能够准确的辨别出来。尤其是对于那些持续治疗三个月或者三个月以上还没有显出什么效果的腰痛，更是应该仔细进行相关的检查。

在进行腰痛检查的过程当中，经常有血常规白细胞增高、尿常规见有尿中红白细胞增加、血沉增快、类风湿因子测定（Rf）阳性、碱性磷酸酶超过正常值、肌酸磷酸激酶异常等。

X 线腰部摄片、CT、核磁共振等对于腰部软组织损伤以外的腰部病痛具有可靠的诊断价值。

并不是所有的腰痛患者都需要进行上述的检查，因为腰痛病是因人而异的。根据病人的病史、腰痛性质、疼痛程度、其他伴发症状等状况，可以在以上这些检查方法当中选择合适的进行诊断和鉴别诊断，以便进行有效的治疗。

腰部保健五部曲

我国传统的养生防病理论历来都非常推崇腰部的保健和锻炼，素有“腰为肾之府”的说法。自古以来，锻炼腰部的方法不少，大多是通过松胯、转腰、俯仰等运动，来疏通腰部的气血运行，起到健肾强腰的作用。下面就介绍几种效果可靠也简便易行的锻炼方法。

前屈后伸：两腿开立，与肩同宽，双手叉腰，然后稳健地做腰部充分的前屈和后伸各 5~10 次。运动时要尽量使腰部肌肉放松。

转胯回旋：两腿开立，稍宽于肩，双手叉腰，调匀呼吸。以腰为中轴，胯先按顺时针方向作水平旋转运动，然后再按逆时针方向做同样的转动，速度由慢到快，旋转的幅度由小到大，如此反复各做 10~20 次。注意上身要基本保持直立状态，腰随胯的旋转而动，身体不要过分地前仰后合。

交替叩击：两腿开立，与肩同宽，两腿微弯曲，两臂自然下垂，双手半握拳。先向左转腰，再向右转腰。与此同时，两臂随腰部的左右转动而前后自然摆动，并借摆动之力，双手一前一后，交替叩击腰背部和小腹，力量大小可酌情而定，如此连续做 30 次左右。

双手攀足：全身直立放松，两腿可微微分开，先两臂上举，身体随之后仰，尽量达到后仰的最大限度。稍停片刻，随即身体前屈，双手下移，让手尽可能触及双脚，再稍停，然后恢复原来体位。可连续做10~15次。注意身体前屈时，两腿不可弯曲，否则效果不好。老年人或高血压患者，弯腰时动作要慢些。

拱桥式：仰卧床上，双腿屈曲，以双足、双肘和后头部为支点，用力将臀部抬高，如拱桥状。随着锻炼的进展，可将双臂放于胸前，仅以双足和后头部为支点来进行锻炼，每次可锻炼10~20次。

背部疾病是怎样产生的

背痛大多都是由于胸背部软组织损伤而引起的。人们习惯于在坐位时塌腰驼背、左偏右歪，而不是将自己的身板挺直了；由于工作紧张，人们往往在电脑前一坐就是几个小时。这是目前造成胸背痛的主要原因，长期塌腰驼背，胸椎便会形成一个弓形，其中，在弓形的顶点受力最大。当我们弯曲一根竹筷的时候，在最弯曲的受力点，可能会出现由于纤维发生断裂而导致的毛刺。同样的道理，胸段脊柱的后部软组织，如正中棘突上的棘上韧带、棘间韧带，棘突旁的深层肌肉以及胸部关节（胸椎椎间关节、肋椎关节）的关节囊，都会由于不良体位持续的时间过长而出现慢性劳损。与颈部的软组织损伤相同，在已经出现了劳损的基础上，由于用力不当、睡卧或者是坐姿不佳，便可引起病症的急性发作，这就是人们平时所说的“岔气”。

慢性劳损所引起的背痛一般是在前倾工作后出现的，以背部出现酸困感为上，可有正中棘突部位的刺痛感；而急性发作一般则是在睡眠或者是扭伤后出现，除去背痛之外，疼痛也可能会从背部放射到胸前，疼痛也会随着咳嗽或者是呼吸的加重而加重，尤其是在进行深吸气的时候，这时出现的疼痛大多为刺痛或者是钝痛。由于疼痛患者经常会出现呼吸表浅，不能用力吸气的状况，患者还有可能会出现胸椎棘突偏歪，也有可能会出现棘突间距离的改变。

背部经穴及解剖关系

背部的触诊可以被分为7条线，这其中包括正中的棘突督脉线，棘突旁的夹脊线，膀胱经第一条线，膀胱经第二条线。位于正中的有一条，两边的各三条，总共是七条线。

督脉是背部的正中线，它沿着胸椎棘突垂直而下。胸椎棘突从前上斜向后下，上下胸椎棘突呈叠瓦状排列。胸段脊柱呈生理性后凸，故棘突触诊呈均匀凸起的弧形。胸椎棘突上有棘上韧带，皮肤没有丰满的肌肉，故督脉触诊力量应稍小，可采用环形揉动，上下推捋，左右拨动等不同触诊方式，体会上下棘突的大小，棘突间隙的大小以及有无棘突偏歪，有无棘上韧带损伤的疼痛、增生、钙化和剥离感等变化。

夹脊线即棘突旁，通常它用来配合棘突触诊，能够看出棘突的偏歪情况；向深层按揉可体会棘肌、半棘肌、多裂肌、回旋肌等棘旁小筋的情况。上下推捋时，可体会到上下椎骨的椎板，硬度较大；上下椎板之间的凹陷，可能是连接两者的韧带及上下关节突关节的关节囊及间隙。

首先介绍一下膀胱经的第一，二侧线：按骨度分寸，肩胛骨上角内侧缘到背部正中的棘突是 3 寸。膀胱经第一，二侧线分别位于背部正中线旁开 1.5 寸、3 寸，故顺肩胛骨上角内侧缘向下的垂直线即膀胱经第二侧线，棘突线与肩胛骨上角内侧缘线之间的中线即膀胱经第一侧线。

在进行点按时拨动，夹脊线和膀胱经第一侧线之间具有一个突起，这个突起便是胸椎横突端部。连接横突端部，即横突端部线，此线内侧为夹脊线；此线外侧为膀胱经第一侧线。夹脊线深层为上下椎骨间的关节突关节，而膀胱经第一侧线的深层为横突与肋骨联结的肋横突关节的后方。

自肩胛骨的内侧缘，从上向下进行点拨，能够触到菱形肌于肩胛骨内侧缘的附着处。沿膀胱经第二侧线向上，可触到肩胛骨上角，从内下向外上点拨，可触到菱形肌、肩胛提肌在肩胛骨上角的附着处。沿膀胱经第二侧线向下，恰在骶棘肌的外侧缘。稍向外可触及肋骨，向内滑动则可触及骶棘肌的外缘。

在大椎旁边从上向下，可以触摸到一个肌肉的台阶感，沿着肌束朝下外方进行触摸，可以感觉到肌束附着于肩胛骨的内侧缘，也就是斜方肌、菱形肌的上缘。

细说背部的经络穴位

位于背部正中的为督脉，督脉穴位从背部的上方到下方共包括大椎穴、陶道穴、身柱穴、神道穴、灵台穴、至阳穴、筋缩穴、中枢穴和脊中穴。

位于背部正中旁开 0.5 寸部位的为夹脊线，由督脉两侧旁开 0.5 寸的夹脊穴相连而成。每个棘突下旁开 0.5 寸即一对夹脊穴。

而在背部正中旁开 1.5 寸的部位为膀胱经第一条线。按经络穴位骨度分寸取穴法，背部正中的棘突与肩胛骨内上角的内侧缘之间可折算为 3 寸，那么，从背部正中棘突到肩胛骨内上角的内侧缘的中线，即膀胱经第一条线。

自第 1 胸椎棘突下方旁开 1.5 寸直到第 12 胸椎棘突下方旁开 1.5 寸，分布有风门穴、肺腧穴、厥阴腧穴、心腧穴、督腧穴、膈腧穴、肝腧穴，胆腧穴、脾腧穴、胃腧穴，仅有第 8 胸椎棘突下旁开 1.5 寸没有腧穴，现代中医在此处添加胰腧穴。这样，在膀胱经第一条线分布了与人体内在脏腑密切相关的背腧穴，是反映内脏病变的体表敏感点，也是调节内脏功能的有效治疗点。

在背部正中旁开 3 寸的部位为膀胱经第二条线。在这条线上，沿着肩胛骨的内上角内侧缘垂直向下，自第 2 胸椎棘突下旁开 3 寸开始，直到第 12 胸椎棘突下旁开 3 寸的部位，分布有附分穴、魄户穴、膏肓穴、神堂穴、魂门穴、阳纲穴、膈关穴、意舍穴、胃仓穴。在第 1 胸椎棘突下旁开 3 寸的地方，便是手太阳小肠经上的肩外腧穴。

背部按摩保健操

腰酸背痛可以说是现代人最常见的问题之一，根据医学统计，80% 的人在一生中都会经历腰酸背痛，再加上现代人工作时需要长时间坐着，使得这个问题更加严重。

下面介绍几种背部保健操，每天随时都可以做一遍，可以使支持脊柱的肌肉放松。具体操作方法如下：

（1）身体仰卧，双腿并拢，双手握一根橡胶带（普通皮带、围巾、拉力器均可）。接着抬右腿，使腹部和臀部感到压力，将胶带套在脚底，腿部不能弯曲，然后拉动胶带，尽可能贴近自己的身体，该动作重复 2~3 次后回到起始状态，换左腿，自由呼吸。

（2）身体仰卧，抬腿屈膝，贴近胸前，双手交叉抱紧膝盖下部。吸气时尽量将腿前伸，双手同时抱紧腿部（故双腿无法完全伸直），呼气时双膝尽量贴近胸前。

（3）身体仰卧，双腿踝部交叉，然后自然分放身体两侧，慢慢将骨盆和腿部向一个方向转动，头部则转向反方向（肩部触地不动），自由呼吸。

（4）身体仰卧，双腿伸直并拢，双手自然分放两侧。右腿经左腿膝盖下部弯出，尽量使右膝贴近地面（肩部不得离开地板），这一动作应保持 30 秒钟，然后回到预备姿势，换另一条腿做，自由呼吸。

（5）跪立，双肘同时触地，目视前方，在每次重复练习时，膝盖与肘部之间的距离应渐渐加大。在均匀吸气时，轻轻低头，在呼气时，头部放松下垂，同时将背部弯成弓形，像猫一样，深吸一口气，然后慢慢呼气，抬头，同时使背部往下弯曲，绷紧肌肉，使肩胛骨尽可能向后收紧，屏住呼吸，再做 2~4 个往下弯背收肩的动作，然后使肩胛骨放松。

（6）四肢支撑在沙发床或板凳上，右膝弯曲，右足面放在左脚踝部上。在重力的作用下，膝盖部将缓缓下降，吸气时，控制身体的下降，呼气时，则继续让身体下降，这种升降动作可坚持 1 分半钟左右，然后换左膝。

除了经常做保健操以外，在生活习惯上也要注意保养背部。平时穿衣服注意保暖，随时加减，以护其背。另外，由于躺卧时脊椎所受的压力最小，所以适度的休息也有助于背部酸痛的减轻，平躺时膝盖下放个枕头或是侧躺时两脚中夹个枕头都有助于脊椎压力的减轻。

现代人的生活不仅是要求活得久，更要活得有生活品质。一个健康的背部，不仅可以使得活动自如、身轻如燕，更可使您的心肺功能不致退化。